COVID-19

FROM BASICS TO CLINICAL PRACTICE

2019 冠状病毒病
——从基础到临床

主　审　翁心华

主　编　张文宏

副主编　王新宇　金嘉琳　陈嘉臻　徐　斌

编写人员（按姓氏笔画排序）

王新宇　王　璇　艾静文　刘其会

阮巧玲　孙　峰　李　杨　沈忠良

张文宏　张　宇　张　怡　陈昕昶

陈　晨　陈嘉臻　金嘉琳　胡越凯

钱奕亦　徐　斌　虞胜镭

秘　书　刘其会　阮巧玲

复旦大學 出版社

冬将尽
春可期
山河无恙
人间皆安

张文宏
于庚子年春

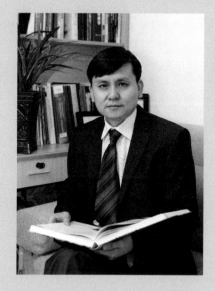

张文宏 复旦大学附属华山医院感染科主任，教授，博士生导师。毕业于上海医科大学医学系，作为访问学者和博士后先后在香港大学、美国哈佛大学医学院及芝加哥州立大学微生物系工作。现任复旦大学上海医学院内科学系主任、中国医师协会内科医师分会副会长、中华医学会感染病学分会秘书长、中华预防医学会感染性疾病防控分会副主任委员、上海市医学会感染病学分会主任委员、上海市感染病医师协会名誉会长。担任《中华传染病杂志》总编辑、*Emerging Microbes and Infections*副主编、*International Journal of Tuberculosis and Lung Diseases*副主编。曾多次获得中华医学奖、上海市科技进步奖等科技成果奖项。主编及参编各类感染病学专著近20部，先后入选教育部新世纪优秀人才、上海市领军人才、上海市优秀学科带头人、上海市新百人计划、上海市银蛇奖等多项人才计划，获上海市劳动模范称号。带领的复旦大学附属华山医院感染科连续9年在全国专科排行榜单（复旦版）中排名第一。

长期坚持临床一线工作，对新发重大传染病诊治有丰富经验。2003年参与非典型性肺炎（SARS）的防控与患者救治，作为副主编协助全国白求恩奖章获得者翁心华教授编写国内首部全面介绍SARS的专业书籍《严重急性呼吸综合征——一种新出现的传染病》；2013年参与人感染H7N9禽流感的防控工作，并牵头完成上海市综合性医院人感染H7N9禽流感防治联合攻关项目，于2016年获得国家防控H7N9先进个人称号。

自2020年1月2019冠状病毒病疫情发生以来，担任上海市医疗救治专家组组长，负责危重型患者的救治工作。同时连续带领华山医院感染科团队在复旦大学附属华山医院感染科微信公众号"华山感染"上撰写、发布疫情解读的相关科普文章，社会反响热烈。

王新宇 医学博士

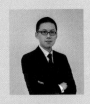

复旦大学附属华山医院感染科副主任医师。华山医院"旅行与发热"门诊主诊医师，感染科浦东院区执行主任。国际旅行医学学会（ISTM）会员及认证医师（CTH）。现任中国医疗保健国际交流促进会临床微生物与感染分会青年委员副主委，中国地方病协会热带病专业委员会委员，中华预防医学会感染控制分会青年委员。长期从事感染病临床工作，擅长各种疑难感染病，特别是热带感染病及旅行相关疾病的诊治。

金嘉琳 医学博士

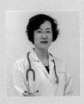

复旦大学附属华山医院感染科主任医师，硕士生导师。华山医院医院感染管理科副主任，现任上海市医学会感染病专科分会第十届委员，上海市医师协会公共卫生学组委员。主要研究领域包括细菌耐药机制及传播规律、医院内感染预防与控制、感染病早期和快速诊断等。长期从事临床感染性疾病的基础与临床研究，特别是分子诊断及流行病学方向。

陈嘉臻 微生物学博士

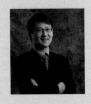

复旦大学附属华山医院感染科副研究员，硕士生导师。华山医院感染科实验平台负责人，现任上海市医药卫生第二届青年联合会委员、海峡两岸医药卫生交流协会精准感染病学委员会副总干事、上海市结核病防治管理专家组成员。主要从事结核杆菌耐药和病原体快速诊断研究。承担多项国家级和省部级课题。发现多个抗结核药物的新耐药基因和吡嗪酰胺的药物靶位及作用机制。

徐　斌 医学博士

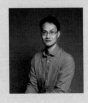

复旦大学附属华山医院感染科副主任医师，重症监护病房主管。长期从事急危重症感染性疾病的临床救治工作，曾参与H7N9、H1N1、流行性出血热等多种公共卫生相关疾病的诊治，2020年1月起赴武汉金银潭医院参与COVID-19危重型患者的救治工作，积累了大量一手临床经验。对于发热待查、中枢神经系统感染、疑难感染性疾病、耐药菌及真菌等特殊病原体感染、免疫缺陷者继发感染等疾病的诊治具有丰富经验。

COVID-19
FROM BASICS TO CLINICAL PRACTICE

序 | Foreword

张文宏教授的团队在最短的时间里针对 2019 冠状病毒病（COVID-19）及突发传染病编写了这本《2019 冠状病毒病——从基础到临床》，实属不易。

战胜新发传染病，我们靠的是什么？第一是靠科学；第二是靠参与，大家参与，群众参与；第三是靠信任，我们要信任自己，信任医务人员，信任国家。在这次的抗"疫"中，文宏不仅夜以继日地积极参与临床救治，还及时地向百姓传送正能量，鼓励大家参与，相信科学，相信政府，尽到了一位医务工作者应承担的职责；也帮助公众提升了公共卫生意识和责任感。

在这次 COVID-19 的大流行中，出现了打通学科之间，高校、科研院所、企业之间的界限，共同攻关的可喜事迹。希望今后有更多从"单位及个人所有制"走向"为民服务制"的事迹。建议可在我国已经建立的哨点医院及病原体监测站（网）的基础上，开展在兽医、

COVID-19
FROM BASICS TO CLINICAL PRACTICE

人医、预警、预防、基础、临床、药物、疫苗及中医药等诸多领域间的合作型研究模式；建立新型跨学科、跨部门，更为公开、协同、创新、合作的氛围与体制。这种合作不是短暂性合作，而是要体现出发展感染病学科综合性、社会性及持续性的特色，将学科发展提升到新的高度。

希望本书的出版是建设这一新型学科的起点。希望我国能够建立更为完善和强大的传染病的基础研究、预防控制和临床诊疗的综合体系，当新发传染病再次出现时，我们能够更为主动和自信地面对这样的挑战，保护人民的生命和健康！

钟南山

2020 年 3 月 15 日

COVID-19
FROM BASICS TO CLINICAL PRACTICE

前　　言 | Preface

　　2019 冠状病毒病（COVID-19），在我国又称为新型冠状病毒肺炎（NCP）。它犹如一场突如其来的风暴，使中国面临一场严峻的考验。在这场考验面前，中国感染病学界更是承担着难以想象的责任。

　　2019 年 12 月，我国武汉市发现多例病因不明的肺炎病例。当时由于引发该病的病原体尚未明确，引发的症状主要为肺炎改变，所以该病被称为"不明原因的病毒性肺炎"。此后，确认引起该病的病原体是一种全新的冠状病毒，该病被改称为"新型冠状病毒肺炎"。但随着对疾病的进一步认识，发现该病不只是导致肺炎，感染者既可能没有肺炎表现，也可能全身有多个脏器受累。同时，"新型"一词并不适合一种疾病在历史中的命名，因此，经过讨论， WHO 将该病改称为"2019 冠状病毒病"。

　　在中国武汉出现流行后，随着人群的流动，该病迅速扩展至湖北和整个中国。亚洲其他国家、欧洲、北美洲和大洋洲也相继出现该

COVID-19
FROM BASICS TO CLINICAL PRACTICE

病，至今已经演变为一场席卷全球的风暴。极强的传染性与部分患者病情的快速进展是该病的主要特点。在短短 2 个多月的时间内，该病迅速蔓延。截至 2020 年 2 月 28 日 24 时，全球累计确诊病例数已经达到 84 607 例，死亡 2 914 例。其中中国内地累计报告确诊病例数达到 79 251 例，死亡 2 835 例。中国面临巨大考验，全球也面临巨大考验。

本次全球疫情和 1918 年 H1N1 大流感，以及 2003 年严重急性呼吸综合征（SARS）的全球流行既有着相似之处，亦有不同之处。相似之处在于，都是一种全新的以呼吸道传播途径为主的传染病造成了全球的传播流行，并且由于全体人群均没有免疫能力，造成了大量人员感染和死亡。不同之处在于，无论是相较于 100 年前，还是相较于 17 年前，全球一体化更加密切，交通旅行更加便捷，导致疾病传播的速度也远远超过了之前。同时，由于 COVID-19 的病原体不同于流感和 SARS 病毒，因此致病特点和流行特征并不相同。

这场人类抗击新出现的传染病的斗争需要全球性的合作与互助。全球在抗击这场瘟疫中积累的经验与研究成果需要第一时间共享。在不到 2 个月的时间里，中国科学家们取得的成绩是举世瞩目的，从来没能在这么短的时间里针对哪个新发传染病获得如此多的研究成果。这些成果包括：迅速找到引起疾病的病原体，中国的科学家率先完成了病毒基因组测序，并且第一时间与全球分享基因序列，初步阐明了

COVID-19

FROM BASICS TO CLINICAL PRACTICE

该病的传播方式，基本判定该病的潜伏期与临床特点，明确了病毒的存活时间及对各类消毒剂的敏感性，建立了快速诊断的实验室检查方法，初步总结了有效的治疗方案。

特别值得一提的是，中国的医务工作者在 COVID-19 的流行病学、临床治疗及预防方面积累了丰富的经验。为了应对武汉，乃至湖北在疫情期间医护人员的短缺，包括复旦大学附属华山医院先后派出的 5 批 273 名医护人员在内，全国各地已经有数万名医护人员驰援武汉。他们或在专门收治重型和危重型患者的医院，或在收治轻型患者的方舱医院，和当地的医务工作者一起共同奋战在抗击 COVID-19 的第一线，挽救了大量感染者的生命，防止了疾病的进一步扩散。他们在国内外专业杂志上发表的经验总结对我国临床医师诊治该病有着极大的参考价值与指导意义。战斗在 COVID-19 一线的医师、医学专家、院士都在不同场合，通过各种媒体总结了自己宝贵的防治经验，给全国战斗在 COVID-19 一线的广大医务工作者以巨大的支持。

值此抗击 COVID-19 战役全面展开，并且已经获得包括病原学、流行病学、诊断与治疗学等方面的重要成果之际，作为工作在抗击 COVID-19 第一线的医务工作者，我们觉得有义务把现阶段全球在抗击 COVID-19 战役中取得的各项成果做一整理。我们汇集了华山医院感染科长期工作在感染病学临床、基础和医院感控一线的专

COVID-19
FROM BASICS TO CLINICAL PRACTICE

家，在参阅了目前国内外杂志上发表的大量 COVID-19 相关文献，学习了我国医务工作者在该领域的经验总结后，希望能从基础研究到临床防治等各方面对 COVID-19 尽可能做一些粗浅的概括。期盼本书出版后能对广大关心 COVID-19 研究进展与防治知识的读者有所帮助。

尤其值得一提的是，笔者作为上海市 COVID-19 临床救治专家组组长，协同来自上海各大医院的专家，汇集在上海市公共卫生临床中心，在 1 个多月的时间里，潜心竭力成功救治了 300 多位 COVID-19 患者，并已将诊治经验总结为《上海市 2019 冠状病毒病综合救治专家共识》，发表在《中华传染病杂志》上。本书在撰写中也参考了部分专家共识的内容，为此我们将专家共识的全文作为附录放在本书末，以供读者参考。

此外，在疫情期间，笔者汇集华山医院感染科的同仁编写疫情分析，比较防控策略，宣传科学正确的防控方法，在 1 个多月的时间里，在"华山感染"的公众号上发表了 20 余篇战"疫"日记，受到广大网民读者的欢迎，每篇的阅读量均接近或超过 10 万，部分文章阅读量超过百万。为此，我们在本书中也特意采用了部分公众号上发表的内容以求更加全面地反映 COVID-19 的流行病学全貌和我们对疾病流行的一些深层思考。

COVID-19
FROM BASICS TO CLINICAL PRACTICE

    由于目前 COVID-19 的相关研究还在迅猛进展中，发表的文献也与日俱增，限于编者时间仓促，并受水平和经验局限，不足之处在所难免，期盼同行专家与广大读者不吝指正，以便能够在再版时进一步完善和补充新的认识。

    在本书即将出版之际，正是 COVID-19 仍在肆虐之时，在此衷心感谢战斗在抗击 COVID-19 一线的专家学者，他们取得的防治经验与总结正是本书的真正价值所在。在此也衷心感谢战斗在抗击 COVID-19 前沿的基础医学专家和流行病学专家，正是他们夜以继日地在研究 COVID-19 中获得的成果，才使得本书能及时反映 COVID-19 研究的最新进展。

    最后，我们期盼抗击 COVID-19 的战斗早日结束，祝愿所有的同行在这场战役中都能凯旋，回到家人的身边。

2020 年 2 月末于上海

COVID-19
FROM BASICS TO CLINICAL PRACTICE

目　　录 ｜ Contents

第一篇　流行病学 —— 001

第一章　流行病学回顾 —— 002

第二章　流行病学特征 —— 011

第二篇　病原学及发病机制 —— 021

第三章　形态、分类学和结构 —— 023

第四章　病毒自然界溯源及基因组突变 —— 043

第五章　感染细胞的机制 —— 052

第三篇　免疫学和疫苗开发 —— 063

第六章　免疫学研究进展 —— 065

第七章　冠状病毒疫苗研究 —— 073

COVID-19
FROM BASICS TO CLINICAL PRACTICE

第四篇　临床特点 —— 081

第八章　临床表现 —— 082

第九章　胸部影像学 —— 086

第十章　实验室诊断 —— 091

第十一章　病理学改变 —— 099

第十二章　预后和转归 —— 101

第五篇　诊断和鉴别诊断 —— 105

第十三章　中国诊断标准的制定与演变 —— 107

第十四章　WHO 诊断标准的制定与修订 —— 118

第十五章　鉴别诊断 —— 121

第六篇　治疗原则和药物研究进展 —— 127

第十六章　治疗原则 —— 128

第十七章　抗病毒药物的研究进展 —— 130

第十八章　特殊人群治疗注意事项 —— 140

第七篇　重型和危重型患者的治疗 —— 145

第十九章　重型和危重型患者的定义 —— 147

第二十章　重型和危重型患者的综合救治 —— 148

第二十一章　重型和危重型患者的治疗 —— 149

第二十二章　重型患者治疗的注意事项 —— 157

COVID-19
FROM BASICS TO CLINICAL PRACTICE

第八篇　围堵策略与院内感染防控 —— 163

第二十三章　围堵策略概述 —— 164

第二十四章　预防措施 —— 166

第二十五章　院内感染防控 —— 173

第二十六章　病原生物学实验室的生物安全防范 —— 197

战"疫"日记 —— 201

数据下的深层思考 —— 202

除夕夜决战新冠病毒三大举措 —— 204

恐慌与激情过后：该如何冷静思考我们的未来抗击新冠之路 —— 208

病毒解码后的科学防控 —— 213

节后日子怎么过：政府和民众防控新冠肺炎疫情中面对的难题与可能的答案 —— 217

为什么要封城：测算新冠状病毒传播力后的最佳防控选项 —— 223

历史上从未有过的对决：超级疫情 *vs.* 举国之力 —— 230

武汉疫情拐点之际：无症状新冠病毒感染者是否会攻破防控体系 —— 236

中国这么努力，新冠肺炎疫情还是成为 PHEIC，应如何解读 —— 241

COVID-19
FROM BASICS TO CLINICAL PRACTICE

应对新冠病毒危机，你必须知道的 2009 甲型 H1N1 流感大流行 —— 248

应对新冠病毒危机，你必须知道的 2014 脊髓灰质炎疫情 —— 259

不宜过度解读新型冠状病毒的粪-口传播，谨慎应对即可 —— 266

两张图给出返程与返工后的疫情走向，必以最大决心方能胜利 —— 271

新冠时期，如何开展正常生活 —— 276

节后返工和气溶胶传播是否会打破当前来之不易的拐点 —— 280

新冠肺炎复盘（1）：我们从至暗时刻中走来 —— 285

新冠肺炎复盘（2）：以为是黑天鹅，其实是灰犀牛 —— 292

新冠肺炎复盘（3）：全球流行背景下的国际新冠防控策略比较及后续应对措施思考 —— 297

新冠肺炎复盘（4）：穿越寒冬，向光明而生的中国传染病防控体系 —— 310

第二战场开打，国际战"疫"动态与展望 —— 320

附录 1　上海市 2019 冠状病毒病综合救治专家共识 —— 327

附录 2　图表索引 —— 340

附录 3　缩写词汇表 —— 344

第一篇

流 行 病 学

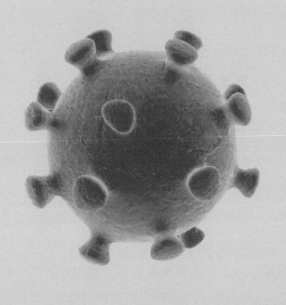
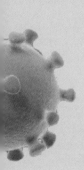
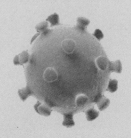

第一章

流行病学回顾

一、疾病名称和病原体名称的演进变化

冠状病毒是在动物和人体中发现的一个病毒家族。一些冠状病毒会感染人，已知可引起感冒及中东呼吸综合征（Middle East respiratory syndrome，MERS）和严重急性呼吸综合征（severe acute respiratory syndrome，SARS）等较严重疾病。

2019 年末 2020 年初分离、鉴定到的新型冠状病毒以前从未在人体中发现，这是人类历史上一种全新的病原体。在短短不到 3 个月的时间内，随着认识逐渐深入，该病原体及其所造成的传染性疾病的名称也不断在发生变化。

2020 年 1 月初，由于病原体尚未明确，其引起的疾病症状主要为肺炎改变，我国最初将该病称作"不明原因的病毒性肺炎"；2020 年 1 月 7 日，中国疾病预防控制中心经实验室分离、鉴定，确定该病是由一种全新的冠状病毒感染造成的，将该病毒暂称为"新型冠状病毒"（novel coronavirus，nCoV），将该病称为"新型冠状病毒感染的肺炎"；1 月 30 日，世界卫生组织（World Health Organization，WHO）将新型冠状病毒暂时命名为"2019 - nCoV"，还建议将新型冠状病毒感染的肺炎命名为"2019 - nCoV 急性呼吸疾病"（2019 - nCoV acute respiratory disease）；

2月8日，国家卫生健康委员会宣布，决定将"新型冠状病毒感染的肺炎"暂命名为"新型冠状病毒肺炎"，简称"新冠肺炎"，英文名称为"novel coronavirus pneumonia"，简称为"NCP"。

2月11日，国际病毒分类委员会（International Committee on Taxonomy of Viruses，ICTV）的冠状病毒研究小组（*Coronaviridae* Study Group，CSG）将新型冠状病毒正式命名为"SARS‐CoV‐2"。同日，WHO也将"新型冠状病毒肺炎"重新命名为"2019冠状病毒病（coronavirus disease 2019，COVID‐19）"。"CO"代表"冠状"，"VI"为"病毒"，"D"为"疾病"，而"19"代表最初的病例是在2019年出现。由于感染者临床观察出现了各种临床分型：有轻型患者，并没有肺炎表现；也有重型患者，不仅有肺部损害，还有多脏器功能损害，均以肺炎来命名并不合适。基于上述因素，将本病命名为"2019冠状病毒病"（COVID‐19）。

尽管对病毒和疾病的名称目前仍有争议，在本文正文部分将使用ICTV对于病毒的命名"SARS‐CoV‐2"和WHO对于疾病的命名"COVID‐19"及其中文翻译名"2019冠状病毒病"。但在引用相关文献和方案时，以及在战"疫"日记中，将沿用原文中的称谓，不再改动。

二、国内疫情概述

1. **早期病例与传播**　在中国最早发现的病例出现在武汉市。 2019年12月，武汉市内部分医疗机构接诊到不明原因的肺炎病例，影像学上多表现为双肺浸润性病灶。其中多宗病例报告接触过市内的一所海鲜批发市场。这所海鲜市场靠近长期出售果子狸、竹鼠、蛇等野生动物的地方。随着病原鉴定、病毒溯源等工作的迅速开展，这部分不明原因肺炎患者后被证实为感染了一种全新的冠状病毒。后期流行病学调查显示

COVID-19 疫情在 2019 年 12 月主要处于局部暴发阶段，其中发病日期最早可追溯至 12 月初。在这段时间，大部分病例与暴露海鲜市场有关，即海鲜市场可能存在野生动物交易，使得冠状病毒从某种野生动物跨物种传播至人类，继而实现人际传播。中国-世界卫生组织新型冠状病毒肺炎联合专家考察组对武汉完成考察后认为，本病来自野生动物的跨物种传播可能性比较大；但也有可能在此之前已经有患者发病，只不过发病后不久即有超级传播发生在海鲜市场。总之，早期的流行病学溯源对于确定病毒来源至关重要。

根据中国疾病预防控制中心应急响应机制流行病学组研究，回溯发病日期在 2019 年 12 月 31 日前的病例共计 104 例，分布在湖北省 14 个县、区。换句话说，这一阶段，在人们还没有发现和认识"对手"的时候，病毒已经悄无声息地肆意奔走在湖北土地上。直至 12 月 31 日，武汉市当局完成初步流行病学研究后指出华南海鲜市场可能是疫情源头，这场疫情才逐渐浮出水面。1 月 1 日，当地政府关闭海鲜市场，同时疫情进展到第二阶段。

2. 社区传播阶段　疫情在 2020 年 1 月上旬开始迅速扩散，进入第二阶段，即社区传播阶段。病毒通过早期暴露于海鲜市场的患者扩散至社区，在湖北省多个家庭和社区内发生人际传播和聚集性传播。研究提示，该阶段武汉发病病例中与海鲜批发市场相关比例出现显著下降。在 2020 年 1 月 1 日前发病的病例中，与华南海鲜市场有关联的患者占 55%，而 1 月 1 日以后发病的患者中该比例仅为 8.6%。

在排除流感病毒、禽流感病毒、腺病毒、SARS 冠状病毒（severe acute respiratory syndrome coronavirus，SARS-CoV）和 MERS 冠状病毒（Middle East respiratory syndrome coronavirus，MERS-CoV）等呼吸道病原体后，最终锁定在一种全新的冠状病毒。2020 年 1 月 7 日，实验室分离

检测到一种全新的冠状病毒，并获得该病毒的全基因组序列。用核酸检测方法共检出冠状病毒阳性结果 15 例。从 1 例阳性患者样本中分离出该病毒，电镜下呈现典型的冠状病毒形态。WHO 随后发表声明，认为"中国研究人员对从 1 例阳性患者样本中分离出的病毒进行了基因测序，在短时间内初步鉴定出一种新型病毒是一项显著成就，表明中国在管理新疫情方面的能力有所增强"。这个速度比当年鉴定 SARS 的病原体又快了很多。

但由于早期对病毒人际间传播潜力的低估，病例数呈指数增长。据回顾性研究，1 月 1~10 日，湖北省内发病患者数共计 566 例；同期湖北省外发病患者数共计 87 例，分布在河南、重庆、湖南等 19 个省份，标志疫情开始逐渐向全国蔓延。但截至 1 月 10 日，全国当时公布的确诊病例数还停留在 41 例（全部在武汉）。

随着春运等大规模人口流动开始，COVID‑19 继续以扩散传播模式进入第三阶段，即疫情蔓延形成的大范围传播阶段。在这一阶段，湖北省一代病例和二代病例交叉暴发，同时大量携带病毒的患者扩散至全国各地，在其他省、市以输入性病例的形式陆续出现。 1 月 19 日，首次确认医护人员感染，明确了新型冠状病毒人际间传播的能力。同日，国家卫生健康委员会确认广东省首例输入性 COVID‑19 确诊病例。这是我国内地首例在湖北省外报告的确诊病例。次日，北京市和上海市分别报告发现 5 例和 2 例输入性 COVID‑19 确诊病例。截至 1 月 20 日，国家卫生健康委员会共确认报告 291 例确诊病例，其中湖北省 270 例。通过回溯报告病例的发病日期可以发现，1 月 11~20 日，全国共计发病患者数达 5 417 例，其中湖北省内 4 121 例，湖北省外 1 296 例。1 月 20 日，经国务院批准同意，国家卫生健康委员会决定将 COVID‑19 纳入法定传染病乙类管理，但采取甲类传染病的预防、控制措施，同时纳入国境卫生检疫法规定的检疫传染病管理。各省、市随即迅速启动应急响应。1 月 20~23 日，共新增 25

个省（自治区、直辖市）报告疫情。截至 1 月 23 日，共收到来自 29 个省（自治区、直辖市）的 COVID-19 确诊病例 830 例。已有 SARS-CoV-2 第 4 代传播的报道，表明病毒能够实现持续的人际传播。

COVID-19 患者因为潜伏期具有传染性，疫情防控难度远大于 SARS，疫情高峰也比 SARS 来得更快。在河南，曾报道一起家庭聚集病例。患者 A 是一名 20 岁的女性，住在武汉，于 2020 年 1 月 10 日前往安阳。在 1 月 10～13 日，接触 5 名当地亲属（B～F 患者）。在 1 月 17 日，其中 1 名亲属患病后，隔离并观察了患者 A。截至 2 月 11 日，她的体温没有升高，没有自我报告的发热现象，也没有胃肠道或呼吸道症状（包括咳嗽和喉咙痛）。1 月 27 日，胸部 CT 图像未显示明显异常。1 月 28 日确诊为 COVID-19。在这之前，其他 4 名亲属全部确诊。考虑到这 5 名亲属均无武汉流行病学史，从时间序列分析认为患者 A 应该是无症状病毒携带者成为超级传播者的一个案例。根据一个入选了 72 314 例病例的大样本研究，无症状者感染者的比例约占 1.2%，在整体患病人群中并不高，而这部分人群的传染性和处于潜伏期人群的传染性仍有待进一步研究。

3. 实施围堵策略后 1 月 23 日，武汉市疫情防控指挥部宣布全市城市公交、地铁、轮渡、长途客运暂停运营，机场、火车站出行通道暂时关闭。随后 1 周内，除湖北外其他省、市也进入交通管制状态。在武汉出行限制前，进入其他省、市的患者在 1 月 24～28 日逐渐由潜伏期发展到症状期，发病患者数达到第 1 个流行高峰。全国共计 32 642 个病例发病日期在 1 月 31 日之前，分布在 31 个省份的 1 310 个县、区，其中湖北占 74.7%。同期国家卫生健康委员会共收到 31 个省（自治区、直辖市）和新疆生产建设兵团累计报告确诊病例 11 791 例，其中湖北占 60.7%。之后除 2 月 1 日出现单日发病数异常高之外，湖北省外疫情随着各地限制人员流动、减少接触等预防手段的落实而得到有效遏制，呈现总体下降趋势。

　　全国报告病例数在 2 月 5 日达到流行峰值，后缓慢下降，湖北省外报告病例数在 2 月 5 日后持续下降（图 1-1）。截至 2 月 19 日 24 时，据 31 个省（自治区、直辖市）和新疆生产建设兵团报告，现有确诊病例 74 576 例，其中湖北省 62 031 例（武汉市 45 027 例）。累计收到港澳台地区通报确诊病例 99 例：香港特别行政区 65 例（出院 5 例，死亡 2 例），澳门特别行政区 10 例（出院 6 例），台湾地区 24 例（出院 2 例，死亡 1 例）。在这一阶段，疾病更多特征也开始显露，包括病重率、病死率等。根据目前文献，进展至重型比例占 15%～25%；粗死亡率在 2%～3%。

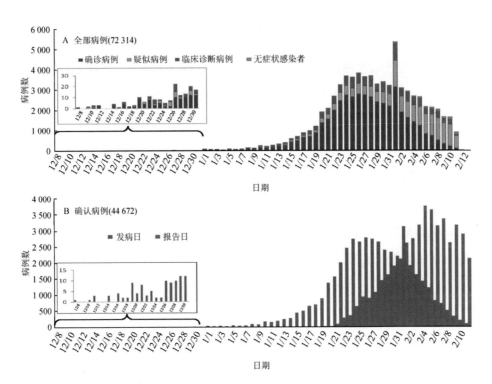

图 1-1　截至 2020 年 2 月 11 日 COVID-19 病例数

A：4 类 COVID-19 病例数按发病日期统计；B：确诊病例数按发病日期和报告日期统计

（引自：中国疾病预防控制中心新型冠状病毒肺炎应急响应机制流行病学组．新型冠状病毒肺炎流行病学特征分析 [J]．中华流行病学杂志，2020，41（2）：145 - 151.）

湖北省的粗病死率（2.9％）显著高于其他省份（0.4％）。一旦进展至危重型，病死率显著升高。根据现有研究，危重型病例的粗病死率为 49％。

截至 2 月 28 日，疫情形势趋于下降，但尚未结束，尤其是复工后大量人员流动与接触，增加了 COVID‑19 传播风险，当前高级别响应措施需要继续。

WHO 对中国的疾病控制与流行病学进行调研后认为，中国采用全政府、全社会激进干预措施，避免了数十万例感染。一般数学模型情况下，疫情往往会继续急剧攀升，然后缓慢下降，直到无易感人群、传播停止为止。中国则出现一个高峰接近于平台期状态，之后出现下降。在流行病学领域，如果出现这样的曲线，必然是由于采取非常积极、有力的干预措施，公众得到有力的决策操作指导，如交通管制、居家隔离等。

由于 2020 年 2 月 10 日以后，湖北省以外地区开始缓慢恢复经济和社会正常秩序，逐步取消限制措施。在新发病例下降，考虑恢复经济和社会的正常秩序、恢复学校开学时，核心和关键是逐步取消之前的限制措施。同时，警惕酒店、饭店复工复产，商场开门，学校开学时的病毒再次输入、重新复苏的风险，让中国从疫情中逐渐恢复正常。后期在新病例的发现方面还需要保持警觉。

三、国际疫情

1. **国际疫情概述** 自 2020 年 1 月中旬开始，国际其他地区陆续出现 COVID‑19 确诊病例。1 月 13 日，一名武汉游客在泰国被确诊患有 COVID‑19，成为在中国境外确诊的首例病例。1 月 21 日，美国确诊第 1 例 COVID‑19，成为亚洲外首例确诊病例。1 月 31 日，WHO 基于中国感染者数量增加、多个国家都出现疫情的原因，宣布本次 COVID‑19 疫情构成国际关注的突发公共卫生事件（Public Health Emergency of International Concern，PHEIC）。

截至 2020 年 2 月 28 日，根据 WHO 网站数据，全球除中国外共 51 个国家和地区发现 COVID-19 病例 4 691 例，报告病例的国家和地区已经包括亚洲、欧洲、美洲、大洋洲和非洲。在这些国家中，报告病例数超过 50 例的国家和地区有 6 个，其中韩国报告病例数已经达到 2 337 例，日本病例数为 210 例，"钻石公主"号邮轮 705 例，意大利 650 例，伊朗 245 例，新加坡 96 例，美国 59 例。报告死亡病例数超过 10 例的有 3 个国家，分别为伊朗 26 例，意大利 17 例，韩国 13 例。至本书截稿时，全球新发病例数在部分国家仍呈快速上升趋势。

当地时间 2 月 28 日，WHO 总干事谭德塞在日内瓦宣布，将 COVID-19 全球风险级别提至最高级别："非常高"。此前，COVID-19 全球风险级别为"高风险"。谭德塞表示，感染病例持续增加，发现确诊病例的国家更多，令人忧虑，因此决定提高 COVID-19 疫情全球风险级别。谭德塞表示，全球疫情防控已经进入"决定性时刻"。WHO 提倡每个国家必须同时为所有可能发生的情况做好准备，任何国家都不应抱有本国不会出现病例的侥幸心理，各国需做好全面的准备，现在最大的敌人不是病毒，而是恐惧、谣言和歧视。同日，联合国秘书长古特雷斯在联合国总部发表声明指出："控制疫情是可能的，但机会的窗口期正在缩小。"古特雷斯呼吁各国政府站出来，全球团结、全面合作。

从国际疫情的演变来看，各个地区能否阻断本地传播是疫情防控的重中之重；而最终的疫情防控结果取决于是否早期预警、当地的病毒传播风险、当地医疗资源体系、政府执行能力、民众配合程度等多个因素。截至 2020 年 2 月末，全球新发病例数在部分国家仍呈快速上升阶段，有可能向任何方向发展。

2. "钻石公主"号邮轮的疫情暴发　在日本的确诊病例中，大部分为"钻石公主"号邮轮的乘客。该邮轮自 2020 年 1 月 20 日从日本出发，1 月 25 日，一名香港乘客下船后出现发热，并于 2 月 1 日被确诊 COVID-19。 2 天后，邮轮紧急返航并于 2 月 5 日起实行为期 2 周的"封船"隔离，并限制邮轮上的人员活动。受限于检测用品短缺，日本官方初期仅对少部分乘客进行病毒核酸检测。由于防疫工作缺位，邮轮上局势迅速恶化。截至 2 月 12 日，共完成 492 位乘客检测，确诊人数高达 174 人，其中甚至包括一名负责检查船上乘客的日本卫生官员。在计划结束"封船"的 2 月 19 日，所有人员检测完毕，确诊人数攀升至 621 人，这一数字甚至远超过同期整个上海市的感染人数。截至 2 月 28 日，"钻石公主"号发病人数共计 705 人。"钻石公主"号邮轮也成为中国境外最早出现疫情大规模暴发的地点。

值得注意的是，这部分确诊病例中已出现 4 例死亡患者。这次"钻石公主"号邮轮疫情的暴发成了新发传染病历史上一个极具教育性的事件，为当时或今后新发传染病的防控带来很多启示。首先，人群对于新发传染病没有建立有效免疫力，当疾病来袭时人人易感；如不加以防控干预，将无人幸免。其次，控制传染源的前提是明确传染源。在"封船"第 1 周的黄金时间内，并没有对邮轮上所有乘客进行逐一排查，导致具有传染性的病毒携带者持续传播。早期识别传染源是之后控制疫情的重要前提。再者，"钻石公主"号邮轮的"封船"举动很容易让人联想到武汉的"封城"举动。可以说，"钻石公主"号邮轮一定程度上复刻了武汉疫情早期发展轨迹。"封船"或者"封城"举措主要是减少了对外界的输出病例，并不完全解决自身问题。事实上，只有落实到"封个人"才能真正控制传染源。仅仅限制公共交通而不强调个人隔离，疫情仍将持续扩散。

（李　杨）

第二章

流行病学特征

一、传染源

目前认为，此次疾病流行的传染源主要是 SARS‐CoV‐2 感染的患者，隐性感染者（即无症状感染者）也可能成为传染源。潜伏期患者和恢复期患者的传染性还有待研究明确。

1. 病毒的来源　SARS‐CoV‐2 属于 β 冠状病毒属。目前认为，SARS‐CoV‐2 与来自中华菊头蝠的蝙蝠 SARS 样冠状病毒（bat severe acute respiratory syndrome-related coronaviruses）最为相似，同源性达 85% 以上；与人类 SARS‐CoV 的核苷酸同源性达到 78%；与 MERS‐CoV 有明显区别，同源性仅约 50%。有研究人员从 5 名流行初期的患者身上获得了病毒全长基因组序列，它们几乎完全相同，与 SARS‐CoV 共有 79.6% 的序列识别率。此外，还发现 SARS‐CoV‐2 在全基因组水平上与该研究团队此前在云南省的中华菊头蝠身上提取到的蝙蝠冠状病毒"Bat CoV RaTG13"高度相似，同源性为 96.2%。虽然在全基因组的水平上，SARS‐CoV‐2 与 SARS‐CoV 的序列一致性不足 80%；然而，在关键的、用于物种分类的开放阅读框（open reading frame，ORF）1ab 中 7 个保守的复制酶区域，SARS‐CoV‐2 与 SARS‐CoV 又有着 94.6% 的序列一致性，可以推断两者来源于同一物种。图 2‐1 为基于 SARS‐CoV‐2 全长基因组序列的相似图。

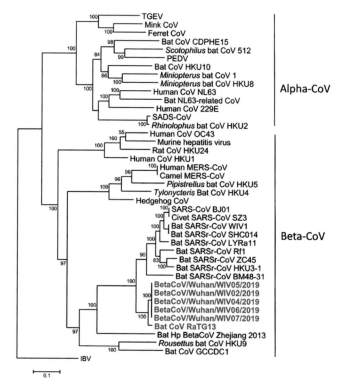

图2-1　基于SARS-CoV-2全长基因组序列的相似图

　　流行病学调查显示，此次疫情最初与武汉华南海鲜市场（存在野生动物交易）有关。最早41例确诊病例中，有27例报告曾接触过华南海鲜市场。在另一报道中，最早99名患者中有49名（49%）接触过华南海鲜市场，其中47名患者有长期接触史，2名有短期接触史。因此，目前认为本次SARS-CoV-2最初的来源为武汉市华南海鲜市场，在野生动物买卖、经营、运输、屠宰、交易等过程中，病毒由动物宿主传到人，进而出现人际传播。

　　2. 动物宿主　　越来越多的证据表明，蝙蝠体内拥有种类最多的冠状病毒，是多种冠状病毒的宿主，尤其是菊头蝠。对居住在穴居蝙蝠自然栖息地附近的农村人口中进行血清学研究发现，有 2.7% 的蝙蝠冠状病毒血清流行率，这表明人类接触蝙蝠冠状病毒可能很常见。然而，大多数种类的蝙蝠栖息于热带和亚热带雨林或岩洞中，距离人类活动区域较远。所以，来自蝙蝠的病毒需要进入某种半野生状态的哺乳动物（即中间宿主）体内继续进化，经过一定的突变和重组后传播到人类。目前认为，SARS-CoV-2 最原始的宿主为中华菊头蝠，这类蝙蝠亚种广泛分布于中国南部、亚洲、中东、非洲和欧洲。最新研究表明，穿山甲为 SARS-CoV-2 的潜在动物宿主，从穿山甲分离的 β 冠状病毒与目前感染人的毒株序列相似度高达 99%。但中间宿主可能有多个，确切中间宿主有待进一步研究。动物宿主的发现对 SARS-CoV-2 的源头防控具有重要意义。

3. 传染源的种类　随着华南海鲜市场和多数地区野生动物交易市场的关闭，野生动物（中间宿主）显然不再是疫情流行的主要传染源。传染源主要是 SARS-CoV-2 感染的患者。隐性感染者也可能成为传染源，这种情况既往在 SARS 中并没有发生过。隐性感染者没有症状，难以及时被诊断和隔离，容易造成社区中传染源的积累，导致控制疾病传播的难度增大。除了患者和隐性感染者以外，有研究提示，处于潜伏期的患者也可能存在一定的传染性，从而将 SARS-CoV-2 传染给他人。还有研究发现，恢复期的患者可以检测到病毒的存在，提示也可能具有一定的传染性。

4. 病毒变异情况　到目前为止，病毒样本之间的全长基因组序列几乎完全相同，提示病毒未发生明显的变异。对 SARS-CoV-2 的密切监测也表明，不论是环境中分离的病毒，还是前期在人体中分离的病毒，再到近日分离的病毒，均未发现明显的变异。复旦大学附属华山医院发表了输入上海的病毒序列，并与武汉的原始病毒序列做了比较，发现与武汉原始病毒序列的同源性 > 99%。WHO 审核了不同地点分离的 104 株 SARS-CoV-2 毒株全基因测序，结果证实同源性达到 99.9%，未发现 SARS-

CoV-2出现明显变异。

不过，基于人类对冠状病毒的认知，SARS-CoV-2是正链RNA病毒，未来仍有可能发生突变与重组，在突变过程中毒性可能增强或减弱。

二、传播途径

目前认为，经呼吸道飞沫传播和接触传播是主要的传播途径，特殊情况下存在经气溶胶传播的可能。多地已经从确诊患者的粪便中检测出SARS-CoV-2，存在粪-口传播风险。母婴传播途径有待研究证实。

1. **呼吸道飞沫传播**　呼吸道飞沫传播是SARS-CoV-2传播的主要方式。病毒通过患者咳嗽、打喷嚏、谈话时产生的飞沫传播，易感者吸入后导致感染。

2. **间接接触传播**　SARS-CoV-2也可通过与感染者间接接触而传播。间接接触传播是指含有病毒的飞沫沉积在物品表面，通过接触污染手，再接触口腔、鼻腔等黏膜，会导致感染。广州、山东等地在检测确诊患者的居住环境时，在门把手、手机等物品表面检测到了SARS-CoV-2。理论上存在SARS-CoV-2通过结膜再感染呼吸道的可能性，但近期对67例确诊或疑似COVID-19病例的研究分析提出，临床数据并不支持SARS-CoV-2可通过结膜途径传播，此途径有待进一步研究。

3. **粪-口传播**　粪-口传播途径尚待明确。近期，武汉、深圳地区，甚至美国都在确诊患者的粪便中检测到了SARS-CoV-2，说明病毒可以在消化道复制并且存在，提示存在粪-口传播的可能，但还不能确定进食病毒污染的食物引起感染和传播。也有观点认为，粪便中的病毒可能通过含有病毒的飞沫形成气溶胶的方式再传播，需要进一步的调查研究。

4. **气溶胶传播**　气溶胶传播是指飞沫在空气悬浮过程中失去水分而剩下的蛋白质和病原体组成的核，形成飞沫核，可以通过气溶胶的形式漂浮至远处，造成远距离的传播。目前认为在相对封闭的环境中，长时间暴露于高浓度气溶胶情况下，存在经气溶胶传播的可能，但还没有确切证据显示 SARS-CoV-2 通过气溶胶传播。

5. 母婴传播　有个报道，母亲为确诊的 COVID-19 患者，新生儿出生 30 h 后咽拭子检测病毒核酸为阳性，提示 SARS-CoV-2 可能通过母婴传播引起新生儿感染。但此后更多病例（9 例）的回顾性分析显示，SARS-CoV-2 不会让已感染的孕妇在怀孕后期传给孩子，也没有证据表明 SARS-CoV-2 可导致母婴间垂直传播，但不排除母子接触感染。这与在 SARS 中的发现相一致——在 SARS 感染孕妇的新生儿中也未发现围生期母婴间垂直传播的证据。最新研究发现 SARS-CoV-2 的受体——血管紧张素转化酶 2（angiotensin converting enzyme 2，ACE2），在母胎界面的各种细胞类型中表达均非常低，这提示母胎界面可能不存在 SARS-CoV-2 潜在的易感细胞亚群，或许是解释母婴间无垂直传播的证据。当然，这些结论还需要更多的科学研究证实。

WHO 考察了中国病例，认为 COVID-19 主要通过飞沫传播和接触传播。除以上 2 种我们熟知的传播方式外，还可能存在粪-口传播途径，以及在密封、相对狭小的空间中的气溶胶传播，均有待进一步证实。

三、易感人群

COVID-19 是一种新发传染病，人群没有免疫力，普遍易感。

1. 人群普遍易感　从全国患者的年龄分布来看，各年龄段人群均对 SARS-CoV-2 没有抵抗力，只要满足传播条件均可以被感染。对全国 4 021 例确诊患者（诊断日期截至 1 月 26 日）的分析也表明各年龄段人群普遍易感，其中 30～65 岁患者占 71.45%，10 岁以下儿童患者占 0.35%。老年人和患有哮喘、糖尿病、心脏病等基础疾病的人感染病毒的风险可能增加。在另一研究中显示，截至 2 月 11 日， 44 672 例确诊病例中大多数为 30～70 岁患者（86.6％），其中武汉和全国 60 岁以上人群病例数占比分别为 44.1％和 35.1％。

2. 高危人群　COVID‑19 患者、隐性感染者的密切接触者是 SARS‑CoV‑2 感染的高危人群。医护人员和患者家属在治疗、护理、陪护、探望患者时，同患者近距离接触次数多，感染风险高。武汉大学中南医院 1 月 1～28 日连续入院的 138 例患者中，医务人员的比例高达 29％。对 44 672 例确诊 COVID‑19 患者（诊断日期截至 2 月 11 日）的分析发现，提供诊治的 422 家医疗机构中共有 3 019 名医务人员感染，比例为 3.84％。

四、传播动力学

基本再生数（basic reproduction number，R_0）是用来反映传染病暴发的潜力和严重程度的一个指标。它指的是，在自然情况下（没有外力介入，同时所有人都没有免疫力），一个感染某种传染病的人，会把疾病传染给多少人的平均数。这是一个刻画传染病发病初期的重要参量。通俗地说，就是"一个患者能传染给几个人"。 R_0 越大，疾病传染性越强。而当病毒从一个人传播给另一个人的过程能够被实质性和持续性地中断（$R_0 < 1$），就完全有可能控制并最终根除疫情。

疾病的传染性强弱和大众观念中传染病的"强弱"并不完全一致。令人闻之色变的埃博拉出血热和 SARS 的传染性其实远小于流行性腮腺炎和麻疹。反过来说，传染病的危险绝对不止用 R_0 一个指标评价，疾病严重程度、病死率等都是需要综合考量的方面。

在 COVID‑19 流行初期（报告时间截至 1 月 22 日），一项入选了 425 例 COVID‑19 患者的回顾性研究表明，平均潜伏期为 5.2 d（95％

CI：4.1～7.0）。在早期阶段，流行加倍时间为 7.4 d，即感染人数每 7.4 d 增加 1 倍；平均连续间隔（由一人传至另一人的平均间隔时间）为 7.5 d（95％ CI：5.3～19）； R_0 估计为 2.2（95％ CI：1.4～3.9），即每例患者平均将感染传给 2.2 人。而复旦大学附属华山医院团队对来自上海的 265 确诊患者进行回顾性分析，结果显示，平均潜伏期为 6.4 d（95％ CI：5.3～7.6），而从患者出现症状到住院的时间区间为 5.5 d（95％ CI：5.1～5.9）。

同期，国际多个流行病学团队开展了传播动力学研究，估计 COVID-19 的 R_0 在 2.2～4.0（少数估算至 6.0～7.0），倍增时间在 6.4～7.5 d，提示 COVID-19 人际传播能力可能高于 SARS。事实上，COVID-19 传播模式与 SARS 仍有较大区别。从 2002 年 11 月发现第 1 例 SARS 患者到次年 2 月初，共发现 305 例病例，远低于 SARS-CoV-2 感染人数。其中一个重要原因是 SARS 患者在潜伏期并不具备传染性，尽管有超级传播者的存在，其早期传播速度仍远低于 COVID-19。

通常随着防控措施的实施， R_0 也会发生变化。因此在流行病学中，也把实际发生的 R_0 称为有效再生数（effective reproduction number, R_e）。另一项研究显示在 COVID-19 最初发生传播流行时， R_0 高达 4.71（4.50～4.92），而到了 2020 年 1 月 22 日， R_e 已降至 2.08（1.99～2.18）。

WHO 在 2020 年 2 月中下旬对中国完成全面地再考察后认为，从病原学来看，COVID-19 与 SARS 不同，其传播力高于 SARS， R_0 大概判断是在 2.0～2.5。

（胡越凯）

参考文献

[1] 中华预防医学会新型冠状病毒肺炎防控专家组. 新型冠状病毒肺炎流行病学特征的最新认识[J]. 中华流行病学杂志,2020,41(2):139-144.

[2] 中国疾病预防控制中心新型冠状病毒肺炎应急响应机制流行病学组. 新型冠状病毒肺炎流行病学特征分析[J]. 中华流行病学杂志,2020,41(2):145-151.

[3] 武汉市卫生健康委员会. 武汉市卫健委关于当前我市肺炎疫情的情况通报[Z/OL]. (2019-12-31)[2020-02-23]. http://wjw. wuhan. gov. cn/front/web/showDetail/2019123108989. 2

[4] Chan JF, Yuan S, Kok KH, et al. A familial cluster of pneumonia associated with the 2019 novel coronavirus indicating person-to-person transmission: a study of a family cluster [J]. Lancet, 2020,395(10223):514-523.

[5] Chen HJ, Guo JJ, Wang C, et al. Clinical characteristics and intrauterine vertical transmission potential of COVID 19 infection in nine pregnant women: a retrospective review of medical records [J]. Lancet, 2020, 395(10226): 809-815.

[6] Chen N, Zhou M, Dong X, et al. Epidemiological and clinical characteristics of 99 cases of 2019 novel coronavirus pneumonia in Wuhan, China: a descriptive study [J]. Lancet, 2020,395(10223):507-513.

[7] Li H, Mendelsohn E, Zong C, et al. Human-animal interactions and bat coronavirus spillover potential among rural residents in Southern China [J]. Biosafety Health, 2019,1(2):84-90.

[8] Shen M, Peng Z, Xiao Y, et al. Modelling the epidemic trend of the 2019 novel coronavirus outbreak in China [J/OL]. bioRxiv, 2020.01.23.916726. https://www. biorxiv. org/content/10. 1101/2020.01.23.916726v1.

[9] Wang N, Li SY, Yang XL, et al. Serological evidence of bat SARS-related coronavirus infection in humans, China [J]. Virologica Sinica, 2018,33(1): 104-107.

[10] World Health Organization. Statement on the second meeting of the International Health Regulations (2005) Emergency Committee regarding the outbreak of novel coronavirus (2019-nCoV)[Z/OL]. (2020-01-30)[2020-02-23]. https://www. who. int/news-room/detail/30-01-2020-statement-on-the-second-meeting-of-the-international-health-regulations-(2005)-emergency-committee-regarding-the-outbreak-of-novel-coronavirus-(2019-ncov).

[11] Zheng QL, Duan T, Jin LP. Single-cell RNA expression profiling of ACE2 and AXL in the human maternal-fetal interface [J/OL]. Reproductive and

Developmental Medicine，（2020 - 02 - 18）［2020 - 02 - 23］. http：//
www. repdevmed. org/preprintarticle. asp？ id＝278679.

[12] Zhou P，Yang XL，Wang XG，et al. A pneumonia outbreak associated with a new
coronavirus of probable bat origin［J］. Nature，2020，579. 270 - 273.

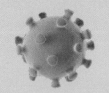
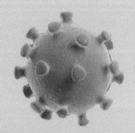

第二篇

病原学及
发病机制

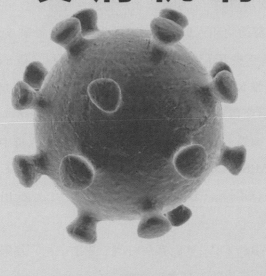
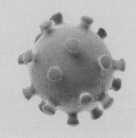

2020 年 1 月 7 日，中国疾病预防控制中心将从武汉多名病毒性肺炎患者中分离到的病原体确定为一种新型冠状病毒。 1 月 11 日，第 1 株该冠状病毒的全基因组序列被公布。 1 月 12 日，该病毒被 WHO 暂命名为 2019 - nCoV。 2020 年 2 月 11 日，ICTV 正式命名该病毒为 SARS - CoV - 2。加上 2003 年的 SARS - CoV 和 2012 年的 MERS - CoV，这是过去 20 年来第 3 次出现的可以引起人类严重急性呼吸综合征的冠状病毒。

冠状病毒是在动物和人体中发现的一个大型病毒家族，最早于 1968 年被发现，1975 年被 ICTV 正式命名为冠状病毒科（Coronaviridae）。冠状病毒为正链单股 RNA 病毒，基因组大小为 26～32 kb，是基因组最大的 RNA 病毒。冠状病毒已在多种禽类宿主及各种哺乳动物中被分离、鉴定，包括骆驼、蝙蝠、鼠、狗和牛等脊椎动物。目前人群中致病的冠状病毒主要包括 SARS - CoV、 MERS - CoV、 HCoV - HKU1、 HCoV - NL63、 HCoV - OC43、 HCoV - 229E，以及此次新出现的 SARS - CoV - 2。

本章将对 SARS - CoV - 2 的系统分类、形态结构、基因组结构、自然界溯源、病毒感染细胞的机制进行论述。

第三章

形态、分类学和结构

一、系统分类学地位

从系统分类学的角度，冠状病毒属于网巢病毒目（Nidovirales）冠状病毒科正冠状病毒亚科冠状病毒属（*Coronavirus*）。

冠状病毒属分为 4 类：α、β、γ、δ 冠状病毒属。2018 年，ICTV 将 β 冠状病毒属进一步分为 5 个亚属：*Embecovirus*、*Sarbecovirus*、*Merbecovirus*、*Nobecovirus* 和 *Hibecovirus*（表 3 - 1）。其中前 4 个亚属分别对应原 β 冠状病毒属之下的 A、B、C、D 4 个进化簇（lineages 或 clusters），*Hibecovirus* 亚属则由分离于中国蝙蝠，且与 *Sarbecovirus* 亚属在系统发生上近缘的一类 β 冠状病毒属进化而来。感染哺乳动物的冠状病毒主要为 α、β 冠状病毒属；感染禽类的冠状病毒主要来源于 γ、δ 冠状病毒属。SARS - CoV - 2 目前被归于 β 冠状病毒属的 *Sarbecovirus* 亚属。

表 3 - 1　β 冠状病毒属的亚属和常见病毒

β 冠状病毒属亚属	常见病毒
Embecovirus	人冠状病毒 HKU1 人冠状病毒 OC43 鼠冠状病毒

续　表

β 冠状病毒属亚属	常见病毒
Sarbecovirus	SARS - CoV
Merbecovirus	MERS - CoV 泰龙蝠 HKU4 皮皮斯特勒斯蝙蝠冠状病毒 HKU5
Nobecovirus	卢塞图斯蝠冠状病毒 HKU9
Hibecovirus（2018 年新增亚属）	普氏蹄蝠冠状病毒 Zhejiang2013

1965 年，第 1 株人的冠状病毒被分离，由于在电子显微镜（电镜）下可观察到其外膜上有明显的棒状粒子突起，使其形态看上去像中世纪欧洲帝王的皇冠，因此命名为"冠状病毒"。冠状病毒的名字"coronavirus"来自拉丁文的"*corona*"一词，表示"皇冠"之义。

SARS - CoV - 2 结构与其他冠状病毒类似，病毒颗粒外包着 2 层脂质的包膜。膜表面有 3 种糖蛋白：刺突（spike，S）蛋白；包膜（envelope，E）蛋白；膜（membrane，M）蛋白。冠状病毒颗粒呈不规则形状，直径为 60～220 nm，平均直径为 100 nm，呈球形或椭圆形，具有多形性。

2020 年 1 月 24 日，中国疾病预防控制中心发布我国成功分离的第 1 株 SARS - CoV - 2 电镜照片，如图 3 - 1 所示（箭头所指即 SARS - CoV - 2），病毒周围呈现多个典型的不规则颗粒突起。2 月 11 日，美国国家过敏与传染病研究所在扫描和透射电镜下拍摄到了 SARS - CoV - 2 的图像（图 3 - 2）。图中可见病毒超微结构，其内部为核衣壳结构，钉状的突起位于病毒颗粒表面，符合典型的冠状病毒形态。人气道上皮超薄切片可见胞外游离病毒颗粒和胞质膜结合囊泡内充满病毒颗粒的包涵体（图 3 - 3）。

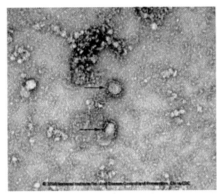
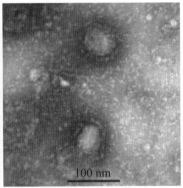

图 3-1 SARS-CoV-2 的电镜照片

（引自：中国疾病预防控制中心官网）

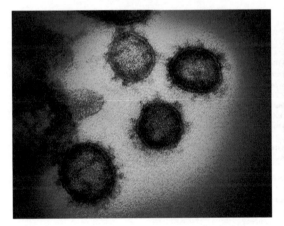
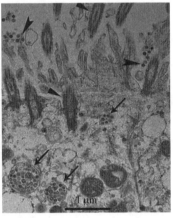

图 3-2 SARS-CoV-2 的电镜彩色照片

（引自：美国国家过敏与传染病研究所官网）

图 3-3 人气道上皮超薄切片

（引自：Zhu N, Zhang D, Wang W, et al. A novel coronavirus from patients with pneumonia in China, 2019 [J] . N Engl J Med, 2020, 382（8）：727-733.）

二、基因组进化分析

截至 2020 年 2 月 23 日，已有 200 多条 SARS-CoV-2 的基因组序列

上传至 GenBank、 GISAID、 Genome Warehouse （GWH）等平台共享，
冠状病毒广泛的宿主性及自身基因组的结构特征使其在进化过程中极易发
生基因重组，呈现遗传多样性。这里根据 SARS-CoV-2 的全基因组和单
个基因、蛋白序列进行比较基因组学和进化分析。

1. **基于病毒全基因组的进化分析**　基于全基因组的比对结果，对
SARS-CoV-2 及下载自美国国家生物技术信息中心（National Center of
Biotechnology Information，NCBI）的代表性冠状病毒进行系统发育分析。
如图 3-4 所示，发现这些病毒株可以明确分为 α、 β、 γ、 δ 4 个属。
图中所示上方的进化分枝 α、 β 冠状病毒属感染的哺乳动物除人外，还

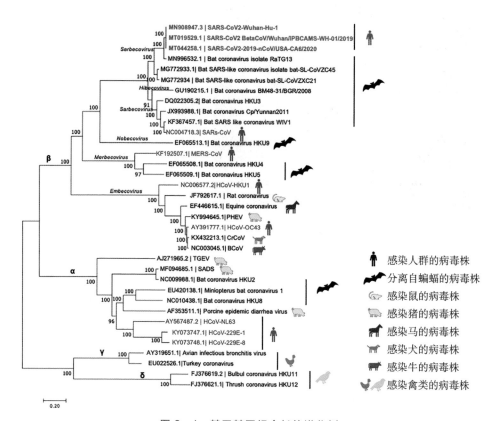

图 3-4　基于基因组全长的进化树

包括蝙蝠、马、猪、牛和狗等。感染禽类的冠状病毒主要来源于 γ、δ 冠状病毒属，位于进化树下方的分枝。

SARS-CoV-2 与 MERS-CoV、SARS-CoV 位于同一冠状病毒家族中。其中，β 属的 *Sarbecovirus* 亚属可进一步分为 3 个进化枝：第 1 个进化枝包括此次分离的 SARS-CoV-2 临床分离株和 Bat CoV RaTG13 分离株（GenBank Accession MN996532.1）；第 2 个进化枝为来自中国东部舟山 2 个蝙蝠衍生的 SARS 样病毒株（Bat-SL-CoVZC45，GenBank Accession MG772933.1 和 Bat-SL-CoVZXC21，GenBank Accession MG772934.1）；第 3 个进化枝包括感染人的 SARS-CoV 和多个来自中国西南地区的基因组相似的蝙蝠衍生 SARS-CoV 病毒株。从遗传距离来看，SARS-CoV-2 较 SARS-CoV 更接近 Bat CoV RaTG13 分离株和蝙蝠衍生的 SARS 样病毒株。

在序列拼接的基础上进行核苷酸相似度比对发现，和来自中国与美国 SARS-CoV-2 分离株最近邻的是 Bat CoV RaTG13 病毒株，它从云南省的蝙蝠中分离得到，核苷酸序列一致性为 96.2%。其次为 2 株蝙蝠冠状病毒 Bat-SL-CoVZC45 和 Bat-SL-CoVZXC21，相似度分别为 88.1% 和 88.0%，它们与 SARS-CoV 基因组的相似度为 79.6%（表 3-2）。

表 3-2 SARS-CoV-2 和相近序列的核酸及氨基酸相似度（核苷酸/氨基酸，%）

序列名称	全长 (kb)	ORF1a	ORF1b	S	ORF3a	E	M	ORF6	ORF7a	ORF7b	ORF8	N
SARS-CoV BJ01	79.6	79.6/ 80.8	86.2/ 95.7	73.4/ 76.9	75.3/ 72.6	94.7/ 96.0	85.6/ 90.5	75.8/ 67.2	82.8/ 86.0	84.8/ 81.4	51.1/ —	88.8/ 91.2
SARS-CoV Tor2	79.6	79.6/ 80.9	86.2/ 95.8	73.4/ 76.7	75.4/ 72.6	94.7/ 96.0	85.6/ 90.5	76.3/ 68.9	82.8/ 86.0	84.8/ 81.4	51.1/ —	88.8/ 91.2
Bat CoV RaTG13	96.2	96.0/ 98.0	97.3/ 99.3	93.1/ 97.7	96.3/ 97.8	96.3/ 97.8	95.5/ 99.6	95.6/ 97.5	95.6/ 97.5	99.2/ 97.7	97.0/ 95.0	96.9/ 99.9

序列名称	全长（kb）	ORF1a	ORF1b	S	ORF3a	E	M	ORF6	ORF7a	ORF7b	ORF8	N
Bat-SL-CoVZC45	88.1	91.0/95.7	86.1/96.0	77.8/82.3	87.8/90.9	98.7/100.0	93.4/98.6	88.8/87.6	88.8/87.6	94.7/93.0	88.5/94.2	91.2/94.3
Bat-SL-CoVZXC21	88.0	90.9/95.7	86.2/95.8	77.1/81.7	88.9/92.0	98.7/100.0	93.4/98.6	89.1/88.4	89.1/88.4	95.5/93.0	88.5/94.2	91.2/94.3

根据系统进化分析（图 3-4）和基因组相似性证据表明，SARS-CoV-2 是一种来自 β 冠状病毒属 *Sarbecovirus* 亚属的新型 β 冠状病毒。

2. 基于病毒基因组的单个基因　进一步的逐个基因序列比对显示，SARS-CoV-2 在人类 SARS-CoV 的几个区域均表现出显著的序列差异，包括 *ORF1a* 和 *S* 的 N 端区域、*ORF3*、*E*、*ORF6*、*ORF7*、*ORF8*，以及 *N* 的中间部分。

据表 3-2 所示，SARS-CoV-2 的 *S* 基因与 SARS-CoV 的相似度为 73.4%，与 Bat CoV RaTG13 的相似度为 93.1%。在其他结构基因 *E*、*M* 和 *N* 的比对中，*E* 基因的相似度最高，均为 90% 以上。SARS-CoV-2 的 *M* 基因和 *N* 基因与 SARS-CoV 的相似度分别为 85.6% 和 88.8%。

SARS-CoV-2 与来自蝙蝠的 Bat-SL-CoV ZC45 和 Bat-SL-CoV ZXC21 相比，*ORF1b* 中的序列一致性（约 86%）低于 *ORF1a* 中的序列一致性（约 90%），即 SARS-CoV-2 的 *ORF1b* 基因与蝙蝠来源的病毒不一致，形成了独特的进化枝。提示可能在 *ORF1b* 基因中发生了重组，这个重组更有可能发生在蝙蝠来源的病毒上。图 3-5～3-8 分别为基于 *S* 基因、*N* 基因、*ORF1a* 基因和 *ORF1b* 基因绘制的进化树。如图 3-7、3-8 所示，在进化关系上，SARS-CoV-2 的 *ORF1b* 较 Bat-SL-CoVZC45、Bat-SL-CoV ZXC21 的亲缘关系较远，而 SARS-CoV-2 的 *ORF1a* 较两者亲缘关系更近。

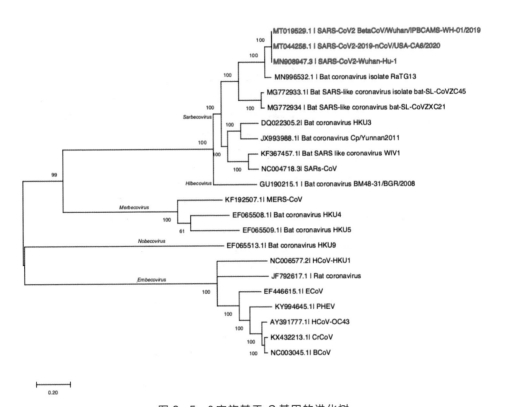

图 3-5　β家族基于 S 基因的进化树

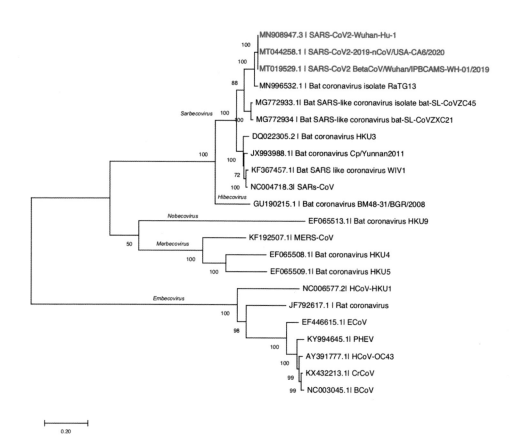

图3-6 β家族基于 N 基因的进化树

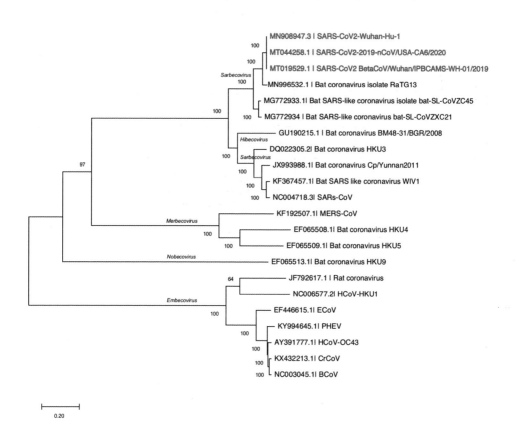

图 3-7　β家族基于 ORF1a 基因的进化树

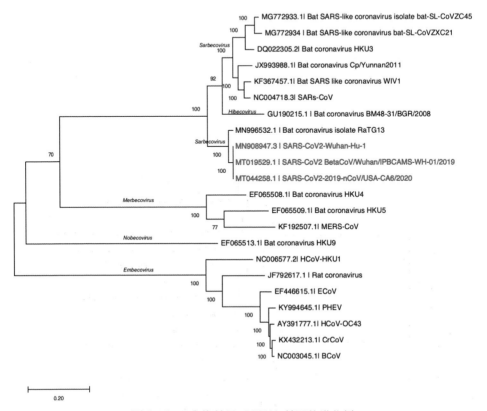

图 3-8 β家族基于 ORF1b 基因的进化树

3. 基于氨基酸序列的比较基因组学分析 SARS-CoV-2 在蛋白序列上与 Bat CoV RaTG13 呈现高度一致，氨基酸序列一致性达 95.0%～99.9%（表 3-2）。与 SARS-CoV 虽然也十分相似，但在某些编码基因上有一些显著差异，如 ORF8 编码蛋白与 SARS-CoV 的一致性低于 40%，ORF3 编码蛋白的一致性仅为 72.6%。而 Bat-SL-CoVZC45、Bat-SL-CoVZXC21、 Bat CoV RaTG13 的 ORF8 编码蛋白和 SARS-CoV-2 却具有惊人的相似性，蛋白序列的一致性为 94%～95%。类似地，SARS-CoV-2 与 Bat-SL-CoVZC45 和 Bat-SL-CoVZXC21 的 ORF1a 和 ORF1b 在蛋白水平上显示出了非常高的保守性，氨基酸序列一致性达 95％～96％，尽管上文所述它们的核酸序列略有差异。

　　SARS‐CoV‐2 中最重要的 S 蛋白与 Bat‐SL‐CoVZXC21 的 S 蛋白的
氨基酸序列一致性为 81.7％，与 SARS‐CoV 的 S 蛋白相似性为 76％。对
S 蛋白 2 个亚基 S1、S2 的分析显示，SARS‐CoV‐2 的 S2 亚基更加保
守，与 Bat‐SL‐CoVZC45 和 Bat‐SL‐CoVZXC21 蛋白序列一致性约
93％，远高于 S1 的 68％。图 3‐9～3‐12 分别为基于 S 蛋白、N 蛋白、
*ORF*1*a* 编码蛋白和 *ORF*1*b* 编码蛋白绘制的进化树。

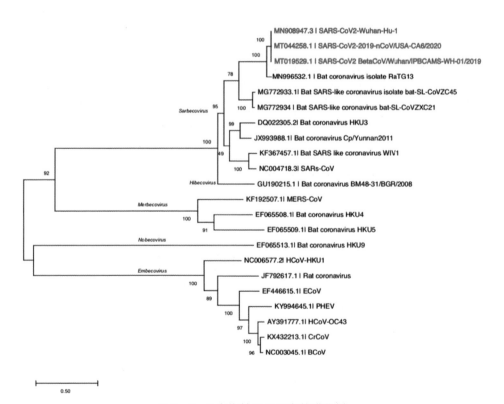

图 3‐9　β 家族基于 S 蛋白的进化树

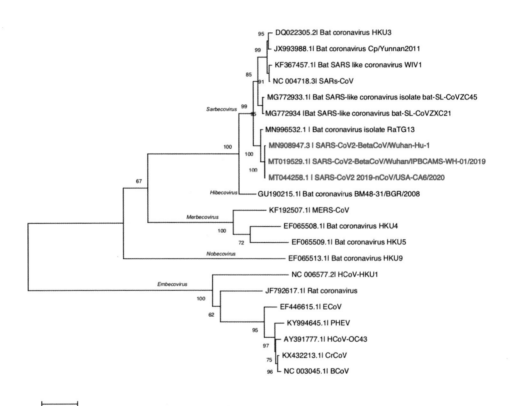

图 3-10　β家族基于 N 蛋白的进化树

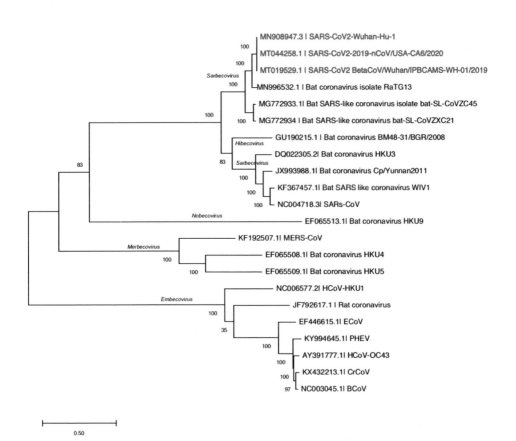

图 3-11　β 家族基于 ORF1a 编码蛋白的进化树

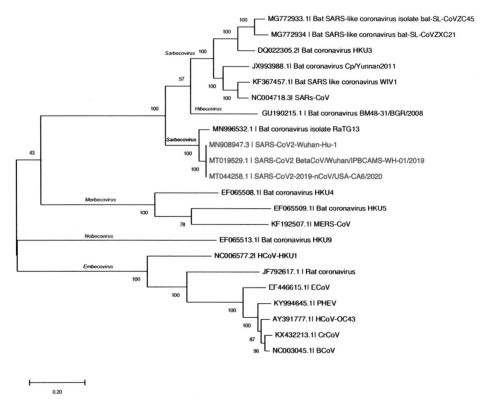

图 3-12 β家族基于 ORF1b 编码蛋白的进化树

ORF1ab 编码蛋白包括的 16 种非结构蛋白（non-structural protein，NSP）的氨基酸比对相似性，如表 3-3 所示，SARS-CoV-2 与 SARS-CoV 的 NSP 并无显著差异。

表 3-3　NSP 的氨基酸一致性比对

NSP 种类	SARS-CoV-2 vs. Bat-SL-CoVZXC21（%）	SARS-CoV-2 vs. SARS-CoV（%）
NSP1	96	84
NSP2	96	68
NSP3	93	76

NSP 种类	SARS‐CoV‐2 vs. Bat‐SL‐CoVZXC21（%）	SARS‐CoV‐2 vs. SARS‐CoV（%）
NSP4	96	80
NSP5	99	96
NSP6	98	88
NSP7	99	99
NSP8	96	97
NSP9	96	97
NSP10	98	97
NSP11	85	85
NSP12	96	96
NSP13	99	100
NSP14	95	95
NSP15	88	89
NSP16	98	93

4. 时间序列分析　截至 2020 年 2 月 10 日，根据 Nextstrain 平台（https：//nextstrain. org/ncov）发布的基因组数据系统发育学分析，采用星形树模型计算得出 SARS‐CoV‐2 最早出现的时间约为 2019 年 11 月中旬（95% CI：2019 年 10 月中旬～12 月初）。

三、病毒基因组结构

SARS‐CoV‐2 为冠状病毒科正冠状病毒亚科 β 冠状病毒属中的一个具有 E 蛋白包被的基因组约为 29 891 个核苷酸（nucleotide，nt）的单股正链 RNA 病毒。

基于生物信息学的方法，将其核苷酸序列和同 β 冠状病毒属的其他冠状病毒，如 SARS-CoV、MERS-CoV、蝙蝠冠状病毒（Bat-Cov）等，进行序列同源性比对和 ORF 预测，提示 SARS-CoV-2 具有 12 个潜在的 ORF（图3-13），依次为 5′-复制酶-结构蛋白（刺突-包膜-膜-核衣壳）-3′，即5′-replicase（ORF1ab）-structural proteins（S-E-M-N）-3′。

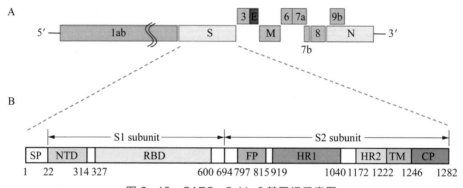

图 3-13　SARS-CoV-2 基因组示意图

A：SARS-CoV-2 基因组内各潜在 ORF：*ORF 1ab* 编码复制酶多聚蛋白，*S*、*E*、*M* 和 *N* 分别编码刺突蛋白、包膜蛋白、膜蛋白和衣壳蛋白这 4 种结构蛋白；B：S 蛋白各结构域：SP，信号肽；NTD，N 末端结构域；RBD，受体结合结构域；FP，融合肽；HR1 和 HR2，七价重复 1 和 2；TM，跨膜结构域；CP，胞质结构域。各结构域的起始位置见图中标注

（引自：Chan JF, Kok KH, Zhu Z, et al. Genomic characterization of the 2019 novel human-pathogenic coronavirus isolated from a patient with atypical pneumonia after visiting Wuhan. [J]. Emerg Microbes Infect, 2020, 9 (1): 221-236.）

5′ 和 3′ 末端非翻译区（untranslated region，UTR）的长度分别为 265 和 229nt。其中 5′-UTR 具有核糖体结合位点和转录起始信号，3′-UTR 具有转录终止信号，参与信使 RNA（message RNA，mRNA）转录和蛋白质翻译过程。同时两区内还存在多个茎-环结构，参与调控病毒复制。

ORF1ab 编码复制酶多聚蛋白（polyprotein，pp）1a 和 pp1ab，2 种蛋白经 NSP3 和 NSP5 特异性剪切后产生 NSP1～16，不同 NSPs 的功能见

表 3-4。NSP1 是拮抗先天免疫的重要调控分子。既往研究报道，在
SARS-CoV 感染中，NSP1 参与调控与细胞活化相关的钙调神经磷酸酶-
活化 T 细胞核因子（calcineurin-nuclear factors of activated T cells，CaN-
NFAT）信号通路，同时能够引起细胞因子的异常表达。NSP12 和 NSP13
分别为依赖 RNA 为模板的 RNA 聚合酶和解旋酶，直接参与病毒的复制，
因此 NSP3 和 NSP5 的剪切活性直接影响病毒后续的复制强度。鉴于 nsp5
为病毒特异性蛋白水解酶，因此 NSP5 被广泛认为是抗病毒药物筛选靶
点。近期研究已解析其分辨率为 1.75Å（1Å＝0.1 nm）的三维立体结构
（图 3-14）。NSP5 为同源二聚体蛋白，具有 3 个关键的结构域，分别为
糜蛋白酶样/小角肮病毒 3C 蛋白酶样结构域 I（氨基酸 10～99 位）、结
构域 II（氨基酸 100～182 位）和结构域 III（氨基酸 198～303 位）。结构
域 I 和 II 均含有 6 股反向 β 折叠构成的桶状结构，两结构域之间为底物
结合位点。结构域 III 具有 5 个螺旋结构，直接参与同源二聚体的形成。

表 3-4　NSP1～16 的生物学功能及剪切位点

NSP	预测功能/功能域	氨基酸起始位点	预测剪切位点
NSP1	抑制宿主抗病毒反应	M1～G180	（LNGG′AYTR）
NSP2	未知	A181～G818	（LKGG′APTK）
NSP3	潜在木瓜蛋白酶样蛋白水解酶	A819～G2763	（LKGG′KIVN）
NSP4	与 nsp3 及 nsp6 形成复合物	K2764～Q3263	（AVLQ′SGFR）
NSP5	胰凝乳蛋白酶样蛋白水解酶	S3264～Q3569	（VTFQ′SAVK）
NSP6	与 nsp3 及 nsp4 形成复合物	S3570～Q3859	（ATVQ′SKMS）
NSP7	与 nsp8 形成复合物：引物酶	S3860～Q3942	（ATLQ′AIAS）
NSP8	与 nsp7 形成复合物：引物酶	A3943～Q4140	（VKLQ′NNEL）
NSP9	RNA/DNA 结合活性	N4141～Q4253	（VRLQ′AGNA）

续　表

NSP	预测功能/功能域	氨基酸起始位点	预测剪切位点
NSP10	与nsp14形成复合物：具有复制保真性功能	A4254～Q4392	（PMLQ′SADA）
NSP11	ORF1a末端的短肽	S4393～V4405	（至ORF1a结束）
NSP12	RNA依赖的RNA聚合酶	S4393～Q5324	（TVLQ′AVGA）
NSP13	解旋酶	A5325～Q5925	（ATLQ′AENV）
NSP14	ExoN：3′—5′核酸外切酶	A5926～Q6452	（TRLQ′SLEN）
NSP15	XendoU：多聚U特异的内切核糖核酸酶	S6453～Q6798	（PKLQ′SSQA）
NSP16	2′-O-MT：2′-O-核糖甲基转移酶	S6799～N7096	（至ORF1b结束）

注：′，预测酶切位置

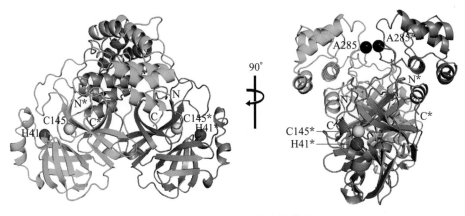

图3‑14　NSP5的三维立体模式图

注：NSP5为同源二聚体蛋白，蓝色和橘色分别表示两单体。N和C分别表示单体（蓝色）的N末端和C末端，N*和C*分别表示单体（橘色）的N末端和C末端。H41和C145分别代表第41位组氨酸和145位半胱氨酸，它们均为催化位点。A285代表第285位丙氨酸，它是结构域Ⅲ所在位置
（引自：Zhang LL，Lin DZ，Sun XY，et al. X-ray structure of main protease of the novel coronavirus SARS‑CoV‑2 enables design of α-ketoamide inhibitors ［J/OL］. bioRxiv，（2020 ‑ 02 ‑ 17）［2020 ‑ 02 ‑ 23］. https：//doi. org/10.1101/2020.02.17.952879.）

　　S 基因编码 S 蛋白，该蛋白包含 S1 和 S2 亚基，如图 3 - 13 所示，其中 S1 具有 N 末端结构域（N-terminal domain，NTD）和受体结合结构域（receptor-binding domain，RBD），这 2 个结构域在病毒识别并结合靶细胞膜表面受体过程中起重要作用。S2 亚基具有氨基酸序列保守的融合肽（fusion peptide，FP）、七价重复（heptad repeat，HR）1 和 2、跨膜结构域（transmembrane domain，TM）和胞质结构域（cytoplasmic domain，CP）。S1 亚基同膜受体 ACE2 结合后，S2 亚基的空间构象发生变化，促进病毒外膜同靶细胞膜或内体膜融合，进而病毒核酸入胞。S 蛋白的结构和入胞的机制将在下一节中详细讨论。

　　*ORF*3、*ORF*6、*ORF*7*a*、*ORF*7*b*、*ORF*8、*ORF*9*b* 编码病毒的相关协助蛋白，虽然这些蛋白在 SARS - CoV - 2 的生活史中发挥的具体功能尚不明确，但是已有文献报道 ORF3 和 ORF6 蛋白在 SARS - CoV 感染过程中，能够显著抑制干扰素（interferon，IFN）信号通路，拮抗先天免疫。ORF7 能通过激活核因子 κB（nuclear factor kappa-B，NF - κB）信号通路，上调细胞因子白细胞介素-8（interleukin-8，IL - 8）和炎症性 CC 类趋化因子 5（CC chemokine ligand 5，CCL5）的表达；ORF8 能够引起胞内应激反应，促进 NOD 样受体家族核苷酸结合寡聚化结构域样受体 3（NOD-like receptor family，pyrin domain containing3，NLRP3）炎性小体的形成，这些蛋白在 SARS - CoV - 2 中的作用仍需研究。

　　E、*M* 和 *N* 基因分别编码包膜蛋白、膜蛋白和衣壳蛋白，这些蛋白在病毒的组装、成熟、分泌等过程中起作用。E 蛋白在冠状病毒中含量较少，是分子量为 $8 \times 10^3 \sim 12 \times 10^3$（8～12 kDa）的跨膜结构蛋白，具有离子通道活性。研究表明，E 蛋白在病毒复制中不起作用，但是其离子通道活性是冠状病毒致病性的重要原因之一。M 蛋白在冠状病毒的所有结构蛋白中含量最为丰富，分子量为 $25 \times 10^3 \sim 30 \times 10^3$（25～30 kDa），具有

3 个跨膜结构域，在维持病毒形态过程中起重要作用。研究表明 M 蛋白在病毒颗粒中以二聚体形式存在，有助于与衣壳相互结合及维持病毒膜结构的曲率。N 蛋白是目前已知组成衣壳结构的唯一蛋白，其 NTD 和 C 末端结构域（C-terminal domain，CTD）能同冠状病毒 RNA 相互结合。研究表明 N 蛋白被高度磷酸化后有助于改变衣壳结构，进而特异性地筛选、结合冠状病毒 RNA。

（张　怡　沈忠良）

第四章

病毒自然界溯源及基因组突变

一、病毒自然界溯源

1. 天然宿主　通过全基因组序列比对、系统进化分析可以看出，SARS-CoV-2属于β冠状病毒属的 *Sarbecovirus* 亚属的一种新型病毒。相比于感染人类的SARS-CoV，SARS-CoV-2与蝙蝠来源的SARS样冠状病毒的亲缘关系更为密切。由于SARS-CoV也是蝙蝠来源的病毒，上述最接近的病毒均是蝙蝠来源的，所以不难判断SARS-CoV-2也是源自蝙蝠。目前尚不能确定的是蝙蝠与人类之间的中间宿主。支持尚未发现中间宿主这一猜想的证据还包括：首先，此次疫情首次报道于2019年12月下旬，当时武汉及其附近区域的蝙蝠物种正在冬眠。其次，在华南海鲜市场上没有出售或发现蝙蝠，而有豪猪、獾、蛇、穿山甲和鸟类等非水生野生动物售卖。再者，在过去的SARS-CoV和MERS-CoV感染中，尽管蝙蝠都是病毒的天然储存库，但都是通过另外一种中间宿主最终传播给末端宿主——人类。SARS-CoV的中间宿主是果子狸，而MERS-CoV的中间宿主是单峰骆驼。因此，造成武汉COVID-19疫情暴发的SARS-CoV-2可能最初是以蝙蝠为宿主，随后通过某类目前未知的野生动物传播给了人类。

上一章已经阐述了目前发现的与SARS-CoV-2遗传相似度最高的是

Bat CoV RaTG13 病毒株，其全基因组核苷酸相似度达到 96.2%，S 蛋白的氨基酸相似度达到 97.7%。我们不禁要问，SARS-CoV-2 有没有可能从 Bat CoV RaTG13 直接进化而来呢？

研究发现，两者大部分氨基酸差异发生在负责宿主特异性的受体结合区域。S 蛋白是介导病毒进入宿主细胞的关键蛋白，它由 S1 和 S2 2 个亚基组成。S1 中包含非常关键的 RBD；S2 亚基构成 S 蛋白颗粒突起物的"柄"，在 SARS 样冠状病毒中高度保守。为了感染宿主细胞，RBD 必须首先结合宿主细胞上的表面蛋白，如 SARS-CoV 结合在人类气道上皮及肺实质等组织中表达的 ACE2 受体。这一感染过程将在下一节中更详细描述。Bat CoV RaTG13 的 S 蛋白大部分差异氨基酸位点在 435～510（75% 的核苷酸同一性和 78% 的氨基酸同一性），此区域为 RBD 基序（motif），负责宿主特异性，且 Bat CoV RaTG13 的 RBD 5 个关键氨基酸位点仅有 1 个与 SARS-CoV-2 一致（图 4-1）。因此，此病毒直接从蝙蝠感染到人身上的可能性较小，至少需要 1 个或多个中间宿主完成病毒重组或变异。

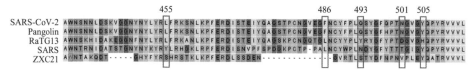

图 4-1　S 蛋白 RBD 的关键氨基酸位点比对

2. 中间宿主　多个研究团队通过分析穿山甲的病毒组后，发现穿山甲携带与 SARS-CoV-2 相似的 β 冠状病毒属，且其 S 蛋白的 RBD 与 SARS-CoV-2 高度相似，提示穿山甲可能是 SARS-CoV-2 的中间宿主，SARS-CoV-2 可能起源于穿山甲冠状病毒与 Bat CoV RaTG13 的重组。

　　迄今，穿山甲是除蝙蝠以外唯一被 SARS-CoV-2 感染的哺乳动物。但在穿山甲冠状病毒与 SARS-CoV-2 之间是否还有中间进化的冠状病毒，目前尚不知晓。2020 年 2 月 7 日，我国华南农业大学和广东省岭南现代农业科学与技术实验室的研究团队在新闻发布会上宣布了最新研究结果，最早发现穿山甲为 SARS-CoV-2 潜在中间宿主。随后，我国及国际上多个科研团队均在马来亚穿山甲（*Manis javanica*）的病毒组中发现了与 SARS-CoV-2 相似的 β 冠状病毒属。这些来源于穿山甲的冠状病毒基因组与 SARS-CoV-2 的一致性为 85.5%～92.4%，虽然低于 Bat CoV RaTG13，但是其 S 蛋白的氨基酸一致性最高可达到 90.4%，高于 Bat CoV RaTG13（89.2%）。尤其是 RBD 基序仅相差 1 个氨基酸，且 ACE2 结合界面上的 5 个关键氨基酸与 SARS-CoV-2 完全一致，而 Bat CoV RaTG13 仅有 1 个相同氨基酸（图 4-1）。蛋白结合模拟实验也提示，SARS-CoV-2 和穿山甲冠状病毒的 S 蛋白可以与人类 ACE2、穿山甲 ACE2 交叉结合。

　　研究还提示了穿山甲冠状病毒、Bat CoV RaTG13 与人类 SARS-CoV-2 之间可能存在重组的迹象，但尚无充分证据。穿山甲冠状病毒与 SARS-CoV-2 在 S1 的 NTD（S1-NTD）的氨基酸序列相似性较低，但是从 RBD 到 S2 区域的相似性有所提高（图 4-2），这一现象提示在 S1-NTD 和 RBD 交界处，SARS-CoV-2 和穿山甲冠状病毒之间可能发生重组。虽然穿山甲冠状病毒和 SARS-CoV-2 之间在氨基酸水平上具有较高的一致性，但核苷酸水平上仍存在较大差异。分析认为可能重组事件发生较为久远，随后发生了基因漂移；也有可能并非是重组事件，而是选择压力下的趋同进化。但是仅依据目前的证据，很难证明以上猜想。尽管目前尚不清楚趋同进化或重组的促进因素，必须强调的是，中间动物宿主在 SARS-CoV-2 的进化中扮演了很重要的角色，从 Bat CoVRaTG13 进化到 SARS-

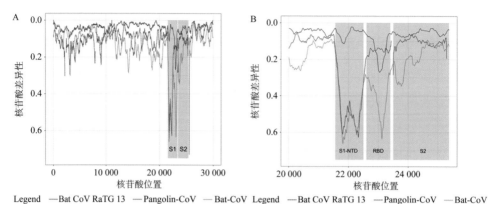

图 4-2　蝙蝠及穿山甲来源的冠状病毒与 SARS-CoV-2 基因组的一致性比对

A：基于全基因组的比对；B：S 蛋白的比对

（引自：Wong MC, Javornik Cregeen SJ, Ajami NJ, et al. Evidence of recombination in coronaviruses implicating pangolin origins of nCoV-2019 ［J/OL］. bioRxiv，（2020-02-07）［2020-02-23］. https：//doi. org/10. 1101/2020. 02. 07. 939207.）

CoV-2 的过程中，可能发生过（不止 1 次）重组，而穿山甲参与了其中一环。

　　SARS-CoV-2 与穿山甲病毒的另一个差异在 S1/S2 连接处，S1、S2 2 个亚基在表达后需要被宿主蛋白酶酶切，才能发挥正常功能。S1/S2 连接处存在的酶切位点或连接位点直接关系到酶切的效率和病毒感染效率，因此非常关键。SARS-CoV-2 在 S1/S2 连接处附近插入一段新的氨基酸残基 "PRRA"。这个插入序列和紧接其后的 R 构成了一个 Furin 蛋白酶切位点 "RRAR"，这一插入序列并未在穿山甲冠状病毒及其他蝙蝠冠状病毒中出现，但类似的 Furin 蛋白酶切位点在整个冠状病毒属多种病毒的 S 蛋白中出现，如鼠肝炎病毒 JHM、人冠状病毒 HKU-1 等。

　　另有研究根据基因组相似性、S 蛋白的结构特点，提出蛇可能是病毒的中间宿主，但随后因其研究方法存在缺陷，所得结论被驳斥。

二、基因组突变

1. **病毒的进化速率**　根据进化的基本原理，病毒感染人群后可能会发生变异，自然选择偏好高且传染力强的突变毒株将更加有利于在人群中传播。作为一种典型的 RNA 病毒，冠状病毒的平均进化速率约为 10^{-4} 个核苷酸/（位点·年），并且在每个复制周期中都会发生突变。SARS - CoV、MERS - CoV、禽流感病毒、肠道病毒的突变速率分别为 $0.8 \times 10^{-3} \sim 2.4 \times 10^{-3}$ 核苷酸/(位点·年)、$8.76 \times 10^{-4} \sim 1.37 \times 10^{-3}$ 核苷酸/(位点·年)、$1.8 \times 10^{-3} \sim 8.4 \times 10^{-3}$ 核苷酸/(位点·年)、$1.0 \times 10^{-3} \sim 3.9 \times 10^{-3}$ 个核苷酸/（位点·年）。

到目前为止，来自不同患者的 SARS - CoV - 2 序列几乎相同，具有 > 99.9% 的序列同一性，这一现象提示 SARS - CoV - 2 在很短的时间内只有一个来源。但是，取自多地的临床分离株已显示出相当程度的异质性。意大利、巴西、美国的学者分析了 29 例病毒的全基因组数据，发现约 15% 的位点存在差异。采样时间和病毒株与进化分析中祖先病毒株的遗传距离具有高度相关性，推算出现最近共同祖先（most recent common ancestor，MRCA）的时间约为 2019 年 11 月 25 日。通过算法估计 SARS - CoV - 2 的进化速率约为 6.58×10^{-3} [95% 最高后验密度（highest posterior density，HPD）为 $5.2 \times 10^{-3} \sim 8.1 \times 10^{-3}$] 个核苷酸/（位点·年），略高于 SARS - CoV 和 MERS - CoV。

2. **病毒的突变比例及类型**　SARS - CoV - 2 信息库（https：//bigd. big. ac. cn/ncov）整合了来自德国全球流感病毒数据库、NCBI、深圳（国家）基因库及国家生物信息中心/国家基因组科学数据中心等机构公开发布的 SARS - CoV - 2 基因组和蛋白质序列数据等信息。截至 2020 年 2 月 20 日，共有 179 株临床分离病毒株的基因组数据，以 SARS - CoV - 2（MN908947.3）为参考序列，对这些病毒株进行统计、分析，临床分离株基因组相似度均为99.9％以上。

其中123株（68.7％）病毒株发生了突变。共发现188种单核苷酸多态性位点（single nucleotide polymorphism，SNP）和插入或缺失标记（insertion or deletion，indel），其中非同义突变有91种，同义突变52种。突变株数最多的错义突变分别为 ORF L84S、ORF3a G251V、ORF1ab L3606F、ORF8 V62L，分别出现在36、17、10和6株病毒株里。另有3株病毒株发生了编码蛋白的提前终止突变，分别为 ORF1ab Y5124stop、ORF7a Q62stop 和 S 蛋白 L861stop（图4-3）。

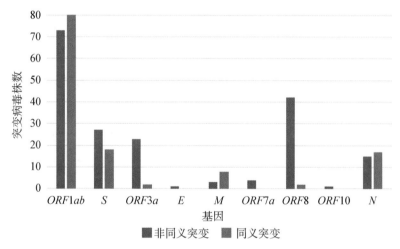

图4-3　不同基因上同义、非同义突变病毒株数分布

病毒基因变异动态监测平台（http：//fight-ncov. genowis. com/ncov）对病毒基因组序列进行了大数据分析。截至2020年2月16日，共纳入97条 SARS-CoV-2 序列，其中32条（33.0％）序列没有发生氨基酸改变的基因变异，绝大多数病毒株只发生了1～2个氨基酸变异（65条，67.0％）。携带 ORF8 L84S 突变的病毒株共有26株，占总数的26.8％。通过对数据的追踪，发现该病毒株群体数量在1月14～31日出现快速增长。

而携带 ORF7a P34S 突变的第二大株群则表现为数量持平或下降。现有数据表明，新变异株群 ORF8 L84S 的出现频率明显高于 ORF7a P34S。如果能排除聚集性传染事件，提示该病毒株的扩散能力比较强，需要密切临测。

3. 突变对临床上病原学诊断的影响   临床诊断 SARS‑CoV‑2 的核酸试剂盒推荐选用针对 *ORF1ab*、*N* 基因区域的引物和探针。

根据 WHO 指南，SARS‑CoV‑2 引物和探针组设计中的 N3 用于通用检测 SARS 样冠状病毒，N1 和 N2 用于特异性检测 SARS‑CoV‑2。*N* 基因上已有报道的突变位点，分别是 18C→T、415T→C、443C→T、519A→T、576C→T、581C→T、605G→A、746A→T、822C→T、927C→T、1030C→T 和 1176G→T，其中 18C→T、415T→C、443C→T 位于反转录-聚合酶链反应（reverse transcription-polymerase chain reaction，RT‑PCR）的 N1 或 N3 引物或探针设计区域，虽然这 3 个突变仅分别在 1 株病毒株中检测到，但需要警惕因此产生的假阴性结果（表 4‑1）。

表 4‑1 基于 N 基因区域检测 SARS‑CoV‑2 的 RT‑PCR 引物及区域

引物来源		序列	区域	是否检测到突变
WHO_N1	正向引物（F） 反向引物（R） 荧光探针（P）	5′‑GACCCCAAAATCAGCGAAAT‑3′ 5′‑TCTGGTTACTGCCAGTTGAATCTG‑3′ 5′‑FAM‑ACCCCGCATTACGTTTGGTGGACC‑BHQ1‑3′	13～84	18C→T
WHO_N2	正向引物（F） 反向引物（R） 荧光探针（P）	5′‑TTACAAACATTGGCCGCAAA‑3′ 5′‑GCGCGACATTCCGAAGAA‑3′ 5′‑FAM‑ACAATTTGCCCCCAGCGCTTCAG‑BHQ1‑3′	890～956	无
WHO_N3	正向引物（F） 反向引物（R） 荧光探针（P）	5′‑GGGAGCCTTGAATACACCAAAA‑3′ 5′‑TGTAGCACGATTGCAGCATTG‑3 5′‑FAM‑AYCACATTGGCACCCGCAATCCTG‑BHQ1‑3′	407～478	415T→C 443C→T

引物来源		序列	区域	是否检测到突变
中国疾病预防控制中心	正向引物（F）	5′ - GGGGAACTTCTCCTGCTAGAAT - 3′	607～705	无
	反向引物（R）	5′ - CAGACATTTTGCTCTCAAGCTG - 3′		
	荧光探针（P）	5′ - FAM - TTGCTGCTGCTTGACAGATT - TAMRA - 3′		
香港地区	正向引物（F）	5′ - TAATCAGACAAGGAACTGATTA - 3′	871～980	无
	反向引物（R）	5′ - CGAAGGTGTGACTTCCATG - 3′		
	荧光探针（P）	5′ - FAM - GCAAATTGTGCAATTTGCGG - TAMRA - 3′		

ORF1ab 区域已有报道的突变位点共有 99 种，均未发生在设计引物或探针的区域（13 076～13 194 或 18 512～18 643）（表 4 - 2）。我们认为，对于病毒的基因测序研究，尤其是上述基因突变的持续监测十分重要且迫切。

表 4 - 2　基于 ORF1ab 基因区域检测 SARS - CoV - 2 的 RT - PCR 引物及区域

引物来源		序列	区域	是否检测到突变
中国疾病预防控制中心	正向引物（F）	5′ - CCCTGTGGGTTTTACACTTAA - 3′	130 76～13 194	无
	反向引物（R）	5′ - ACGATTGTGCATCAGCTGA - 3′		
	荧光探针（P）	5′ - FAM - CCGTCTGCGGTATGTGGAAAGGTTATGG - BHQ1 - 3′		
香港地区	正向引物（F）	5′ - TGGGGYTTTACRGGTAACCT - 3′	18 512～18 643	无
	反向引物（R）	5′ - AACRCGCTTAACAAAGCACTC - 3′		
	荧光探针（P）	5′ - FAM - TAGTTGTGATGCWATCATGACTAG - TAMRA - 3′		

4. 突变对于抗原表位的影响　目前为止，分析发现共有 17 种发生在 S 基因上的非同义突变，具体突变类型见图 4 - 4。以上突变均未发生在抗原识别区域，预测对 S 蛋白与 ACE2 的结合无影响。其中 1 株病毒株

发生了翻译的提前终止（L861stop），可能对 S 蛋白功能有较大影响，需要进一步的研究。

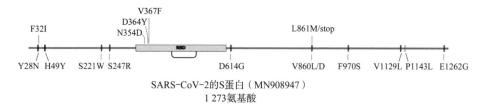

图 4-4　SARS-CoV-2 的 S 蛋白上非同义突变的分布

注：氨基酸编码基于 NCBI MN908947 序列编码

（陈昕昶）

第五章

感染细胞的机制

一、病毒入胞靶点和机制

病毒入胞是病毒感染细胞的起始环节，也是病毒跨物种传播的必需环节之一。对于 β 冠状病毒属，包括 SARS‑CoV‑2 来说也不例外。SARS‑CoV‑2 及所有的冠状病毒都编码一个重要的表面糖蛋白——S 蛋白。S 蛋白的功能是与宿主细胞受体相结合，介导病毒进入细胞。就 β 冠状病毒属而言，S 蛋白介导与宿主细胞结合的功能区域被称为 RBD。当 RBD 与受体结合之后，宿主的蛋白酶往往会开始降解 S 蛋白，使得刺突融合多肽得以释放，进一步促进了病毒的入胞。SARS‑CoV‑2 的宿主受体与 SARS‑CoV 的宿主受体一致，均为 ACE2，而 MERS‑CoV 的宿主受体是二肽基肽酶 4（dipeptidyl peptidase 4，DPP4 或 CD26）。

之前 SARS‑CoV 的研究显示，S 蛋白的 RBD 能够不依赖 S 蛋白其他区域，独立完成结构折叠及与宿主受体的结合。替换蝙蝠起源的 β 冠状病毒属 Rp3 的 S 蛋白 RBD，就能够使病毒颗粒进入表达人 ACE2 的转基因小鼠细胞内，从而实现病毒的跨物种传播。这可能是此次 SARS‑CoV‑2 的起源引起争议的原因之一，另外也说明 S 蛋白 RBD 的重要性。2020 年 1 月 22 日，通过将 S 蛋白的 *RBD* 基因体外重组到工程载体中，科学家证实 SARS‑CoV‑2 的 RBD 能够结合并进入表达人 *ACE2* 基因的细胞中，而不是其他已知的 β 冠状病毒属受体 DPP4 或人类氨基肽酶 N（aminopeptidase N，APN）。

在动物模型中，SARS-CoV-2 亦被证实通过人 ACE2 进入细胞感染小鼠。在转基因人 ACE2（hACE2）的小鼠和野生型的小鼠中，通过滴鼻方式感染 10^5 半数组织培养感染剂量（median tissue infective dose，$TCID_{50}$）的 SARS-CoV-2，3 d 后，可以在感染病毒的 hACE2 小鼠的肺右中叶观察到局灶性病变。同时，hACE2 小鼠的肺组织呈现多灶性轻度或中度肺炎伴间质增生，而在感染病毒的野生型小鼠或未感染对照组 hACE2 小鼠中未观察到（图 5-1）。一致的是，病毒 RNA 在感染 SARS-CoV-2 的 hACE2 小鼠肺组织中被检出，其余 2 组均未能检测到病毒 RNA。感染 10 d 后仅该组小鼠的体重减少了 5%，而其余 2 组均未减重。更具有说服力的是，在感染组 hACE2 小鼠的肺泡上皮细胞中证实了 SARS-CoV-2 的 S 蛋白和 hACE2 的免疫荧光共定位现象。

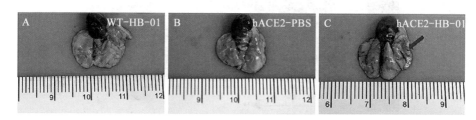

图 5-1　小鼠模型肺部大体病理图

A：感染野生型小鼠；B：注射 PBS hACE2 小鼠；C：SARS-CoV-2 感染 hACE2 小鼠（引自：Bao LL，Deng W，Huang BY，et al. The pathogenicity of 2019 novel coronavirus in hACE2 transgenic mice［J/OL］. bio Rxiv，（2020-02-07）［2020-02-23］. https：//doi. org/10. 1101/2020.02.07.939389.）

因此，在转基因细胞模型和小鼠动物模型中均证实了 SARS-CoV-2 通过与人 ACE2 相结合进入细胞并感染宿主。

二、S 蛋白的结构解析

美国科学家利用冷冻电镜技术解析了 3.5 Å 分辨率的 SARS-CoV-2

S 蛋白三聚体融合前构象，结果显示该蛋白与 SARS‐CoV、MERS‐CoV 的 S 蛋白结构均非常相似，其中 RBD 结构均呈类似铰链式的构象移动方式，以隐藏或者暴露受体结合的关键位点。与 SARS‐CoV 和 MERS‐CoV 不同的是，SARS‐CoV‐2 的 RBD 结构更靠近三聚体的中央部位，三聚体中的一个 RBD 以向上螺旋方式使 S 蛋白能够形成更易与宿主 ACE2 结合的空间构象（图 5‐2 中间绿色部分），因此它与宿主 ACE2 的亲和力更

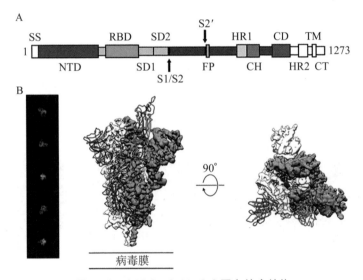

图 5‐2　SARS‐CoV‐2 S 蛋白结合结构

A：SARS‐CoV‐2 S 蛋白的一级结构示意图，按域着色。白色是从胞外域表达构建体中排除或在最终图中看不到的区域。箭头表示蛋白酶切割位点。SS，信号序列；NTD，N 末端结构域；RBD，受体结合结构域；SD1，子结构域 1；SD2，子结构域 2；S1/S2，S1/S2 蛋白酶切割位点；S2′，S2′蛋白酶切割位点；FP，融合肽；HR1，七肽重复序列 1；CH，中心螺旋；CD，连接域；HR2，七肽重复序列 2；TM，跨膜结构域；CT，胞质尾。B：选择用于计算 SARS‐CoV‐2 S 蛋白重建粒子的 2D 类平均值（左）。带有"向上"构象单个 RBD 的 SARS‐CoV‐2 S 蛋白预融合结构的侧视图和俯视图（右）。2 个 RBD"向下"启动子显示为白色或灰色，RBD"向上"启动子显示的颜色与图 A 中的示意图相对应
（引自：Yan RH, Zhang YY, Guo YY, et al. Structural basis for the recognition of the 2019‐nCoV by human ACE2 [J/OL]. bioRxiv（2020‐02‐19）[2020‐02‐23]. https：//doi.org/10.1101/2020.02.19.956946.）

强。通过生物物理及结构计算后结果显示，SARS-CoV-2 的 S 蛋白与人 ACE2 的亲和力要远高于 SARS-CoV 的 S 蛋白（＞10～20 倍），从机制上解释了此次 COVID-19 传染性较强的主要原因。

同源性上与 SARS-CoV-2 的 S 蛋白最接近的是 Bat CoV RaTG13 的 S 蛋白，其蛋白序列同源性高达 96％。SARS-CoV-2 的 S 蛋白中连接 S1/S2 亚基的蛋白酶切割位点为"RRAR"（Furin 蛋白酶识别位点，RXXR），这与 SARS-CoV 和 Bat CoV RaTG13 的连接位点仅有单个精氨酸显著不同。这一 Furin 蛋白酶插入序列会增加蛋白酶的切割效率。从结构推测，对比 SARS-CoV 序列，插入的氨基酸残基 680～683 位的"SPRR"序列最适合作为跨膜丝氨酸蛋白酶（transmembrane serine proteases，TMPRSSs）的底物，可以提高 S 蛋白 2 个亚基的酶切效率，进一步促进和增强 SARS-CoV-2 的感染能力。单细胞转录组的研究结果也证实了 TMPRSSs 在吸收性肠上皮细胞、食管上皮细胞和 Ⅱ 型肺泡（alveolar type Ⅱ，ATⅡ）细胞中与 ACE2 高度共表达，提示 TMPRSSs 在病毒感染中起重要作用。类似的 Furin 蛋白酶识别位点在其他高毒力流感病毒中也常出现，这一结构往往与病毒感染效率相关。除了在 S1/S2 连接处的氨基酸差异外，SARS-CoV-2 与 Bat CoV RaTG13 的 S 蛋白还存在 29 个氨基酸残基的差异，其中 17 个位于与受体结合的 RBD 部位。

西湖大学研究团队同样利用冷冻电镜技术解析了 SARS-CoV-2 的 RBD 与人全长 ACE2 蛋白结合的晶体结构。结构显示，每个 ACE2 蛋白中的细胞外肽酶结构域（extracellular peptidase domain，PD）都能与一个 S 蛋白的 RBD 相结合，它们的结合主要是通过极性相互作用，这与 SARS-CoV 的 RBD 和 ACE2 的结合相似。

RBD 中一个向外延伸的环形结构像一座"桥"一样架在 ACE2 蛋白的拱形 α1 螺旋区域（图 5-3A），同时 α2 螺旋区域与连接 β3 和 β4 折叠的环状结构也对两者的稳定结合起重要作用。具体而言，RBD 和 PD 的相互作用可以分成 3 簇。在"桥"的左边，即 α1 螺旋的 N 末端，RBD 的 Gln498、Thr500 和 Asn501 与 ACE2 的 Tyr41、Gln42、Lys353 和 Arg357 形成氢键（H 键）网络（图 5 - 3B）。在"桥"的中间，RBD 的 Lys417 和 Tyr453 分别与 ACE2 的 Asp30 和 His34 相互作用

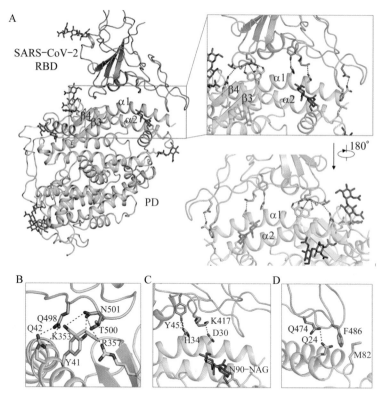

图 5 - 3　SARS - CoV - 2 RBD 与 ACE2 之间的相互作用

A：ACE2 的 PD 在识别 RBD 时主要与 α1 螺旋结合。α2 螺旋及 β3 和 β4 之间的连接基也有助于相互作用。此图仅显示 1 个 RBD - ACE2。B～D：SARS - CoV - 2 RBD 与 ACE2 之间接口的详细分析。极性相互作用用红色虚线表示
（引自：Yan RH, Zhang YY, Guo YY, et al. Structural basis for the recognition of the 2019 - nCoV by human ACE2 [J/OL]. bioRxiv（2020 - 02 - 19）[2020 - 02 - 23]. https：//doi. org/10. 1101/2020. 02. 19. 956946.）

（图 5-3C）。在"桥"的右边，即 α1 螺旋的 C 末端，RBD 的 Gln474 与 ACE2 的 Gln24 形成 H 键，而 RBD 的 Phe486 通过范德华力与 ACE2 的 Met82 相互作用（图 5-3D）。这些 RBD 中与 ACE2 结合至关重要的残基大多数是高度保守的，或者与 SARS-CoV RBD 中的残基具有相似的特性。这种结构和序列上的相似性提示 SARS-CoV-2 和 SARS-CoV 的 RBD 之间可能会发生融合进化，从而进一步加强与 ACE2 的结合。

对 ACE2 和 SARS-CoV-2 RBD 的结构解析加深了我们理解该病毒感染细胞的机制，为该病毒的检测方法和针对其潜在药物的开发指引了方向。

三、ACE2 基因表达与感染部位

在证实了 SARS-CoV-2 的宿主受体后，另一个重要的医学和科学问题值得探讨：在人体内，该病毒主要感染哪些脏器？除了侵犯呼吸系统，临床数据显示很大一部分 COVID-19 患者出现不同程度的肝脏和肾脏损伤，研究表明这可能与 ACE2 基因的高表达相关。多个不同研究团队通过研究人体器官、组织的 ACE2 基因表达水平，揭示了肺、心脏、食管、肾脏、膀胱和回肠等器官具有较高的感染风险，其中 AT Ⅱ、心肌细胞、肾脏近端小管细胞、回肠和食管上皮细胞，以及膀胱尿路上皮细胞等易受到病毒感染。复旦大学附属中山医院蓝斐团队通过单细胞 RNA-seq 方法证实了正常人胆管细胞中的 ACE2 基因特异性高表达，提示病毒造成的肝损伤有可能由胆管细胞功能障碍或免疫性的肝损伤导致，而不是病毒直接造成的肝脏细胞受损。另外，中美学者均研究发现男性睾丸中 ACE2 基因的表达是人体内最高的，包括睾丸间质细胞、精小管细胞和肾小管细胞，提示 SARS-CoV-2 极有可能引起睾丸损伤并导致男性不育，这与临床上部分男性患者中出现睾丸炎的症状相吻合。

四、冠状病毒感染细胞的生命周期

冠状病毒感染细胞的完整周期分为：入胞、复制-转录和出胞。由于 SARS-CoV-2 复制、出胞过程鲜有报道，以下将以 SRAS-CoV 为例，对同属的冠状病毒复制做介绍（图 5-4）。

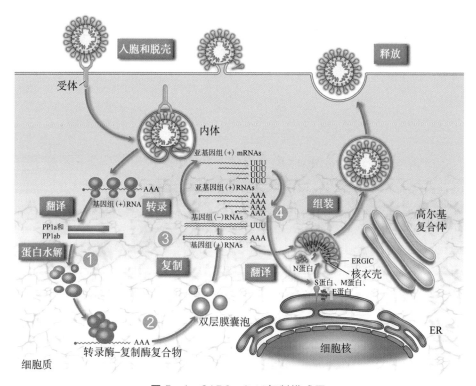

图 5-4　SARS-CoV 复制模式图

注：①NSP1~16 组装为复制酶-转录酶复合物。②复制-转录发生器组装。③病毒复制。④结构蛋白及协助蛋白转录、翻译。ER：内质网；ERGIC：内质网-高尔基复合体中间隔层

1. 入胞　SARS-CoV 膜表面的 S 蛋白同宿主 ACE2 特异性结合，病毒外膜同细胞膜或内体膜融合，病毒被内吞入胞，基因组正链 RNA 释放

入胞质。由于 SARS-CoV2 入胞的机制在本章上文已有详述，在此不再赘述。

2. **复制-转录** 病毒复制-转录的过程如下：①正链 RNA 以自身为模板，翻译出 pp1a 和 pp1ab，NSP3 和 NSP5 通过识别 pp1a 和 pp1ab 内特定的氨基酸位点，共切割出 NSP1～16，这些 NSPs 组成复制酶-转录酶复合物；②复制酶-转录酶-基因组正链 RNA 复合物同来源于粗面内质网（rough endoplasmic reticulum，RER）的膜结构组装成双层膜包被的复制-转录发生器；③在发生器内，RNA 复制酶 NSP12 以正链 RNA 为模板，复制产生双链 RNA，在此过程中，核酸外切酶 NSP14 确保复制的准确性；④双链 RNA 转录出长短不一的 12 种亚基因组 RNA，翻译出 S 蛋白、M 蛋白、E 蛋白和 N 蛋白及协助蛋白。

3. **出胞** 单股正链 RNA 被 N 蛋白和嵌有 S 蛋白、M 蛋白、E 蛋白的 RER 结构包裹，组装成前病毒，并通过高尔基复合体途径向胞外分泌成熟的子代病毒。

（陈嘉臻　沈忠良）

参考文献

[1] 耿合员，谭文杰. 新近发现的冠状病毒研究进展[J]. 病毒学报，2013，(1)：65-70.

[2] Alagaili AN, Briese T, Mishra N, et al. Middle East respiratory syndrome coronavirus infection in dromedary camels in Saudi Arabia [J]. mBio, 2014, 5 (2): e01002-14.

[3] Alexander EG, Susan CB, Ralph SB, et al. Severe acute respiratory syndrome-related coronavirus: The species and its viruses-a statement of the Coronavirus Study Group [J/OL]. bioRxiv, (2020-02-11) [2020-02-23]. https://doi.org/10.1101/2020.02.07.937862.

[4] Bao LL, Deng W, Huang BY, et al. The pathogenicity of 2019 novel coronavirus

in hACE2 transgenic mice [J/OL]. bioRxiv,(2020 - 02 - 07)[2020 -02 - 23]. https：//doi. org/10. 1101/2020. 02. 07. 939389.

[5] Becker MM, Graham RL, Donaldson EF, et al. Synthetic recombinant bat SARS-like coronavirus is infectious in cultured cells and in mice [J]. Proc Natl Acad Sci USA, 2008,105(50),19944 - 19949.

[6] Chan JF, Yuan S, Kok KH, et al. A familial cluster of pneumonia associated with the 2019 novel coronavirus indicating person-to-person transmission: a study of a family cluster [J]. Lancet, 2020,395(10223):514 - 523.

[7] Chan JF, Kok KH, Zhu Z, et al. Genomic characterization of the 2019 novel human-pathogenic coronavirus isolated from a patient with atypical pneumonia after visiting Wuhan [J]. Emerg Microbes Infect, 2020,9(1):221 - 236.

[8] de Wit E, van Doremalen N, Falzarano D, et al. SARS and MERS: recent insights into emerging coronaviruses [J]. Nat Rev Microbiol, 2016,14(8):523 - 534.

[9] Fehr AR, Perlman S. Coronaviruses: An overview of their replication and pathogenesis [J]. Methods Mol Biol, 2015,1282:1 - 23.

[10] Lam TY, Shum MH, Zhu HC, et al. Identification of 2019 - nCoV related coronaviruses in Malayan pangolins in southern China [J/OL]. bioRxiv,(2020 - 02 - 13)[2020 - 02 - 23]. https：//doi. org/10. 1101/2020. 02. 13. 945485.

[11] Li F, Li W, Farzan M, et al. Structure of SARS coronavirus spike receptor binding domain complexed with receptor [J]. Science, 2005,309(5742):1864 - 1868.

[12] Liu P, Chen W, Chen JP. Viral metagenomics revealed sendai virus and coronavirus infection of Malayan pangolins (Manis javanica)[J]. Viruses, 2019, 11(11):979.

[13] Lu R, Zhao X, Li J, et al. Genomic characterisation and epidemiology of 2019 novel coronavirus: implications for virus origins and receptor binding [J]. Lancet, 2020,395(10224):565 - 574.

[14] Michael L, Vincent M. Functional assessment of cell entry and receptor usage for lineage B β-coronaviruses, including 2019 - nCoV [J/OL]. bioRxiv,(2020 - 01 - 22)[2020 - 02 - 23]. https：//doi. org/10. 1101/2020. 01. 22. 915660.

[15] Ogando NS, Ferron F, Decroly E, et al. The curious case of the nidovirus exoribonuclease: Its role in RNA synthesis and replication fidelity [J]. Front Microbiol, 2019,10(1813):1 - 17.

[16] Su S, Wong G, Shi W, et al. Epidemiology, genetic recombination, and pathogenesis of coronaviruses [J]. Trends Microbiol, 2016,24(6):490 - 502.

[17] Wahba L, Jain N, Fire AZ, et al. Identification of a pangolin niche for a 2019 - nCoV - like coronavirus through an extensive meta-metagenomic search [J/OL].

bioRxiv，（2020 - 02 - 08）［2020 - 02 - 23］．https：//doi. org/
10. 1101/2020. 02. 08. 939660.

[18] Wong MC，Javornik Cregeen SJ，Ajami NJ，et al. Evidence of recombination in
coronaviruses implicating pangolin origins of nCoV - 2019［J/OL］. bioRxiv，
（2020 - 02 - 07）［2020 - 02 - 23］. https：//doi. org/10. 1101/2020. 02.
07. 939207.

[19] Wrapp D，Wang N，Corbett KS，et al. Cryo-EM structure of the 2019 - nCoV
spike in the prefusion conformation［J］. Science，2020，367（6483）：1260 -
1263.

[20] Wu AP，Peng YS，Huang BY，et al. Genome composition and divergence of the
novel coronavirus（2019 - nCoV）originating in China［J］. Cell Host Microbe，
2020，27（3）：325 - 328.

[21] Wu F，Zhao S，Yu B，et al. A new coronavirus associated with human respiratory
disease in China［J］. Nature，2020，579：265 - 269.

[22] Xiao K，Zhai J，Feng Y，et al. Isolation and characterization of 2019 - nCoV - like
coronavirus from Malayan pangolins［J/OL］. bioRxiv，（2020 - 02 - 17）［2020 -
02 - 23］. https：//doi. org/10. 1101/2020. 02. 17. 951335.

[23] Zhang LL，Lin DZ，Sun XY，et al. X-ray structure of main protease of the novel
coronavirus SARS - CoV - 2 enables design of α-Ketoamide inhibitors［J/OL］.
bioRxiv，（2020 - 02 - 17）［2020 - 02 - 23］．https：//doi. org/
10. 1101/2020. 02. 17. 952879.

[24] Zhou P，Yang XL，Wang XG，et al. A pneumonia outbreak associated with a new
coronavirus of probable bat origin［J］. Nature，2020，579：270 - 273.

[25] Zhu N，Zhang D，Wang W，et al. A novel coronavirus from patients with
pneumonia in China，2019［J］. N Engl J Med，2020，382（8）：727 - 733.

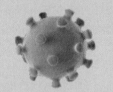
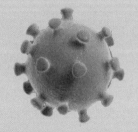

第三篇

免疫学和
疫苗开发

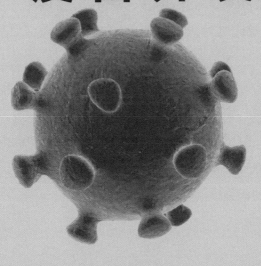
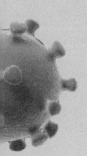
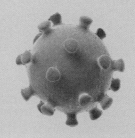

疫苗的发明是人类发展史上具有里程碑意义的事件。回望历史，许多困扰人类数百年之久的传染病最终都依赖其疫苗而几乎被彻底消灭。天花作为一种烈性传染病，也是人类历史上第 1 个彻底消灭的传染病。牛痘苗的发明及普及使人类终于能够抵御天花病毒。最后 1 例天花病例记载于 1978 年。1980 年 5 月，WHO 宣布人类成功消灭天花。类似的还有脊髓灰质炎、流行性腮腺炎、麻疹、风疹、破伤风、百日咳、白喉、甲型肝炎及牛瘟等疾病，都因其对应疫苗的出现而得到有效控制，甚至几乎被消灭。

现有证据证明，SARS‐CoV‐2 存在中间宿主，对于此类有自然界中间宿主的病毒来说，即使通过隔离治疗可以有效控制疫情，但为防止大规模暴发再次出现，疫苗仍然是最具成本效益、最有效和最持久的疾病预防及控制措施。本章旨在介绍目前对 SARS‐CoV‐2 免疫学、疫苗研究及其他冠状病毒疫苗的研究。

第六章

免疫学研究进展

一、以 S 蛋白为靶点的研究

SARS‐CoV‐2 是一种单正链 RNA 冠状病毒，其基因组编码 4 种主要的病毒结构蛋白（图 6‐1）：S 蛋白、E 蛋白、M 蛋白和 N 蛋白。其中，M 蛋白和 E 蛋白在病毒装配过程中起重要作用，而 N 蛋白是 RNA 合成所必需的；S 蛋白负责与受体结合介导病毒进入宿主细胞，其 RBD 是中和抗体结合的关键靶位，因此 S 蛋白是主要的治疗靶点。

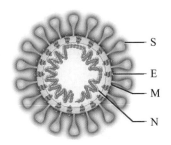

图 6‐1　SARS‐CoV‐2 结构模式图

注：S，刺突蛋白；E，包膜蛋白；M，膜蛋白；N，衣壳蛋白

冠状病毒 S 蛋白通过与细胞受体结合介导病毒进入宿主细胞，S 蛋白的 RBD 是中和抗体结合的关键靶位，S 蛋白也是公认的冠状病毒疫苗研发最有希望的靶点之一（见图 2‐20A）。SARS‐CoV‐2 和 SARS‐CoV 的 RBD 同源性很高。复旦大学应天雷课题组研究发现 SARS‐CoV‐2 的 S 蛋白与抗 SARS‐CoV 抗体具有交叉反应活性。这对 SARS‐CoV‐2 疫苗的开发和治疗性抗体的研制具有重要意义。利用酶联免疫吸附测定法（enzyme linked immunosorbent assay，ELISA）和生物膜干涉技术（biolayer interferometry binding，BLI）验证了 SARS‐CoV 特异性人单克隆抗体 CR3022 可以与 SARS‐CoV‐2 的 RBD 有效结合，并且 CR3022 识别一个不同于 ACE2 结合位点的表位。CR3022 可能单独或与其他中和抗体联合，用于 SARS‐CoV‐2 感染的预防和治疗。

SARS‐CoV 的 S 蛋白的 S2 亚基在调节病毒融合中发挥关键作用，HR1 和 HR2 可以形成六螺旋束（six-helical bundle，6‐HB），从而使病毒与细胞膜融合。国外研究者设计了一种以 S‐HR1 为靶点的融合抑制剂 SARS‐CoV‐2‐HR1P 和以 S‐HR2 为靶点的融合抑制剂 SARS‐CoV‐2‐HR2P，发现 SARS‐CoV‐2‐HR2P 可以抑制 SARS‐CoV‐2 与靶细胞的融合。同时他们验证了泛冠状病毒融合抑制剂 EK1 和 SARS‐CoV‐2‐HR2P 对 S 蛋白介导的细胞融合和 SARS‐CoV‐2 假病毒感染均表现出较强的抑制活性。这些结果表明 SARS‐CoV‐2 的 HR1 和 HR2 区域是开发 SARS‐CoV‐2 融合抑制剂的备选靶点。

交叉反应表位（cross-reactive epitopes，CREs）是病毒间在抗原表面共有或相似的表位区域，这些区域可以被相同的抗体结合或中和。有学者利用 CE‐BLAST 进行抗原相似性计算，研究 SARS‐CoV‐2 与其他冠状病毒 S 抗原的相似性。得分越高，配对抗原之间发生交叉反应的可能性越大。该研究发现 SARS‐CoV‐2 和 SARS‐CoV 在 S 蛋白与 ACE2 结合位点区域具有高度相似性（评分在 0.8 以上，0.75 为默认界值），可能存在潜在的 CREs。这可能为 SARS‐CoV‐2 疫苗的研究提供思路。

二、抗原表位预测

E 蛋白是一种跨膜蛋白，在部分冠状病毒的生命周期中起到了多种重要或辅助作用，如包膜形成、组装和出芽，并与其他蛋白（M 蛋白、N 蛋白和 S 蛋白）和宿主细胞蛋白相互作用（图 6‐2）。

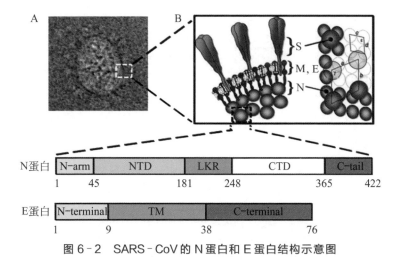

图 6-2　SARS-CoV 的 N 蛋白和 E 蛋白结构示意图

A：SARS-CoV 二维电镜重建图像；B：N 蛋白和 E 蛋白各结构域
注：NTD，N 末端结构域；LKR，连接区域；CTD，C 末端结构
域；TM，跨膜区；S，刺突蛋白；M，膜蛋白；E，包膜蛋白
（引自：Chang CK, Hou MH, Chang CF, et al. The SARS
coronavirus nucleocapsid protein-forms and functions［J］. Antiviral
Res, 2014, 103：39-50.）

　　国外有研究机构基于 E 蛋白预测合成肽疫苗的潜在靶点。合成肽疫苗
的核心机制是通过化学方法合成免疫原性强、特异性强的 B 细胞或 T 细胞
表位，这都需与一个载体骨架分子相偶联。其优点是不需要体外培养，安
全性高，可精确激活免疫反应。该研究以 E 蛋白为免疫原性靶点，利用免
疫信息学和比较基因组学方法，并结合世界人口覆盖率（world population
coverage），确定了 10 个主要组织相容性复合体Ⅰ（major histocompatibili-
ty complexⅠ，MHCⅠ）相关肽和 10 个 MHCⅡ相关肽作为设计 SARS-
CoV-2 T 细胞表位肽疫苗的潜在靶点（表 6-1）。但是合成肽疫苗通常
缺乏足够的免疫原性，很难如蛋白质抗原那样诱导机体的多种免疫反应，
免疫原性和安全性也是后续试验需要验证和解决的问题。

表 6-1   以 E 蛋白为靶点预测的 SARS-CoV-2 T 细胞表位肽

MHC I 表位肽	MHC II 表位肽
57-YVYSRVKNL-65	53-KPSFYVYSRVKNLNS-67
50-SLVKPSFYV-58	52-VKPSFYVYSRVKNLN-66
16-SVLLFLAFV-24	51-LVKPSFYVYSRVKNL-65
20-FLAFVVFLL-28	54-PSFYVYSRVKNLNSS-68
17-VLLFLAFVV-25	45-NIVNVSLVKPSFYVY-59
38-RLCAYCCNI-46	27-LLVTLAILTALRLCA-41
4-FVSEETGTL-12	55-SFYVYSRVKNLNSSR-69
34-LTALRLCAY-42	28-LVTLAILTALRLCAY-42
51-LVKPSFYVY-59	29-VTLAILTALRLCAYC-43
45-NIVNVSLVK-53	44-CNIVNVSLVKPSFYV-58

　　N 蛋白是唯一与冠状病毒 RNA 基因组结合的蛋白。N 蛋白参与了病毒复制过程，并且在宿主细胞对病毒感染产生应答过程中也发挥作用。国外一支研究团队利用反向疫苗学和免疫信息学方法，在 IEDB 服务器产生的表位中根据抗原得分筛选出符合要求的表位，以 N 蛋白为靶点，确定了 3 个 MHC I 表位和 5 个 MHC II 表位；以表面糖蛋白为靶点确定了 4 个 MHC I 表位和 3 个 MHC II 表位（表 6-2）。通过肽-蛋白对接（peptide-protein docking）验证了所有的表位都具有与 MHC I 类分子或 MHC II 类分子结合的能力，并选择出得分最高的表位，这意味着这些分子都可以与其相应靶标结合并具有诱导免疫应答的潜力。接着，选择高抗原性、无过敏性且无毒性的表位作为疫苗的核心部分，并配以 3 种不同的佐剂（β-防御蛋白、L7/L12 核糖体蛋白和 HABA 蛋白）构建了 3 种针对 SARS-CoV-2 的亚单位疫苗（CV-1、CV-2、CV-3）。通过分析 3 种疫苗的抗原性（antigenicity）、致敏性（allergenicity）和理化性质后发现，CV-1

表 6-2　以 N 蛋白和表面糖蛋白为靶点预测的 SARS-CoV-2 T 细胞表位

靶点	MHC I 表位	MHC II 表位
N 蛋白	119 - AGLPYGANK - 127	289 - QELIRQGTDYKH - 300
		291 - LIRQGTDYKHWP - 302
	397 - AADLDDFSK - 405	226 - RLNQLESKMSGK - 237
		227 - LNQLESKMSGKG - 238
	229 - QLESKMSGK - 237	224 - LDRLNQLESKMS - 235
表面糖蛋白	975 - SVLNDILSR - 983	315 - TSNFRVQPTESI - 326
	550 - GVLTESNKK - 558	316 - SNFRVQPTESIV - 327
	454 - RLFRKSNLK - 462	
	409 - QIAPGQTGK - 417	117 - LLIVNNATNVVI - 128

是最佳的候选构建疫苗。随后对 CV-1 进行分子动力学模拟（molecular dynamic simulation）和硅密码子适应（silico codon adaptation）研究，结果显示 TLR-8-CV-1 复合体非常稳定，CV-1 的密码子适应指数（codon adaptation index，CAI）为 1.0，表明 DNA 序列中可被大肠埃希菌 K12 使用的密码子比例较高，因此研究者认为以 pET-19b 为载体将 CV-1 转入大肠埃希菌 K12 发酵可进行大量生产。

这项研究通过各种试验及计算，结果证明这些疫苗很可能具有良好的免疫原性。如果在接下来的体外及体内试验中结果良好，这些候选疫苗很可能用于 SARS-CoV-2 感染传播的预防。

另有研究团队在 S 蛋白、E 蛋白和 M 蛋白中鉴定了 8 个 CD4+ T 细胞高亲和力（high binding affinity，HBA）表位，分别分布在 S 蛋白（$n=2$）、E 蛋白（$n=3$）和 M 蛋白（$n=3$）。这些表位可以普遍被亚太地区人群的 HLA-DR 等位基因识别，可以作为 SARS-CoV-2 亚单位疫苗开发的潜在通用表位（表 6-3）。

表 6-3 以 S 蛋白、E 蛋白和 M 蛋白为靶点预测的 SARS-CoV-2 CD4+ T 细胞表位

靶点	预测表位
S 蛋白	232 - GINITRFQTLLALHR - 246
	233 - INITRFQTLLALHRS - 247
E 蛋白	55 - SFYVYSRVKNLNSSR - 69
	56 - FYVYSRVKNLNSSRV - 70
	57 - YVYSRVKNLNSSRVP - 71
M 蛋白	97 - IASFRLFARTRSMWS - 111
	98 - ASFRLFARTRSMWSF - 112
	99 - SFRLFARTRSMWSFN - 113

三、ACE2 融合蛋白

人 ACE2 蛋白是冠状病毒感染的关键功能受体，也是 SARS-CoV-2 感染人体细胞的受体。国内另外一支研究团队通过连接人 ACE2 的胞外结构域和人 IgG1 的 Fc 片段，成功构建重组 ACE2 融合蛋白（ACE2-Ig）（图 6-3），并证明该融合蛋白与 SARS-CoV 和 SARS-CoV-2 的 RBD 具有高亲和力，且在体外可有效中和 SARS-CoV 和 SARS-CoV-2。该融合蛋白可能作为开发疫苗和病毒抑制剂的研究试剂。然而，在人类和小鼠中，ACE2 蛋白表现出较快的清除率。根据其药代动力学研究报道，其半

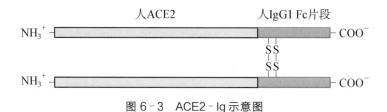

图 6-3 ACE2-Ig 示意图

衰期只有几个小时，这使得人 ACE2 蛋白的应用可能会因其半衰期短而受到阻碍。

四、T 细胞耗竭与细胞因子风暴

在小鼠和人的许多慢性感染及肿瘤中，T 细胞耗竭是一个比较普遍的特征。由于长期暴露于持续性抗原和炎症中，初始 T 细胞分化为耗竭性 T 细胞（exhausted T cells，TEX）。TEX 可限制部分病原体感染或肿瘤免疫反应，以限制免疫介导的病理损伤，但这种限制性功能的结果往往是疾病的持续进展和恶化。有研究通过回顾 2019 年 12 月～2020 年 1 月入院的 522 例实验室确诊 COVID-19 患者的总 T 细胞、 CD4$^+$T 细胞、 CD8$^+$T 细胞计数及血清细胞因子浓度，并检测了 14 例患者外周血中 T 细胞耗竭标志物——程序性死亡蛋白 1（programmed death-1，PD-1）和 T 细胞免疫球蛋白和粘蛋白 3（T cell immunoglobulin and mucin domain-3，TIM-3）的表达，发现 COVID-19 患者的外周血 T 细胞数量明显下降，剩余 T 细胞也表现出功能性耗竭。

细胞因子风暴是一种细胞因子在受到微生物感染时迅速大量产生的过度炎症反应现象。细胞因子风暴被认为是导致急性呼吸窘迫综合征（acute respiratory distress symdrome，ARDS）和多器官功能衰竭的因素之一。已经报道的由冠状病毒引起的 SARS、 MERS 及 COVID-19 中，细胞因子风暴都是造成病情恶化甚至患者死亡的重要原因。该研究发现总 T 细胞、 CD4$^+$T 细胞、 CD8$^+$T 细胞计数与肿瘤坏死因子 α（tumor necrosis factor-α，TNF-α）、 IL-6 和 IL-10 水平呈负相关。值得关注的问题是这些细胞因子的来源及产生原因。在该研究中，研究者认为这些细胞因子并非来源于 T 细胞，相反，细胞因子风暴会促进 T 细胞的坏死和凋亡，从而导致 T 细胞数量下降。至于 SARS‐CoV‐2 是否也能引起 COVID‐19 患者单核细胞和巨噬细胞的细胞因子释放，还需要进一步的研究。

（张　宇）

第七章

冠状病毒疫苗研究

一、冠状病毒疫苗的研究策略

由于目前关于 SARS‐CoV‐2 疫苗的研究还不充分，我们可以从既往 SARS‐CoV 和 MERS‐CoV 疫苗的研究中得到一些启示（表 7‐1）。

表 7‐1　SARS‐CoV 及 MERS‐CoV 疫苗类型及特点

疫苗种类	针对靶点	载体/佐剂	动物模型
重组载体疫苗	S 蛋白	副流感病毒	非洲绿猴
	S 蛋白	痘病毒	小鼠 单峰驼
	S1 蛋白	腺病毒	恒河猴
	M 蛋白		
	N 蛋白		
RBD 亚单位疫苗	S 蛋白 RBD 片段	无	小鼠 家兔
佐剂疫苗	S 蛋白	明矾 MF59	小鼠
	S 蛋白 RBD 片段	TLR‐4 激动剂	小鼠

1. 重组载体疫苗　目前用于构建 SARS‐CoV 或 MERS‐CoV 重组载体疫苗的病毒载体主要有腺病毒载体、痘病毒载体和副流感病毒载体。

腺病毒因其基因组结构小（20 kb）、易于操作的特点被广泛应用。作为活载体，腺病毒的靶细胞范围广，不仅可以感染复制分裂细胞，还可以感染非复制分裂细胞。有研究团队构建了 2 种重组腺病毒载体，分别编码 MERS-CoV 全长 S 蛋白和 S 蛋白的 S1 胞外结构域。将这 2 种疫苗在 BALB/c 小鼠体内肌内注射 3 周之后，再滴鼻进行二次免疫，发现两者均可诱导针对 MERS-CoV 的特异性免疫应答，产生 S 蛋白特异性抗体，诱导产生的抗体可以在体外试验中中和 MERS-CoV。用表达 S1、M 和 NP 蛋白的腺病毒 SARS 疫苗接种猴子可诱导产生强烈的保护性中和抗体和 T 细胞介导的免疫反应。

痘病毒由于其基因组稳定性好、表达量高、非必需基因多、允许插入多个外源基因而被广泛使用。重组修饰牛痘病毒——Ankara，可通过肌内注射或皮下注射途径诱导 BALB/c 小鼠产生高水平特异性中和抗体。表达 MERS-CoV S 蛋白的改良痘病毒疫苗——Ankara 疫苗，可使单峰骆驼产生黏膜免疫。在加强免疫 3 周后，鼻内接种 MERS-CoV 后，单峰驼只表现出轻微的临床症状，较对照组动物体温上升幅度小，平均病毒滴度显著降低，且排泄物中感染性病毒较对照组也显著减少。

另有研究者成功构建了一种编码 SARS-Cov Urbani 株的全长 S 蛋白的减毒副流感病毒，用于非洲绿猴的疫苗接种，并证明了 S 蛋白的高效免疫作用。但是以全长 S 蛋白为基础的 SARS 疫苗最终可能引起严重的有害反应，导致接种动物肝损伤，并可能通过 S 蛋白编码的非中和表位引起抗体依赖性感染增强（antibody-mediated disease enhancement，ADE）。疫苗的安全性和有效性也有待更加深入的研究。

2. RBD 亚单位疫苗 与 S 蛋白的其他部分相比，RBD 片段可以诱导小鼠产生更高滴度的 IgG 抗体。一些研究发现基于 RBD 的 SARS-CoV 亚单位疫苗比其他载体病毒疫苗更有效、更安全。有报道称，经肌内注射途径接种 RBD 疫苗的小鼠可产生对 SARS-CoV 感染的长期保护。因此，靶向 SARS‐CoV‐2‐RBD 蛋白也是疫苗开发的策略之一。与其他的 MERS‐CoV‐RBD 蛋白（S367‐388‐Fc、S358‐588‐Fc、S367‐606‐Fc）相比，MERS‐CoV‐S377‐588‐Fc 具有更强的免疫原性，并能显著提高免疫小鼠的中和抗体滴度。这些抗体能够阻断 MERS‐CoV‐RBD 与其受体的结合。现有的 2 种抗体（REGN3051 和 REGN3048）能够结合 S 蛋白的 RBD 并抑制其与 DPP4 的相互作用。这些抗体已在小鼠模型中进行了验证，其在抑制 MERS‐CoV 复制方面是有效的，但这些候选疫苗还需要在单峰驼模型中进一步验证。

此外，有研究报道了一种针对 DPP4 的人源化单克隆抗体（mAb YS110），并证实其对 MERS‐CoV 感染具有抑制作用。另一项研究表明，当使用 MERS‐CoV‐S 377‐588‐Fc 刺激时，小鼠和家兔都产生了高滴度的中和抗体。鼻内接种 MERS‐CoV‐RBD 亚单位疫苗有很强的潜力诱导黏膜中 IgA 对 RBD 和 MERS‐CoV S 蛋白的应答。然而由于 SARS‐CoV‐2 的受体不是 DPP4，因此 mAb YS110 预期无法对 SARS‐CoV‐2 具有抑制作用。但这一针对受体的人源化单克隆抗体思路值得借鉴。

3. 佐剂疫苗　疫苗与佐剂的联合使用可以增加冠状病毒中和抗体的产生。据报道，单用 MERS‐CoV S 蛋白接种小鼠并不能诱导产生足够的抗体，病毒蛋白与佐剂结合可引起中和抗体的有效反应。明矾和 MF59 佐剂均可诱导抗原特异性抗体和细胞介导应答，并可用于 MERS‐CoV 亚单位疫苗的接种。然而，只有与另一种佐剂（如合成的 TLR‐4 激动剂）结合，明矾才能诱导有效的 Th1 细胞反应。这种混合将提高 MERS‐CoV‐RBD 的亚单位疫苗的有效性。Coleman 等的研究表明，分别使用免疫佐剂明矾和 MF59，可使免疫系统对 SARS‐CoV 和 MERS‐CoV‐S 的免疫反应分别提高约 15 倍和 7 倍。佐剂的应用可提高 MERS‐CoV 疫苗的免疫原性和安全性。

二、研发针对 SARS‐CoV‐2 疫苗

mRNA 疫苗相对于 DNA 疫苗，是一种比较安全的新型核酸疫苗。mRNA 疫苗的分子设计及化学修饰的研究目前主要集中于增强其稳定性和降低其免疫原性。mRNA 作为疫苗分子相对于 DNA 具有以下优点：它不需要任何的核定位信号、转录，且不可能整合到基因组，因此避免了可能的治疗性突变。ModeRNA 公司目前正在设计开发一种针对 SARS‐CoV‐2 的 mRNA 疫苗。2020 年 2 月 24 日，该公司宣布已经完成疫苗研制，并已将第 1 批疫苗送至美国国家卫生研究院开启安全性临床试验。

2020 年 2 月 25 日，天津大学实验室公布了研发的 SARS‐CoV‐2 口服疫苗。该新型制剂以食品级安全酿酒酵母为载体，以 SARS‐CoV‐2 S 蛋白为靶点产生抗体。酿酒酵母是一种有较长历史的疫苗载体，其基因组序列已知，有固有的天然佐剂且安全性高，可以短时间大量繁殖，能够迅速量产，满足供给需求，给出了 SARS‐CoV‐2 疫苗研制的一条新思路。目前酵母重组疫苗已经完成了重组菌株构建、筛选，蛋白表达，发酵动力学等核心技术开发，正在开展后续免疫效力及安全性试验。

三、动物模型

目前关于 SARS‐CoV‐2 疫苗的研究大部分通过免疫信息学或其他方法预测可能的抗原表位，并未在动物模型中尝试。在一项最新的研究中，研究者通过将小鼠 hACE2 启动子显微注射到 C57BL/6J 小鼠体内，成功构建了转基因 hACE2 小鼠，并用 SARS‐CoV‐2 感染该小鼠以研究 SARS‐CoV‐2 的致病性。这是目前关于 SARS‐CoV‐2 动物模型的最新研究，

在疫苗安全性和效力的评估研究中具有很强的借鉴意义。我们可以参考既往 SARS-CoV 和 MERS-CoV 有关疫苗的研究，使用适合的动物模型评估疫苗的安全性和对 SARS-CoV-2 的保护效力。

1. 小鼠模型　用于 SARS-CoV 感染动物模型的小鼠包括 BALB/c、C57BL/6（B6）和 129SvEv-家系小鼠。有研究使用 4～8 周龄的 BALB/c 或 B6 小鼠，鼻内接种 SARS-CoV 致小鼠肺部出现高滴度病毒复制。感染后 2～3 d，呼吸道中病毒复制达到高峰，且没有伴随大量的肺部炎症；感染后 5～7 d，肺部病毒完全被清除，而且在亚致死感染小鼠中可产生保护性中和抗体，这可能反映了流行期间感染患者的免疫情况。可见，小鼠可以作为一种稳定可复制的动物模型，用于评价 SARS-CoV 疫苗的保护作用及安全性。

啮齿类动物不太容易受到 MERS-CoV 感染，主要因为啮齿类动物的 DPP4 分子不作为介导 MERS-CoV 进入宿主细胞的受体。目前，研究人员已经构建了几种易受 MERS-CoV 感染的小鼠模型。2014 年首次报道了将编码人 DPP4 分子的重组腺病毒 5 经鼻转入小鼠中，并用 MERS-CoV 感染小鼠致使病毒在肺内复制。该小鼠模型表现出间质性肺炎症状。但是因人 DPP4 的表达难以控制，该模型也存在一定的局限性。

2. 仓鼠模型　研究证明叙利亚金色仓鼠和中国仓鼠也是良好的 SARS-CoV 感染模型，与小鼠模型类似，受感染的仓鼠也可产生针对 SARS-CoV 的保护性抗体。由于感染仓鼠可产生高滴度病毒复制和可重复的肺部病理改变，该动物模型是研究 SARS-CoV 免疫预防的理想模型。在仓鼠动物模型中尚缺乏遗传构建的动物家系及精确的免疫和生物标志，所以仓鼠模型的利用依然存在一定的局限性。

3. 雪貂模型　雪貂可以通过直接接触低水平传播病毒，且雪貂在感染过程中出现发热。这是 SARS 患者的典型症状，也是雪貂不同于其他动物模型的特点。感染的雪貂死亡率不高，这也使得雪貂成为一种稳定的 SARS-CoV 感染动物模型。但是目前针对雪貂模型的组织病理学改变和临床症状的严重程度仍然存在不一致甚至矛盾的报道，还需要进一步的研究。

4. 骆驼 单峰驼是 MERS-CoV 的重要宿主。感染 MERS-CoV 的单峰驼中，病毒复制主要局限在上呼吸道，因此研究者可用雾化装置将疫苗通过鼻黏膜接种。但是由于体积较大且成本较高，大规模的 MERS-CoV 感染单峰驼的研究较难开展。

5. 非人灵长类动物 目前已对 6 种灵长类动物进行了 SARS-CoV 感染动物模型评估：恒河猴（*Macaca mulatta*）、食蟹猴（*Macaca fascicularis*）、非洲绿猴（*Chlorocebus*）、普通狨（*Callithrix jacchus*）、松鼠猴（*Saimiri*）和长须怪柳猴（*Saguinus mystax*）。恒河猴和普通狨是研究轻度 MERS-CoV 感染发病机制及疗效评估的有效动物模型。

四、总结与展望

进入 20 世纪以来，世界上已经出现了 3 次冠状病毒感染肺炎的大规模暴发。每次大暴发都给社会经济和人民健康带来沉重打击，但是目前并没有有效的普遍应用的疫苗问世。已有研究发现全球及我国人用冠状病毒疫苗相关专利的申请高峰与疫情暴发事件高度契合。这也说明多数研究单位仅为解决当下疫情问题或跟风参与研究，并未形成良好、持续的研发机制。冠状病毒疫苗研发困难可能与其高变异率及高生物安全要求有关。目前已有一些研究提出或预测了针对 SARS-CoV-2 潜在的疫苗靶点，但是均未进行动物模型、疫苗效力的验证及安全性试验。针对 SARS-CoV-2 的疫苗研究目前还有很大的空白亟待填补。疫苗的研发对于 SARS-CoV-2 的根除、预防冠状病毒的再次暴发和消除大众恐慌都具有重要意义。

（张　宇）

参考文献

［1］胡慧祯，沈宇清. 中东呼吸综合征冠状病毒重组疫苗研究进展［J］. 病毒学报，2016,32(04):495-500.

［2］谢华玲，吕璐成，杨艳萍. 全球冠状病毒疫苗专利分析［J/OL］. 中国生物工程杂志: 1-14 ［2020-03-18］. http://kns. cnki. net/kcms/detail/11. 4816. Q. 20200221. 1853. 002. html.

［3］Abdelmageed M，Abdelmoneim AH，Mustafa MI，et al. Design of multi epitope-based peptide vaccine against E protein of human 2019-nCoV: An immunoinformatics approach ［J/OL］. bioRxiv,(2020-02-04)［2020-02-23］. https://doi. org/10. 1101/2020. 02. 04. 934232.

［4］Chai XQ，Hu LF，Zhang Y，et al. Specific ACE2 expression in cholangiocytes may cause liver damage after 2019-nCoV infection ［J/OL］. bioRxiv,(2020-02-03)［2020-02-23］. http://dx. doi. org/10. 1101/2020. 02. 03. 931766

［5］Diao B，Wang C，Tan Y，et al. Reduction and functional exhaustion of T cells in patients with coronavirus disease 2019 (COVID-19)［J/OL］. medRxiv,(2020-02-18)［2020-02-23］. https://doi. org/10. 1101/2020. 02. 18. 20024364.

［6］Du L，He Y，Zhou Y，et al. The spike protein of SARS-CoV — a target for vaccine and therapeutic development ［J］. Nat Rev Microbiol,2009,7(3):226-236.

［7］Fan CB，Li K，Ding YH，et al. ACE2 expression in kidney and testis may cause kidney and testis damage after 2019-nCoV infection ［J/OL］. medRxiv,(2020-02-12)［2020-02-23］. https://doi. org/10. 1101/2020. 02. 12. 20022418.

［8］Haagmans BL，van den Brand JMA，Raj VS，et al. An orthopoxvirus-based vaccine reduces virus excretion after MERS-CoV infection in dromedary camels ［J］. Science,2016,351(6268):77-81.

［9］Lan J，Ge JW，Yu JF，et al. Crystal structure of the 2019-nCoV spike receptor-binding 2 domain bound with the ACE2 receptor ［J/OL］. bioRxiv,(2020-02-19)［2020-02-23］. https://doi. org/10. 1101/2020. 02. 19. 956235.

［10］Lei C，Fu W，Qian K，et al. Potent neutralization of 2019 novel coronavirus by recombinant ACE2-Ig ［J/OL］. bioRxiv,(2020-01-29)［2020-02-23］. https://doi. org/10. 1101/2020. 02. 01. 929976.

[11] Meng T，Cao H，Zhang H，et al. The insert sequence in SARS－CoV－2 enhances spike protein cleavage by TMPRSS [J/OL]. bioRxiv,(2020－02－08) [2020－02－23]. https://doi. org/10. 1101/2020. 02. 08. 926006.

[12] Mubarak A，Alturaiki W，Hemida MG. Middle East respiratory syndrome coronavirus (MERS－CoV)：Infection，immunological response，and vaccine development [J]. J Immunol Res，2019(1)：1－11.

[13] Qiu TY，Mao TT，Wang Y，et al. Identification of potential cross-protective epitope between 2019－nCoV and SARS virus [J/OL]. J Genet Genomics,(2020－01－26)[2020－02－23]. https://doi. org/10. 1016/j. jgg. 2020. 01. 003.

[14] Ramaiah A，Arumugaswami V. Insights into cross-species evolution of novel human 38. coronavirus 2019－nCoV and defining immune determinants for vaccine development [J/OL]. bioRxiv,(2020－01－29)[2020－02－23]. https://doi. org/10. 1101/2020. 01. 29. 925867.

[15] Sarkar B，Ullah A，Johora FT，et al. The essential facts of Wuhan Novel Coronavirus outbreak in China and epitope-based vaccine designing against 2019－nCoV [J/OL]. bioRxiv,(2020－02－05)[2020－02－23]. https://doi. org/10. 1101/2020. 02. 05. 935072.

[16] Song Z，Xu Y，Bao L，et al. From SARS to MERS, thrusting coronaviruses into the spotlight [J]. Viruses，2019,11(1)：59.

[17] Tian X，Li C，Huang A，et al. Potent binding of 2019 novel coronavirus spike protein by a SARS coronavirus-specific human monoclonal antibody [J/OL]. bioRxiv,(2020－01－28)[2020－02－23]. https://doi. org/10. 1101/2020. 01. 28. 923011.

[18] Xia S，Zhu Y，Liu M，et al. Fusion mechanism of 2019－nCoV and fusion inhibitors targeting HR1 domain in spike protein [J/OL]. Cell Mol Immunol，(2020－02－11)[2020－02－23]. https://doi. org/10. 1038/s41423-020-0374-2.

[19] Yan RH，Zhang YY，Guo YY，et al. Structural basis for the recognition of the 2019－nCoV by human ACE2 [J/OL]. bioRxiv,(2020－02－19)[2020－02－23]. https://doi. org/10. 1101/2020. 02. 19. 956946.

[20] Zou X，Chen K，Zou JW，et al. The single-cell RNA-seq data analysis on the receptor ACE2 expression reveals the potential risk of different human organs vulnerable to Wuhan 2019－nCoV infection Frontiers of Medicine [J/OL]. Front Med,(2020－02－08)[2020－02－23]. https://doi. org/10. 1007/s11684-020-0754-0.

第四篇

临床特点

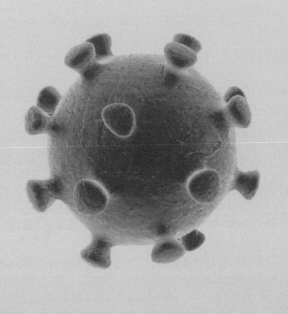
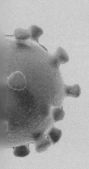
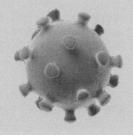

第八章

临床表现

一、潜伏期

基于目前的流行病学调查，COVID‐19 的潜伏期为 1～14 d，多为 3～7 d。

二、临床表现

COVID‐19 的临床特点主要是根据确诊病例的回顾性分析（包括武汉和其他地区，重型和非重型患者）进行了总结后（表 8‐1）得到的。最常见的临床表现有发热、咳嗽、乏力，平均发生率在 50% 以上。

表 8‐1　不同病例回顾性报道中 COVID‐19 患者临床特点的比较

病例来源	北京 3 家医院	武汉金银潭医院	武汉大学中南医院	武汉其他医院	全国 552 家医院
病例数及基本特征	13 例男性 77%中位年龄34 岁	99 例男性 68%平均年龄55.5 岁	138 例男性 54.3%中位年龄56 岁	41 例男性 73%中位年龄49 岁	1 099 例男性 58.1%中位年龄 47 岁
亚组分析			ICU 102 例非 ICU 36 例	ICU 13 例非 ICU 28 例	重型 173 例非重型 926 例
发热（%）	92.3	83	98.6	98[1]	88.7[2]

续　表

病例来源	北京 3 家医院	武汉金银潭医院	武汉大学中南医院	武汉其他医院	全国 552 家医院
乏力（%）			69.6	44[3]	38.1
肌痛（%）	23.1	11	34.8	44[3]	14.9
头痛（%）	23.1	8	6.5	8	13.6
咳嗽（%）	46.2	82	86.2	76	67.8
干咳（%）			59.4		
咳痰（%）	15.4		26.8	28	33.7
气促（%）		31			18.7[4]
呼吸困难（%）			31.2[6]	55[5]	
咽痛（%）		5	17.4[7]		13.9
流涕（%）	7.7	4			
恶心/呕吐（%）		两者均出现：1	恶心：10.1 呕吐：3.6		5
腹泻（%）	7.7	2	10.1	3	3.8
其他（%）		胸痛：2	腹痛：2.2 食欲缺乏：39.9	咯血：5	鼻塞：4.8 寒战：11.5

注：1：发热患者体温 38.1～39℃ 最多见，占 44%

2：发热患者体温 38.1～39℃ 最多见，占 46.9%

3：乏力或肌痛

4：气促症状在重型患者中更多见（37.6% $vs.$ 15.1%，$P<0.001$）

5：呼吸困难症状在 ICU 患者更多见（92% $vs.$ 37%，$P=0.001$），起病至发生呼吸困难的中位时间为 8 d（范围：5～13 d）

6：呼吸困难症状在 ICU 患者更多见（63.9% $vs.$ 19.6%，$P<0.001$），起病至发生呼吸困难的中位时间为 5 d（范围：1～10 d）

7：咽痛症状在 ICU 患者更多见（33.3% $vs.$ 11.8%，$P=0.003$）

1. 全身症状　最常见的全身症状为发热，83% 以上的患者会出现不同程度的发热。根据 2 篇对体温进行分层研究的报道发现，38.1～39℃ 的体温最为多见，约占所有发热患者的 45%。患者多以发热起病，中低热者比例较高；有持续高热者病情较重。值得注意的是，部分重型患者病程中也可为中低热，甚至无明显发热。乏力是另一个最常见的非特异性症状，可见于38%～70%的COVID-19患者。肌痛也是各项研究中引起重视的一个非特异性症状，可见于10%～45%的病例中。《新型冠状病毒肺炎诊疗方案（试行第六版）》中已将肌痛列入了临床表现。此外，头痛是比较少见的症状。

2. **呼吸道症状** 呼吸道是SARS-CoV-2最主要攻击的部位，所导致的呼吸道症状中咳嗽最为多见，平均70%以上的患者会出现咳嗽，其中又以干咳较为多见。气促（发生率18%～31%）和呼吸困难（发生率31%～55%）也见于呼吸道症状的报道中。在对病例进行亚组分析后发现气促和呼吸困难在重症监护病房（intensive care unit，ICU）监护患者中发生率更高（$P \leqslant 0.001$），起病至发生呼吸困难的中位时间为5～8 d。因此发病1周内应密切观察病情，尽早发现重型病例。少见的呼吸道症状有咽痛、流涕等。

3. **消化道症状** 类似SARS，COVID-19患者也会有消化道的累及，腹泻的发生率在2%～10%，需要引起临床医生的重视。此外，恶心、呕吐是较为少见的消化道症状。

4. **其他少见的临床表现** 部分回顾性研究还发现了其他一些比较少见、非普遍性报道的临床症状如咯血、胸痛、腹痛、寒战等，在此不做详细表述。

5. **无症状感染者** 随着疫情的发展，在各地陆续观察到个别无症状感染者，该类患者同时具有一定的传染性。国家新型冠状病毒肺炎诊疗方案自第五版开始，就在流行病学特点中加入了"无症状感染者也可能成为传染源"。典型的是一位自武汉返回河南安阳的女性患者，在没有任何自觉症状的情况下后续导致5名密切接触者确诊COVID-19。《新英格兰医学杂志》(*The New England Journal of Medicine*）也有报道在 126 名自武汉撤回德国的德国公民中，发现 1 例无任何症状但 SARS‐CoV‐2 核酸检测阳性的患者。然而目前发现的无症状感染者是否为真正意义上的"无症状"，抑或还处于潜伏期或者症状轻微而不自知，现阶段尚不能下定论。COVID‐19 中的无症状感染者真实的比例以及在流行病学上的意义后续需要回顾性的血清学研究来进一步阐明。

三、临床分型

根据国家《新型冠状病毒肺炎诊疗方案（试行第六版）》，COVID‐19 患者根据病情轻重分为轻型、普通型、重型和危重型 4 种临床类型。

（1）轻型患者临床症状轻微，仅表现为低热、轻微乏力等，影像学无肺炎表现。轻型约占 5%，应当注意在发病早期诊断的此型患者，随着病程有可能会进展。

（2）普通型患者具有发热、呼吸道症状，影像学可见肺炎表现。普通型为本病最为常见的类型，约占 80%。

（3）符合以下任何一条则考虑重型。①出现气促，RR≥30 次/分；②静息状态下，指氧饱和度≤93%；③动脉血氧分压（PaO$_2$）/吸氧浓度（FiO$_2$）≤300 mmHg（1 mmHg＝0.133 kPa），高海拔（海拔超过 1 000 m）地区应根据以下公式对 PaO$_2$/FiO$_2$ 进行校正：PaO$_2$/FiO$_2$×［大气压（mmHg）/760］；④肺部影像学显示 24～48 h 病灶明显进展＞50%。

（4）疾病进一步进展，出现以下情况之一者为危重型：①呼吸衰竭，且需要机械通气；②休克；③合并其他器官功能衰竭需 ICU 监护治疗。值得注意的是重型、危重型患者病程中可为中低热，甚至无明显发热。

（王　璇）

第九章

胸部影像学

影像学检查对于 COVID‑19 疾病筛查、早期诊断、病情评估和疗效随访方面起着至关重要的作用。由于胸部 X 线片在病变初期多无异常发现，对于疾病早期诊断的敏感度较低，故推荐使用肺部电子计算机断层扫描（computed tomography，CT）作为首选的影像学检查手段。掌握 COVID‑19 在肺部 CT 上常见和典型的表现对于减少漏诊、诊断和鉴别诊断意义重大。

一、常见 CT 表现

根据现有的病例报道和总结，COVID‑19 肺部 CT 上最常见的特征性表现为磨玻璃影（ground-glass opacity，GGO）和实变（consolidation），通常分布于两侧肺多个肺叶，外周多见。其中 GGO 的病灶密度比较低，不会掩盖血管和气管；实变的病灶密度进一步增高，可掩盖血管和气管壁。平均 80％以上有肺炎表现的 COVID‑19 病例肺 CT 上可见以上 2 种征象之一。有文献总结，在症状出现的 4 d 内，肺 CT 上 GGO 的表现已非常多见，此后随着病情的进展，"铺路石征"（crazy-paving pattern，在 GGO 病灶基础上重叠有小叶内或小叶间间隔的增厚）和实变表现逐渐增多，部分病例肺 CT 上出现"反晕征"（reversed halo sign，多为圆形的 GGO 周围包绕实变影）。根据目前的研究，COVID-19的肺部影像学平均在起病后10～14 d表现最重。少见的CT征象包括胸腔积液、胸腔淋巴结肿大、散在的结节样病灶以及空洞形成。

二、CT表现分期

COVID-19肺CT的影像学表现与感染后的病程阶段有关，参考《新型冠状病毒感染的肺炎的放射学诊断：中华医学会放射学分会专家推荐意见第一版》，将COVID-19的肺CT表现分为以下4个阶段，各阶段间的表现可存在重叠和过渡。

1. 早期　该阶段的肺CT表现为单发或多发的局限性磨玻璃结节或阴影（图9-1），圆形多见，也可表现为胸膜下片状分布，长轴与胸膜平行。病灶多位于胸膜下或叶间裂下，或沿支气管血管束分布，中、下叶多见。GGO病灶内部分细支气管管壁有增厚、部分血管影增粗。随着疾病的进展，部分GGO病灶中小叶间隔增厚可表现为细网格状阴影或"铺路石征"（图9-2A），另有部分磨玻璃阴影周围发展出实变病灶，表现出"反晕征"（图9-2B）。

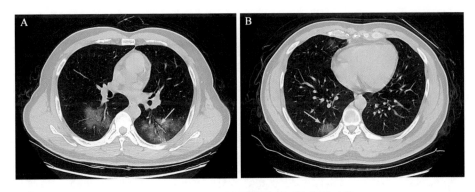

图9-1　COVID-19早期肺部CT表现（1）

A：患者男，38岁，COVID-19确诊病例，肺CT可见沿支气管血管束分布的GGO，内可见血管影增粗以及空气支气管征（箭头）；B：患者男，29岁，COVID-19确诊病例，肺CT可见胸膜下的GGO，内可见增粗的血管影（箭头）

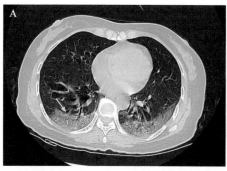
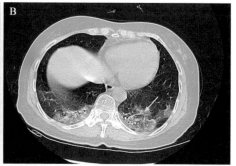

图 9-2 COVID-19 早期肺部 CT 表现（2）

A：两肺 GGO 伴细网格影（箭头）；B：左下肺可见"反晕征"（箭头），GGO 周围有实变

注：患者女，60 岁，COVID-19 确诊病例，肺 CT 可见相关典型改变

　　值得注意的是，有文献将起病后不同时间点的肺 CT 特征进行总结后发现，出现症状后的 2 d 内，一半以上的病例（56%）肺 CT 可无异常表现，而在症状出现 2 d 以后，该比例降至 10% 以内。提示在疾病的极早期时肺 CT 可无明显异常，仅根据胸部影像学排除 COVID-19 是不可靠的。

　　2. 进展期　COVID-19 通常进展迅速，进展期的肺 CT 通常表现为病灶数目增多、部分融合、范围扩大、密度增高，出现不同程度的实变，实变病灶内可见空气支气管征（图 9-3）。

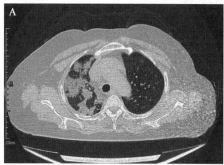
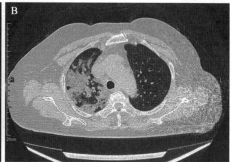

图 9-3 COVID-19 进展期肺部 CT 表现

注：患者女，66 岁，COVID-19 确诊病例，肺 CT 可见两肺多发实变，可见空气支气管征

3. **重症期** 在重症期病变进一步进展，双肺弥漫性实变（图9-4），密度不均，实变病灶内可见空气支气管征。非实变区可呈斑片状磨玻璃阴影表现，双肺大部分受累时呈"白肺"表现，叶间胸膜和双侧胸膜常见增厚。部分病例可见少量胸腔积液。

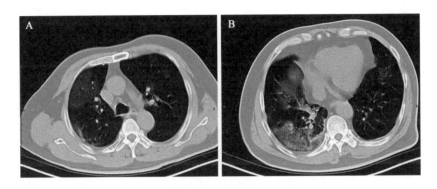

图9-4 COVID-19重症期肺部CT表现

注：患者男，65岁，COVID-19确诊病例，2型糖尿病，两肺多发GGO

4. **恢复期** 大多数COVID-19患者经过隔离治疗，病情趋于稳定、好转。肺CT表现为病灶逐步吸收，部分病例可遗留索条影（图9-5）。有少部分病例病程较短，可由早期直接出现恢复期影像学表现。

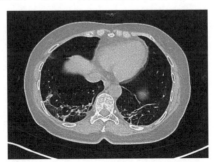

图9-5 COVID-19恢复期肺部CT表现

注：患者女，60岁，COVID-19确诊病例，经隔离治疗后肺CT可见病灶逐渐吸收，残留条索影

三、不典型 CT 表现

部分不典型或少见的 COVID‑19 肺部影像学表现主要见于个例报道，包括条索影、空洞形成、"晕轮征"以及多发的结节影等。

（王　璇）

第十章

实验室诊断

一、实验室检查改变

在COVID-19发病早期，患者常出现血白细胞总数正常或减少，淋巴细胞计数减少。上述实验室结果，联合流行病学史、发热、呼吸道症状以及胸部影像学检查，是COVID-19疑似病例的重要特点。除此之外，多数患者C反应蛋白（C-reactive protein，CRP）和血沉升高，降钙素原正常，部分患者可以出现肝酶、乳酸脱氢酶（lactic dehydrogenase，LDH）、肌酶和肌红蛋白增高（多为一过性）；部分重型或危重型患者可见肌钙蛋白增高，D-二聚体升高，其他各类炎症因子升高，外周血淋巴细胞进行性减少。

二、病原学诊断的标本类型及采集方法

对于临床疑似病例，必须具备以下病原学证据之一，才能达到确诊病例标准：①RT-PCR检测SARS-CoV-2核酸阳性；②病毒基因组测序，与已知的SARS-CoV-2高度同源。标本正确的采集对于COVID-19非常重要，采集标本时应强调正确的采集方法和恰当的部位。目前可采集的标本类型包括上、下呼吸道标本，血液标本，血清标本，眼结膜标本，粪便标本。目前，

根据《新型冠状病毒实验室生物安全指南（第二版）》及《新型冠状病毒标本实验室检测及生物安全处理程序》，标本采集的规范如下。

1. 呼吸道标本采集 呼吸道标本包括：咽拭子、鼻拭子、鼻咽抽取物、深咳痰液、呼吸道抽取物、支气管灌洗液、肺泡灌洗液。推荐标本采集方法如下。

（1）咽拭子：用2根聚丙烯纤维头的塑料杆拭子同时擦拭双侧咽扁桃体及咽后壁，将拭子头浸入含3 ml病毒保存液（也可使用等渗盐溶液、组织培养液等）的管中，尾部弃去，旋紧管盖。

（2）鼻拭子：将1根聚丙烯纤维头的塑料杆拭子轻轻插入鼻道内鼻腭处，停留片刻后缓慢转动退出。取另一根聚丙烯纤维头的塑料杆拭子以同样的方法采集另一侧鼻孔。上述2根拭子浸入同一含3 ml采样液的管中，尾部弃去，旋紧管盖。

（3）鼻咽抽取物或呼吸道抽取物：用与负压泵相连的收集器从鼻咽部抽取黏液或从气管抽取呼吸道分泌物。将收集器头部插入鼻腔或气管，接通负压，旋转收集器头部并缓慢退出，收集抽取的黏液，并用3 ml采样液冲洗收集器1次（亦可用小儿导尿管接在50 ml注射器上来替代收集器）。

（4）深咳痰液：患者深咳后，用含3 ml采样液的50 ml螺口塑料管收集咳出的痰液。

（5）支气管灌洗液：将收集器头部从鼻孔或气管插口处插入气管（约30 cm深处），注入5 ml生理盐水，接通负压，旋转收集器头部并缓慢退出。收集抽取的黏液，并用采样液冲洗收集器1次（亦可用小儿导尿管接在50 ml注射器上来代替收集器）。

（6）肺泡灌洗液：局部麻醉后，将纤维支气管镜通过口或鼻经过咽部插入右肺中叶或左肺舌段的支气管，将其顶端契入支气管分支开口，经气管活检孔缓缓加入灭菌生理盐水，每次 30～50 ml，总量 100～250 ml，不应超过 300 ml。

2. **血液标本采集**　血液标本包括：全血标本，血清标本。

（1）全血标本：尽量采集发病后 7 d 内的急性期抗凝血。采集量 5 ml，以空腹血为佳。建议使用含有乙二胺四乙酸（ethylenediaminetetraacetic acid，EDTA）抗凝剂的真空采血管采集血液，室温静置 30 min，1 500～2 000 r/min 离心 10 min。

（2）血清标本：尽量采集急性期、恢复期双份血清。第 1 份血清应尽早（最好在发病后 7～10 d）采集，第 2 份血清应在发病后第 3～4 周采集。采集量 5 ml，以空腹血为佳。建议使用真空负压采血管采集血液标本 5 ml，室温静置 30 min，1 500～2 000 r/min 离心 10 min。

3. **其他标本采集**　除呼吸道标本和血液标本外，目前部分研究已经提示，眼结膜标本、粪便标本等均可以检测出病毒核酸。

（1）眼结膜标本：出现眼部感染症状的病例需要采集眼结膜拭子标本，眼结膜表面用拭子轻轻擦拭后，将拭子头插入采样管中，尾部弃去，旋紧管盖。

（2）粪便标本：出现腹泻症状的患者需采集粪便标本，留取粪便标本 3～5 ml。

三、检测实验室的生物安全注意事项

对于符合实验室资质，可以开展 SARS-CoV-2 检测的各项单位，保证生物安全十分重要。因此，运输标本的过程需把握如下原则。

1. **院内运输**　院内标本采集后，可用 1 000 mg/L 含氯消毒液对标本容器外表面进行擦拭或喷洒消毒，然后放入带有生物安全警示标志的专用标本自封袋中包装，并对自封袋外表面用 1 000 mg/L 含氯消毒液再次进行消毒；然后置于专用密闭转运箱，并对转运箱外表面用 1 000 mg/L 含氯消毒液消毒。运送过程需经由生物安全培训的专人运送至实验室，运送人员应穿戴一级防护（佩戴帽子、一次性外科口罩、手套，穿隔离衣）。转运期间保持转运箱平稳，避免剧烈震荡、颠簸。

2. 院外运输　若标本涉及院外运输，应按照《可感染人类的高致病性病原微生物菌（毒）种或样本运输管理规定》（卫生部令第 45 号）要求执行。依据国家《新型冠状病毒感染的肺炎实验室检测技术指南》，SARS‑CoV‑2 毒株及其他潜在感染性材料的运输包装分类属于 A 类，对应的联合国编号为 UN2814，包装材料应符合 PI602 分类包装要求。

3. 标本接受　实验室接收人员需用 1 000 mg/L 含氯消毒液对转运箱进行消毒后方可打开，再用 1 000 mg/L 含氯消毒液对自封袋进行消毒。自封袋在生物安全柜内打开，取出标本，详细核对标本信息，做好交接登记。

4. 实验室操作及实验室环境消毒　实验室操作人员应采用生物安全三级实验室防护级别，始终在安全柜内进行操作。实验室配备充足的空气消毒机或紫外线灯，每天试验前后常规消毒（空气消毒机每次 1 h，紫外线灯每次 30～60 min）。同时，每天试验前后使用 1 000 mg/L 有效氯的消毒液对桌面、台面、地面、门把手等区域进行消毒。转运及存放标本的容器使用前后用 1 000 mg/L 的含氯消毒液进行擦拭消毒。

四、RT‑PCR 法

1. RT‑PCR 检测方法介绍　RT‑PCR 是目前临床最常用的分子诊断方法，对于疑似病例，若 RT‑PCR 阳性，可以作为确诊标准。若 RT‑PCR 连续 2 次阴性（采样时间至少间隔 1 d），结合患者临床症状、影像学变化，可作为解除隔离和出院的参考标准之一。

目前，国内外多家公司已经开发并生产了针对 SARS‑CoV‑2 的病毒核酸的 RT‑PCR 检测试剂盒，典型的 β 冠状病毒组织由 5′ 非翻译区（UTR）、*ORF*1*ab* 基因、*S* 基因、*E* 基因、*M* 基因、*N* 基因、3′ UTR 和一些未鉴定的非结构性开放阅读框构成。当前的核酸扩增测试方法主要针对 *ORF*1*ab* 基因、*S* 基因、*E* 基因、*M* 基因和 *N* 基因的开放阅读框。目前，市面上的试剂盒包括单靶标、双靶标及三靶标，而当前的研究表明，*ORF*1*ab* 和 *S* 基因具有种属特异性，可以有效地将 SARS‑CoV‑2 与其他冠状病毒（包括 SARS‑CoV 等）区分开来。而 SARS‑CoV‑2 的 *N* 基因和 *E* 基因可能与其他冠状病毒形成交叉反应。未来，仍需更多的研究来探索 SARS‑CoV‑2 的最佳核酸扩增靶标组合。

2. 推荐的引物和探针及结果判断

（1）SARS‑CoV‑2 核酸测定（RT‑PCR 法）：推荐选用针对 SARS‑CoV‑2 的 *ORF*1*ab* 基因、*N* 基因区域的引物和探针（表 10‑1）。

表 10‑1　国家卫生健康委员会推荐用于 RT‑PCR 检测的引物和探针序列

靶标		序列
靶标一（ORF1ab）	正向引物（F）	5′‑CCCTGTGGGTTTTACACTTAA‑3′
	反向引物（R）	5′‑ACGATTGTGCATCAGCTGA‑3′
	荧光探针（P）	5′‑FAM‑CCGTCTGCGGTATGTGGAAAGGTTATGG‑BHQ1‑3′
靶标二（N）	正向引物（F）	5′‑GGGGAACTTCTCCTGCTAGAAT　3′
	反向引物（R）	5′‑CAGACATTTTGCTCTCAAGCTG‑3′
	荧光探针（P）	5′‑FAM‑TTGCTGCTGCTTGACAGATT‑TAMRA‑3′

（2）结果判断：阴性，无 Ct 值或 Ct≥40。阳性：Ct 值<37，可报告为阳性。灰度区：Ct 值在 37～40，建议重复实验。若重做结果 Ct 值<40，扩增曲线有明显起峰，该样本判断为阳性，否则为阴性。

3. RT-PCR假阴性的原因分析　　临床上已经多次报道患者鼻咽拭子和咽拭子标本连续2次甚至多次RT-PCR阴性，而最终核酸确诊的病例。RT-PCR出现假阴性有多种可能，首先，采样手法不标准可能会增加假阴性的可能。其次，采样的部位也可能影响阳性率的检出。对于COVID-19患者，轻型患者可以上呼吸道标本采集为主，重型患者则优先留取肺泡灌洗液。但考虑到该病的高度传染性，临床上选择有创性操作获取样本需严格遵照生物安全规范进行。除此之外，RNA提取效率、试剂盒的质量、设计中多重引物的潜在干扰也可能影响RT-PCR的检测效能。而若病毒在引物或探针区域发生突变（尽管这些区域多为保守片段），也可能导致假阴性的出现。因此，对于临床高度疑似病例，而RT-PCR阴性，需要排除可能产生假阴性的因素，包括样本质量差，样本采集时间过早或过晚，标本保存、运输、处理中存在问题，技术本身存在缺陷等。

除去呼吸道标本，多项研究都已报道可从部分患者血液、粪便、结膜分泌物中检测到病毒核酸，但目前从上述标本中分离出核酸的临床意义和传播毒力尚不明确，仍有待后续研究进一步验证。

因此，对于临床高度疑似的病例，可采取重复采样，多次检测，更换采样部位、改进检测手段等进一步增加RT-PCR法的敏感性。

五、宏基因组学测序法

获得SARS-CoV-2的基因组序列是另一种可确诊的分子生物学诊断方法。宏基因组学测序（包括短读和长读测序）可以从已知和新型病原体中获得基因组数据。宏基因组测序的优势在于速度快、敏感性高、无偏见的性质，这使其能够在不明原因肺炎的诊断中发挥至关重要的作用，尤其是在遇到非典型的致病菌时。但同时，宏基因组学的应用也有局限性，目前用于宏基因组学的生物信息学流水线的工作原理是通过将测序的读段映射到包含已知微生物的现有数据库来工作。这种方法可能导致新的病原体基因组与某些先前鉴定的微生物基因组部分对齐，并导致错误的分类学分类。实际上，在 SARS－CoV－2 疫情初期，第 1 批新闻发布引用了一份测序报道，其中报道结果提示鉴定出 SARS 病毒，引起了社会的广泛关注。只有在深入分析了所获得的测序数据之后，才发现该病原体是一种不同的病毒。因此，对于宏基因组学方法，应始终由医学专业人员的顾问来解释其测序的结果，尤其是在处理潜在的新型病原体感染或聚集型病例时。

RNA 抽提效能、反转录效率、测序数据量、生信分析都是影响宏基因组学数据敏感性的原因，但相较于 RT－PCR，宏基因组学仍能显示出令人满意的灵敏度。此外，无偏向性测序的特点能够为目标病原体的遗传变异检测提供了更高的敏感性，与靶向宏基因组学测序联合，可紧密监测 SARS－CoV－2 分子进化，为公共卫生管理提供有价值的见解。

六、血清学诊断

相较于 RT－PCR 和宏基因组学测序，血清学诊断拥有快速、便捷的优势。但同时，血清学诊断方法的灵敏性和特异性可能略低，需要结合临床其他检测方法联合判断。血清学诊断可以检测包括抗原、免疫球蛋白 M（immunoglobulin M，IgM）、IgG 等，目前，国内外多种抗体试剂盒仍在研发阶段。对于抗原、 IgM、 IgG 出现的窗口期仍需进一步探索，才能发挥血清学诊断的最佳价值。

七、病毒体外培养

体外培养是一种经典的分离获取病毒的方法。体外分离培养时，SARS－CoV－2 96 h 左右即可在人呼吸道上皮细胞内发现，而在 Vero E6

（非洲绿猴肾细胞）和 Huh－7（人肝癌细胞）细胞系中分离培养需约 6 d。但由于体外培养 SARS－CoV－2 需要在生物安全三级的实验室中进行，并且耗时较长，不作为常规的诊断方法进行推荐。

八、其他检测手段

针对 SARS－CoV－2 的检测，封闭式一体机分子检测、床旁 POCT 检测等也是值得探索的检测手段。前者可以减少实验室操作污染的发生率，后者可以更快捷地进行筛查。其他检测方法如环介导等温扩增技术（loop-mediated isothermal amplification，LAMP）、CRISPR 等也可能在 SARS－CoV－2 的检测中发挥一定的作用。

九、不明原因肺炎病原体检测

需要引起重视的是，冬季可有多种呼吸道感染性疾病流行，包括流感病毒、非 SARS－CoV－2 冠状病毒、呼吸道合胞病毒（respiratory syncytial virus，RSV）等。对于临床不明原因肺炎患者，临床医师一定要对其他病原体进行鉴别诊断，有检测条件的需对其他病原体进行同步筛查。目前多项研究已经发现 SARS－CoV－2 存在和其他病毒共感染现象，因此在疫情期间，对于不明原因肺炎的诊断，甲型、乙型流感病毒，RSV，腺病毒等病原体的检测也需被纳入检测流程内。临床医师应充分考虑每种诊断方法的利弊，合理利用，以获取更多信息来做出准确的临床诊断。

（艾静文）

第十一章

病理学改变

COVID-19 是一种新发传染病，目前人们对它的发病机制、病理特点、组织学损伤等一系列问题的认识多还停留在既往 SARS 和 MERS 的研究基础上，需要进一步深入研究，而病理解剖工作对于回答这些问题至关重要。

全球首份 COVID-19 患者病理报告是通过患者死亡后微创病理检查完成，发表在《柳叶刀呼吸医学》（*The Lancet Respiratory Medicine*）杂志。该研究由中国人民解放军总医院第五医学中心赵景民教授和王福生院士带领的团队完成。标本取自一名患者的肺、肝和心脏组织。组织学检查显示，双侧弥漫性肺泡损伤伴细胞纤维黏液样渗出物。右肺显示出明显的肺细胞脱落和透明膜形成，表明 ARDS 的存在。左肺组织显示出肺水肿并形成透明膜，是早期 ARDS 的改变。双肺间质中均可见到以淋巴细胞为主的单个核细胞浸润。肺泡内腔鉴定出多核巨细胞和非典型增大的肺细胞，以细胞核大、嗜两性颗粒状胞质和突出的核仁为主要特征，显示病毒感染后的细胞病变。该患者的肝穿刺标本显示中度微血管脂肪变性以及轻度的小叶和门静脉活动，该损伤可能是由病毒感染或药物性肝损伤引起的。心脏穿刺组织中发现间质中有少量单个核细胞浸润。该病理结果显示，COVID-19 的病理特征与 SARS 和 MERS 极为相似。该报告提示 SARS-CoV-2 感染主要累及肺脏，并导致了严重的肺损伤；SARS-CoV-2 可能并不直接攻击肝脏和心脏。

另一篇尚处于预印本阶段的论文首次报道了危重型 COVID-19 的临床病理改变，包括镜下、免疫组织化学和特殊染色等。该论文由国家感染性疾病临床医学研究中心、深圳市第三人民医院（南方科技大学第二附属医院）完成。该研究在对一例 COVID-19 死亡患者的肺脏器官解剖，并通过苏木精-伊红染色（hematoxylin-eosin staining，HE staining），免疫组织化学和特殊染色 [包括 Masson 染色、PAS（periodic acid-Schiff）染色和次甲基银染色] 后得出。研究发现，肉眼检查见整个肺组织呈现弥漫性充血外观或部分出血性坏死。出血坏死主要发生在右肺各叶的外边缘。肺切面显示出严重的充血和出血改变。肺部镜下主要的病理变化为毛细支气管炎和肺泡炎，伴有上皮细胞增殖、萎缩、脱屑和鳞状化生。大量肺间质纤维化，部分透明变性，出血性肺梗死程度不同。小血管增生，血管壁增厚，管腔狭窄、闭塞和微血栓形成。局灶性单核细胞、淋巴细胞和浆细胞浸润进入肺间质。肺泡上皮细胞萎缩，液泡变性，增殖，脱屑和鳞状化生。肺泡腔充血突出，并含有黏液、水肿液、上皮细胞脱落和炎性细胞。研究还在镜下发现几个多核巨细胞和胞质内病毒包涵体。 Masson 染色显示大量的肺间质纤维化。免疫组织化学结果显示包括白细胞分化抗原（cluster of differentiation，CD） CD3、CD4、 CD8、 CD20、 CD79a、 CD5、 CD38 和 CD68 的标记为阳性。该研究为重型患者 COVID-19 的发病机制的研究提供了坚实证据。

总之，目前全球正式发表关于 COVID-19 的病理组织学改变的文章数量有限，仅提示了个别患者在疾病发展某个阶段的病理改变，并不能完整体现 COVID-19 造成的病理损害，COVID-19 总体病理改变还有待进一步的研究。

（王新宇）

第十二章

预后和转归

COVID-19 有一定的自限性，大部分轻型患者预后良好，总病程在 2～3 周。死亡病例多见于老年人和有慢性基础疾病者。

据资料报道，进展至重型及危重型病例占 20%～25%，其中以老年男性常见。对于这部分患者，预后不佳。根据现有国内部分大规模研究，粗病死率估计为 2%～3%，病死率密度为 0.015/10（人·天），即平均每个患者观察 10 d 的死亡风险为 0.015。80 岁以上年龄组的粗病死率最高，达 14.8%。男性的粗病死率为 2.8%，稍高于女性（1.7%）。湖北省的粗病死率（2.9%）显著高于其他省份（0.4%）。未报告合并症患者的粗病死率约为 0.9%，有合并症患者的病死率明显升高，心血管疾病患者为 10.5%，糖尿病为 7.3%，慢性呼吸道疾病为 6.3%，高血压病为 6.0%，癌症为 5.6%。一旦进展至危重型，病死率显著升高。根据现有研究，危重型病例的粗病死率为 49%，病死率密度为 0.325，即平均每个危重型病例观察 10 d 的死亡风险为 0.325。根据 WHO 截至 2020 年 2 月 20 日报道，中国境外病例粗死亡率约为 0.3%，与湖北外其他省、市接近。

但目前对病死率的估计均依赖于从症状发作到死亡或恢复的典型时间间隔的有限数据，尚无法准确反映疾病本身严重程度。从已发表的病例分析可以看出，除上文中提到的高龄、合并基础疾病等因素外，淋巴细胞减少、胸部 CT

病变范围大也与预后有关。儿童病例症状相对较轻。

（李　杨）

参考文献

[1] 国家卫生健康委员会 . 国家卫生健康委办公厅关于印发新型冠状病毒感染的肺炎防控方案（第三版）的通知［Z/OL］.（2020－01－28）［2020－02－28］. http://www. gov. cn/zhengce/zhengceku/2020-01/29/content_5472893. htm.

[2] 国家卫生健康委员会 . 国家卫生健康委办公厅关于印发新型冠状病毒实验室生物安全指南（第二版）的通知［Z/OL］.（2020－01－23）［2020－02－23］. http://www. nhc. gov. cn/qjjys/s7948/202001/0909555408d842a58828611dde2e6a26. shtml.

[3] 国家卫生健康委员会 . 关于印发新型冠状病毒感染的肺炎诊疗方案（试行第五版）的通知［Z/OL］.（2020－02－04）［2020－02－23］. http://www. nhc. gov. cn/yzygj/s7653p/202002/3b09b894ac9b4204a79db5b8912d4440. shtml.

[4] 河南省医学会检验医学分会，河南省卫健委临床检验中心 . 河南省医学会检验医学分会 河南省卫健委临床检验中心发布新型冠状病毒核酸检测标本检测及生物安全处理程序［Z/OL］.（2020－02－04）［2020－02－28］. http://www. henanyixue. com/web/01/doc? docId=1580956072517&itemId=10002.

[5] 纪建松 . 新冠肺炎 CT 早期征象与鉴别诊断［M］. 北京:科学出版社,2020.

[6] 中华医学会放射学分会 . 新型冠状病毒感染的肺炎的放射学诊断:中华医学会放射学分会专家推荐意见第一版［J］. 中华放射学杂志,2020,(54):E001.

[7] Bernheim A，Mei X，Huang M，et al. Chest CT findings in coronavirus disease-19 (COVID-19)：relationship to duration of infection ［J/OL］. Radiology,（2020－02－20）［2020－02－23］. https://pubs. rsna. org/doi/10. 1148/radiol. 2020200463.

[8] Chan J F-W，Yuan S，Kok K-H，et al. A familial cluster of pneumonia associated with the 2019 novel coronavirus indicating person-to-person transmission：a study of a family cluster ［J］. Lancet,2020,395(10223):514－523.

[9] Chung M，Bernheim A，Mei X，et al. CT imaging features of 2019 novel coronavirus (2019-nCoV)［J/OL］. Radiology,（2020－02－04）［2020－02－23］. https://doi. org/10. 1148/radiol. 2020200230.

[10] Guan WJ，Ni ZY，Hu Y，et al. Clinical characteristics of coronavirus disease 2019 in China ［J/OL］. N Engl J Med,（2020－02－28）［2020－02－29］. https://

www. nejm. org/doi/full/10. 1056/NEJMoa2002032.

[11] Huang CL, Wang YM, Li XW, et al. Clinical features of patients infected with 2019 novel coronavirus in Wuhan, China [J]. Lancet, 2020,395(10223):497 – 506.

[12] Li XH, Zeng XS, Liu B, et al. COVID – 19 infection presenting with CT halo sign [J/OL]. Radiology,(2020 – 02 – 12)[2020 – 02 – 23]. https://pubs. rsna. org/doi/10. 1148/ryct. 2020200026.

[13] Luo WR, Yu H, Gou JZ, et al. Clinical pathology of critical patient with novel coronavirus pneumonia (COVID – 19) [J/OL]. Preprints 2020,2020020407.

[14] Ming-Yen NG, Elaine YP L, Jin Y, et al. Imaging profile of the COVID – 19 infection: radiologic findings and literature review [J/OL]. Radiology,(2020 – 02 – 13)[2020 – 02 – 23]. https://pubs. rsna. org/doi/10. 1148/ryct. 2020200034.

[15] Pan F, Ye T, Sun P, et al. Time course of lung changes on chest CT during recovery from 2019 novel coronavirus (COVID – 19) pneumonia [J/OL]. Radiology,(2020 – 02 – 13)[2020 – 02 – 23]. https://pubs. rsna. org/doi/10. 1148/radiol. 2020200370.

[16] Wilson MR, Sample HA, Zorn KC, et al. Clinical metagenomic sequencing for diagnosis of meningitis and encephalitis [J]. N Engl J Med, 2019, 380(24):2327 – 2340.

[17] Wu Y, Xie YL, Wang X. Longitudinal CT findings in COVID – 19 pneumonia: case presenting organizing pneumonia pattern [J/OL]. Radiology, (2020 – 02 – 14)[2020 – 02 – 23]. https://pubs. rsna. org/doi/10. 1148/ryct. 2020200031.

[18] Xu Z, Shi L, Wang YJ, et al. Pathological findings of COVID – 19 associated with acute respiratory distress syndrome [J/OL]. Lancet Respir Med, (2020 – 02 – 18) [2020 – 02 – 23]. https://linkinghub. elsevier. com/retrieve/pii/S221326002030076X.

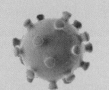
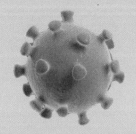

第五篇

诊 断 和
鉴 别 诊 断

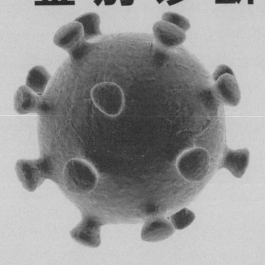
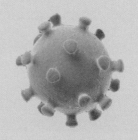

　　传染病的经典诊断模式是基于流行病学史、临床表现、初步的实验室检测和辅助检查，锁定"疑似病例"，通过病原学检测实现精准诊断，筛查出"确诊病例"。这种诊断模式是非常理想的传染病学诊断方式，既能尽量不遗漏患者，从而阻止传染病的进一步传播；又能够实现传染病的高效、精准诊断。而此次 SARS-CoV-2 的全基因组序列在疾病暴发初期就已经被完整检测和公布，核酸检测因此能够迅速开发并用于诊断，为 COVID-19 患者的早期发现提供了重要支持。作为一种新出现的传染病，随着科学家和临床医师对 COVID-19 认识的深入，中国以及 WHO 制定的诊断标准仍在不断完善。

第十三章

中国诊断标准的制定与演变

　　国家卫生健康委员会在 COVID-19 的病原学分离及全基因组测序完成后，于 2020 年 1 月 15 日开始颁布第一版新型冠状病毒肺炎的诊疗方案，并在随后的 1 月 18 日、1 月 22 日、1 月 27 日、2 月 4 日和 2 月 18 日分别对诊疗方案进行了修订，并颁布了更新的版本（表 13-1）。从武汉华南海鲜市场的接触史，到人传人的确认；从武汉的疫情暴发，到疫情不断播散至武汉外城市和湖北外省份；在诊断标准方面的修订主要体现在流行病学史的演变和临床表现的总结上，贯穿了流行病学和临床医学专家对疾病的认知和防控策略的思考，每条修改都反映了在抗击 COVID-19 工作中的进展与经验的积累。

一、第一版——于 2020 年 1 月 15 日推出

　　1. **观察病例**　需同时符合以下 2 条。

　　（1）流行病学史：发病前 2 周内有武汉旅行史，或武汉市相关市场，特别是农贸市场直接或间接接触史。

　　（2）临床表现：

　　1）发热；

　　2）具有符合的肺炎影像学特征；

表 13-1　国家卫生健康委员会第一版～第六版新型冠状病毒肺炎的诊断标准的比较

版本	流行病学史	临床表现	疑似病例	确诊病例	临床分型及定义
第一版	发病前2周内有武汉旅行史，或武汉市相关市场，特别是农贸市场直接或间接接触史	(1) 发热； (2) 具有符合的肺炎影像学特征； (3) 发病早期白细胞总数正常或降低，或淋巴细胞计数减少； (4) 经规范抗菌药物治疗3 d[参照中华医学会呼吸病学分会颁布的《中国成人社区获得性肺炎诊断和治疗指南(2016年版)》及国家卫生健康委员会《儿童社区获得性肺炎诊疗规范(2019年版)》]，病情无明显改善或者进行性加重	为"观察病例"；同时符合流行病学标准和临床表现	在"观察病例"的基础上，采集痰液、咽拭子等呼吸道标本行病毒全基因组检测，与已知的新型冠状病毒高度同源	定义"危重病例"如下：符合下列任一条：休克；合并其他器官功能衰竭需ICU监护治疗
第二版	(1) 发病前2周内有武汉旅行史或者居住史； (2) 或发病前14 d内曾经接触过来自武汉的发热伴有呼吸道症状的患者； (3) 或有聚集性发病	删去第一版中的第(4)条	同时符合流行病学标准和临床表现	在符合"疑似病例"标准的基础上，痰液、咽拭子、下呼吸道分泌物等标本行RT-PCR检测新型冠状病毒核酸阳性；或病毒基因测序，与已知的新型冠状病毒高度同源	定义"重症病例"如下： 符合下列任一条： (1) 呼吸频率增快(≥30次/分)，呼吸困难，口唇发绀；或吸空气时，指血氧饱和度≤93%，或动脉血氧分压(PaO$_2$)/吸氧浓度(FiO$_2$)≤300 mmHg(1 mmHg=0.133kPa)； (2) 肺部影像学显示多叶病变或48 h内病灶进展>50%； (3) qSOFA评分(快速序贯性器官功能衰竭评估)≥2分； (4) CURB-65评分≥1分； (5) 合并气胸； (6) 需住院治疗的其他临床情况

续　表

版本	流行病学史	临床表现	疑似病例	确诊病例	临床分型及定义
第三版	接触史扩大到了武汉以外的地区。	同第二版	同第二版	同第二版	"重症病例"定义修改： (1) 呼吸频率增快（≥30次/分），呼吸困难，口唇发绀； (2) 吸空气时，指血氧饱和度≤93%； (3) PaO₂/FiO₂≤300 mmHg（1 mmHg = 0.133 kPa）； (4) 肺部影像学显示多叶病变或48 h内病灶进展＞50%； (5) 合并需要住院治疗的其他临床情况
第四版	(1) 发病前14 d内有本地病例或其他有本地病例持续传播地区的旅行史或居住史； (2) 发病前14 d内曾接触过来自武汉市或其他有本地病例持续传播地区的发热或有呼吸道症状的患者； (3) 有聚集性发病或与新型冠状病毒感染者有流行病学关联	同第二版	临床表现放宽至符合3条中的2条；有流行病学史中的任何1条，符合临床表现中任意2条	将血液标本作为用于诊断的标本	定义"普通型病例"如下：员有发热、呼吸道等症状，影像学可见肺炎表现；对"重症病例"的定义进行了微调和简化，删掉了第二版的第(4)、第(5)条

续 表

版本	流行病学史	临床表现	疑似病例	确诊病例	临床分型及定义
第五版（湖北省外）	（1）发病前14 d内有武汉及周边地区，或其他有病例报告社区的旅行或居住史；（2）发病前14 d内与新型冠状病毒感染者（核酸检测阳性者）有接触史；（3）发病前14 d内曾接触过来自武汉及周边地区，或来自有病例报告社区的发热或有呼吸道症状的患者；（4）聚集性发病	同第二版	有流行病学史中的任何1条，且符合临床表现中任意2条。无明确流行病学史的，符合临床表现中3条	同第四版	定义"轻型病例"如下：临床症状轻微，影像学未见肺炎表现
第五版（湖北省）		对疑似病例标准进一步放宽，只要具备"发热或呼吸道症状"和"发病早期白细胞总数正常或降低，或淋巴细胞计数减少"	有流行病学史中的任何1条或无流行病学史，且同时符合临床表现中的2条	增加"临床诊断病例"：疑似病例具有肺炎影像学特征者	
第六版	同第五版	同第二版	有流行病学史中的任何1条，且符合临床表现中任意2条，无明确流行病学史的，符合临床表现中的3条	取消湖北省临床诊断病例	同第五版

3）发病早期白细胞总数正常或降低，或淋巴细胞计数减少；

4）经规范抗菌药物治疗 3 d［参照中华医学会呼吸病学分会颁布的《中国成人社区获得性肺炎诊断和治疗指南（2016 年版）》及国家卫生健康委员会《儿童社区获得性肺炎诊疗规范（2019 年版）》］，病情无明显改善或者进行性加重。

2. 确诊病例　在观察病例的基础上，采集痰液、咽拭子等呼吸道标本行病毒全基因组测序，与已知的新型冠状病毒高度同源。

3. 危重症病例　符合下列任 1 条：呼吸衰竭；脓毒症休克；合并其他器官功能衰竭需 ICU 监护治疗。

二、第二版——细化了诊断标准

新型冠状病毒传播的第一阶段是华南海鲜市场暴露所致的局部暴发阶段，随着更多观察病例和确诊病例的发现，显示无华南市场暴露史的病例在增加，并出现了无暴露史的聚集性病例。提示疫情局部扩散形成的社区传播，在武汉多个社区和家庭内发生人际传播和聚集性传播，并且出现了境外多个国家和地区来自武汉的无明确市场暴露史的确诊病例。

原标准中"观察病例"更名为"疑似病例"。对疑似病例的流行病学史进行了调整，修改为发病前 2 周内有武汉旅行史或者居住史；或发病前 14 d 内曾经接触过来自武汉的发热伴有呼吸道症状的患者，或有聚集性发病。由于疾病的传染性强，临床表现中按照 CAP 治疗 3 d 后观察病情的临床判断标准也被删除，增强了早期发现病例的敏感性。

此外，第二版对重症病例和危重症病例进行了区分，制定了更详细的定义。

1. 疑似病例（原观察病例）　同时符合以下 2 条。

（1）流行病学史：

1）发病前 2 周内有武汉旅行史或者居住史；

2）或发病前 14 d 内曾经接触过来自武汉的发热伴有呼吸道症状患者；

3）或有聚集性发病。

（2）临床表现：

1）发热；

2）具有符合的肺炎影像学特征；

3）发病早期白细胞总数正常或降低，或淋巴细胞计数减少。

2. 确诊病例　在符合疑似病例标准的基础上，痰液、咽拭子、下呼吸道分泌物等标本行 RT－PCR 检测新型冠状病毒核酸阳性；或病毒基因测序，与已知的新型冠状病毒高度同源。

3. 重症病例　符合下列任一条。

（1）呼吸频率增快（≥30 次/分），呼吸困难，口唇发绀；或吸空气时，指血氧饱和度≤95％，或动脉血氧分压（PaO_2）/吸氧浓度（FiO_2）≤300 mmHg；

（2）肺部影像学显示多叶病变或 48 h 内病灶进展＞50％；

（3）qSOFA 评分（快速序贯性器官功能衰竭评估）≥2 分；

（4）CURB－65 评分≥1 分；

（5）合并气胸；

（6）需住院治疗的其他临床情况。

4. 危重症病例　符合以下情况之一者。

（1）呼吸衰竭；

（2）脓毒症休克；

（3）合并其他器官功能衰竭需 ICU 监护治疗。

三、第三版——着重于重症病例定义

2020 年 1 月 22 日颁布的第三版对流行病学史没有做修订。随着对

COVID-19临床特点的不断总结，第三版对重症病例的定义进行了简化和修改，尤其是对氧饱和度的标准由第二版的95%调整到了93%。具体如下。

（1）呼吸频率增快（≥30次/分），呼吸困难，口唇发绀；

（2）吸空气时，指血氧饱和度≤93%；

（3）动脉血氧分压（PaO_2）/吸氧浓度（FiO_2）≤ 300 mmHg；

（4）肺部影像学显示多叶病变或48 h内病灶进展>50%；

（5）合并需要住院治疗的其他临床情况。

四、第四版——把接触史扩大到武汉以外地区

由于恰逢中国农历春节，人员流动性很大，疫情迅速扩大和蔓延，并且从湖北省迅速扩大到我国其他地区；同时世界范围内病例逐渐增多，进入了大范围传播阶段。随着对疾病认识的深入和诊疗经验的积累，2020年1月27日颁布的第四版对流行病学再次进行了修改，把接触史扩大到了武汉以外的地区，并且在确诊病例的送检标本中，第1次将血液标本作为用于诊断的标本。第四版增加了普通型病例的定义，即具有发热、呼吸道等症状，影像学可见肺炎表现；同时把原来的重症和危重症称谓改为重型和危重型，以对应普通型。对重型病例的定义进行了微调和简化，删掉了第三版中重症病例的第（4）、第（5）条。

1. **疑似病例**　有流行病学史中的任何一条，符合临床表现中任意2条。

（1）流行病学史：

1）发病前14 d内有武汉地区或其他有本地病例持续传播地区的旅行史或居住史；

2）发病前14 d内曾接触过来自武汉市或其他有本地病例持续传播地

区的发热或有呼吸道症状的患者;

3) 有聚集性发病或与新型冠状病毒感染者有流行病学关联。

(2) 临床表现:

1) 发热;

2) 具有符合的肺炎影像学特征;

3) 发病早期白细胞总数正常或降低,或淋巴细胞计数减少。

2. 确诊病例 呼吸道或者血液标本行实时荧光 RT-PCR 检测新型冠状病毒核酸阳性;呼吸道标本或者血液标本行病毒基因测序,与已知的新型冠状病毒高度同源。

3. 重型病例

(1) 呼吸频率增快(≥30 次/分),呼吸困难,口唇发绀;

(2) 吸空气时,指血氧饱和度≤93%;

(3) 动脉血氧分压(PaO$_2$)/吸氧浓度(FiO$_2$)≤ 300 mmHg。

五、第五版——增加湖北省的临床诊断病例

湖北省出现大量积压病例,包含无症状和轻型病例。大量病例给诊断造成了巨大的压力,如果得不到诊断、隔离和治疗,将造成二代病例、三代病例的出现,因此临床表现对疑似病例的诊断提示意义更加凸显。此外,湖北以外的地区疫情与湖北地区也存在很大差异,湖北省和非湖北省的诊断标准也分别列出。湖北以外地区仍是以输入性病例为主,湖北地区则有大量的疑似病例等待核酸检测来确诊。由于核酸试剂供应及检测能力受限,且有一定比例的患者存在核酸检测假阴性的情况,因此第五版诊断标准中首次在湖北地区引入"临床诊断"的类型。各级医疗机构的医护人员发现临床诊断病例后,应该立即进行隔离治疗,并加快采集标本进行病原学检测。这是为了最大程度减少病情延误、最大限度控制传染源,阻断

传播途径。"临床诊断病例"的提出是对诊断环节的完善，符合疫情控制的实际情况。另外，对疑似病例标准进一步放宽，只要具备"发热或呼吸道症状"和"发病早期白细胞总数正常或降低，或淋巴细胞计数减少"，便可纳入疑似病例。以下是第五版诊断标准。

（一）对于湖北以外的省份

疑似病例：有流行病学史中的任何 1 条，且符合临床表现中任意 2 条。无明确流行病学史的，符合临床表现中 3 条。

（1）流行病学史：

1）发病前 14 d 内有武汉及周边地区，或其他有病例报告社区的旅行史或居住史；

2）发病前 14 d 内与新型冠状病毒感染者（核酸检测阳性者）有接触史；

3）发病前 14 d 内曾接触过来自武汉及周边地区，或来自有病例报告社区的发热或有呼吸道症状的患者；

4）聚集性发病。

（2）临床表现：

1）发热和（或）呼吸道症状；

2）具有符合的肺炎影像学特征；

3）发病早期白细胞总数正常或降低，或淋巴细胞计数减少。

（二）对于湖北省

1. **疑似病例**　有流行病学史中的任何 1 条或无流行病学史，且同时符合临床表现中的 2 条。

（1）流行病学史：

1）发病前 14 d 内有武汉及周边地区，或其他有病例报告社区的旅行史或居住史；

2）发病前14 d内与新型冠状病毒感染者（核酸检测阳性者）有接触史；

3）发病前14 d内曾接触过来自武汉及周边地区，或来自有病例报告社区的发热或有呼吸道症状的患者；

4）聚集性发病。

（2）临床表现：

1）发热和（或）呼吸道症状；

2）发病早期白细胞总数正常或降低，或淋巴细胞计数减少。

2. 临床诊断病例　疑似病例具有肺炎影像学特征者。

另外，第五版的临床分型中增加了轻型病例的定义，即临床症状轻微，影像学未见肺炎表现。对普通型、重型和危重型病例的定义无调整。

六、第六版——取消临床诊断

第五版标准发布后，国家采用"四集中"原则在湖北省开展广泛排查。随着集中隔离点及一大批方舱医院的建成使用，核酸检测和医疗供给能力大幅度提升，逐步实现了应收尽收的目标。核酸检测能力不再是限制疾病诊断和处置的短板，在2020年2月18日发布的第六版标准中不再按照湖北和湖北以外设置不同标准，取消了专门针对湖北的临床诊断病例分类。

1. 疑似病例　需要结合下述流行病学史和临床表现综合分析：有流行病学史中的任何1条，且符合临床表现中任意2条，无明确流行病学史的，符合临床表现中的3条。

（1）流行病学史：

1）发病前14 d内有武汉及周边地区，或其他有病例报告社区的旅行史或居住史；

2）发病前14 d内与新型冠状病毒感染者（核酸检测阳性者）有接触史；

3）发病前14 d内曾接触过来自武汉及周边地区，或来自有病例报告社区的发热或有呼吸道症状的患者；

4）聚集性发病。

（2）临床表现：

1）发热和（或）呼吸道症状；

2）具有符合的肺炎影像学特征；

3）发病早期白细胞总数正常或降低，或淋巴细胞计数减少。

2. 确诊病例　疑似病例，具备以下病原学证据之一者：

（1）RT-PCR检测新型冠状病毒核酸阳性；

（2）病毒基因测序，与已知的新型冠状病毒高度同源。

（阮巧玲　孙　峰）

第十四章

WHO 诊断标准的制定与修订

WHO 于 2020 年 1 月 12 日首次发布了新型冠状病毒疑似感染的临床诊疗指南（初稿），并于 2020 年 1 月 28 日对该指南进行了修订。

一、新型冠状病毒的定义（2020 年 1 月 12 日）

疑似病例：患者出现严重急性呼吸道感染（severe acute respiratory infection，SARI），有发热、咳嗽病史，需要住院治疗；没有其他的病原学可以完全解释其临床表现（临床医师应注意免疫抑制患者的临床表现可能不典型）；同时满足流行病学史中的至少 1 条。

（1）起病前 14 d 内有中国湖北省武汉市旅行史；

（2）医务人员在接诊过 SARI 患者的环境中工作过，不考虑患者的旅行史和居住史；

（3）患者的病情出现异常进展，特别是在合理的治疗下病情突然恶化；不考虑患者的旅行史和居住史，即使已有其他可以解释患者临床表现的病原体也须考虑新型冠状病毒感染。

有急性呼吸道疾病的患者（不论病情轻重），起病前 14 d 内，有以下任意暴露史者：①与确诊患者有近距离接触史，无论患者是否有症状；②出现报道院内获得的新型冠状病毒病患者的医疗机构。

二、新型冠状病毒的定义（2020 年 1 月 28 日）

1．疑似病例

（1）患者出现 SARI（发热、咳嗽，需要住院治疗），无其他的病原学可以完全解释其临床表现，并且满足至少 1 条以下流行病学史：

1）起病前 14 d 内有中国湖北省武汉市旅行史或者居住史；

2）医务人员曾经诊治过病原学不明的 SARI 患者。

（2）患者出现 SARI，并且至少满足以下 1 条：

1）起病前 14 d 内与确诊或者高度疑似的患者有密切接触史；

2）起病前 14 d 内曾在湖北武汉的活动物市场停留或者工作的；

3）起病前 14 d 内在医疗机构工作中或者住院时接触过 COVID-19 患者。

2．确诊病例

同时收集上呼吸道（包括鼻咽和口咽）和下呼吸道（包括痰、气管内吸出物或支气管肺泡灌洗液）的标本，通过 RT-PCR 进行 2019 新型冠状病毒检测。在下呼吸道样本易于获得的情况下（例如机械通气的患者，临床医师可以选择仅收集下呼吸道样本）。仅在无法使用 RT-PCR 时才建议使用血清学方法进行诊断。病例轻重程度的判断见表 14-1。

表 14-1　COVID-19 轻重程度的判断标准

感染类型	判 断 标 准
单纯性感染	单纯上呼吸道病毒感染的患者，可能有非特异性症状，例如发热、咳嗽、咽痛、鼻塞、乏力、头痛、肌肉疼痛或不适。老年人和免疫抑制者可能会出现非典型症状，患者无任何脱水、脓毒血症或呼吸急促的迹象
轻症肺炎	患者有肺炎，但是没有重症肺炎的表现； 非重症肺炎儿童：咳嗽，呼吸困难+呼吸急促；呼吸频率：≥60 次/分（<2 个月），≥50 次/分（2～11 个月），≥40 次/分（1～5 岁）并且不伴有重症肺炎的表现

感染类型	判 断 标 准
重症肺炎	青少年或者成人：发热或疑似呼吸道感染，呼吸频率＞30次/分，严重的呼吸衰竭，或者在不吸氧情况下SpO$_2$＜90%； 儿童：有咳嗽或者呼吸困难，加以下任意1条：中心性发绀，或者SpO$_2$＜90%；严重的呼吸衰竭（比如喘息，严重的胸壁凹陷）； 重症肺炎的表现：不能喂奶或者饮水，嗜睡或者意识不清，或者惊厥； 其他的肺炎表现：胸壁凹陷；呼吸急促，呼吸频率：≥60次/分（＜2个月），≥50次/分（2～11个月），≥40次/分（1～5岁）。此为临床诊断，肺部影像学可以除外并发症
ARDS	起病：已有临床症状的1周内，出现新发或者恶化的呼吸道症状； 胸部影像学（X线、CT或者肺部超声）：双侧GGO，但不能完全由积液、大叶渗出或者肺萎陷或者肺部块影解释； 肺水肿原因：不能由心力衰竭或者液体超负荷解释的呼吸衰竭。如果没有高危因素，需要客观指标评价（比如心超）来排除血流动力学异常引起的肺水肿； 氧合状况（成人）： 轻度ARDS：200 mmHg＜PaO$_2$/FiO$_2$≤300 mmHg（PEEP或CPAP≥5 cmH$_2$O或者非机械通气状态）； 中度ARDS：100 mmHg＜PaO$_2$/FiO$_2$≤200 mmHg（PEEP≥5 cmH$_2$O或者非机械通气状态）； 重度ARDS：PaO$_2$/FiO$_2$≤100 mmHg（PEEP≥5 cmH$_2$O或者非机械通气状态）； 无PaO$_2$数据时，SpO$_2$/FiO$_2$≤315提示ARDS（包括非机械通气患者）； 氧合状况（儿童，OI=氧合指数，OSI=SpO$_2$计算的氧合指数）： BiPAP或者全面罩下CPAP≥5 cmH$_2$O：PaO$_2$/FiO$_2$≤300 mmHg或SpO$_2$/FiO$_2$≤264； 轻度ARDS（侵入性插管）：4≤OI＜8或者5≤OSI＜7.5； 中度ARDS（侵入性插管）：8≤OI＜16或者7.5≤OSI＜12.3； 重度ARDS（侵入性插管）：OI≥16或OSI≥12.3
脓毒症	成人：有致命的器官功能障碍，器官功能障碍的表现包括：意识状态改变，呼吸困难或呼吸过快，低氧血症，尿量减少，心率过快，脉搏弱，四肢厥冷或低血压，皮肤淤斑。实验室指标提示血栓形成，血小板减少，酸中毒，高乳酸血症或高胆红素血症； 儿童：疑似或确诊感染以及2条以上SIRS标准，体温异常或者白细胞计数异常必须符合1条
脓毒症休克	成人：尽管采取液体复苏，患者仍持续低血压，需要血管活性药物来保持平均动脉压＞65 mmHg，且血乳酸水平＞2 mmol/L； 儿童：低血压（SBP低于同龄人正常值的第5百分位数或者2个标准差）或者符合以下中的2～3条：意识状态改变；心动过缓或过快（婴幼儿：HR＜90 bpm或HR＞160 bpm；儿童：HR＜70 bpm或HR＞150 bpm）；毛细血管充盈时间延长（＞2 s）或者血管扩张伴有脉搏微弱；呼吸过快；皮肤淤斑、紫斑或者淤点；血乳酸升高；少尿；体温过高或过低

（阮巧玲　孙　峰）

第十五章

鉴别诊断

　　主要与流感病毒、副流感病毒、腺病毒、RSV、鼻病毒、人偏肺病毒、SARS‐CoV 等其他已知病毒性肺炎及肺炎支原体肺炎、肺炎衣原体肺炎和细菌性肺炎等相鉴别。此外，还要与非感染性疾病，如血管炎、皮肌炎和机化性肺炎等鉴别。尤其是对临床诊断病例要尽可能采取包括快速抗原检测和多重 PCR 核酸检测等方法，对常见呼吸道病原体进行检测。应该意识到存在混合感染、继发感染（包括医院感染），还应警惕疫情期间有无其他肺炎出现。

一、流感

　　由流感病毒引起的、经飞沫传播的急性呼吸道传染病，临床上有急性畏寒、高热、头痛、乏力、全身肌肉酸痛和呼吸道症状，传染性强，但是病程短，常呈自限性。血常规提示白细胞总数减少，淋巴细胞相对增加；可通过检测抗原或聚合酶链反应（polymerase chain reaction，PCR）检测流感 RNA 进行诊断。

二、副流感病毒感染

　　副流感病毒是主要引起婴幼儿和儿童上呼吸道感染和严重的下呼吸

感染的重要病原，此病也可见于成人，并可能导致反复感染。RT-PCR检测咽拭子或者肺泡灌洗液中病毒核酸是目前主要的快速检测方法。

三、腺病毒感染

腺病毒主要流行于冬春季节，各年龄段的人群均可感染，婴幼儿、老年人和免疫功能低下者较易感染。临床表现可有各种类型，包括急性上呼吸道感染、肺炎等，有较强的传染性，定量 PCR 检测方法可以用于明确诊断。

四、RSV 感染

RSV 在婴幼儿急性呼吸道感染中占重要地位，多见于秋冬季节。儿童和成人感染后可以出现轻度的上呼吸道症状，但也可能引起老年人肺炎等严重疾病。RT-PCR 是目前最常用的检测方法。

五、鼻病毒感染

鼻病毒是普通感冒的主要原因，春秋季多见，易重复感染。患者表现为鼻塞、咽痛、打喷嚏、声嘶等症状，可有全身症状，但通常较轻微，无明显中毒症状。

六、人偏肺病毒感染

人偏肺病毒感染可表现为上呼吸道感染或严重的毛细血管支气管炎和肺炎。流行季节为每年冬春季节（南、北半球不同）。儿童、老年人普遍易感。RT-PCR 是目前主要的检测手段。

七、SARS

早期症状与新型冠状病毒感染相似，有发热、关节肌肉酸痛、乏力等，患者可稍有咳嗽，以后迅速出现肺部炎症性改变，有胸闷、呼吸困难等。外周血淋巴细胞减少，血清学和病毒核酸检测可以明确诊断。

八、肺炎支原体肺炎

肺炎支原体是社区获得性肺炎（community-acquired pneumonia, CAP）的重要病原体，占 5%～30%。好发于青少年，症状相对较轻，以干咳为主，胸部体征甚少，而影像学病变相对较重，且多变化，呈毛玻璃状；外周血白细胞升高不明显。血清学检测急性期 IgM 抗体是目前重要的诊断方法，核酸检测可用于早期快速诊断。

九、肺炎衣原体肺炎

肺炎衣原体是 CAP 的重要病原体，约占转院肺炎的 10%。临床表现可轻可重，无特异性，老年人感染后病情较重。初期可表现为上呼吸道感染的症状，咽痛常见，后期可出现发热和咳嗽，以干咳为主；实验室检查多无异常；影像学检查无特异性。血清学诊断是最普遍、特异和敏感的方法，核酸检测可用于早期快速诊断。

十、细菌性肺炎

细菌性肺炎除发热之外，咳嗽、咳痰多见，早期为干咳，渐有咳痰，痰液多呈脓性或者铁锈色。实验室检查白细胞总数增高及中性粒细胞升高，抗生素治疗一般有效。

十一、血管炎

抗中性粒细胞胞质抗体相关性血管炎患者可以出现呼吸道症状,包括流涕、鼻窦炎、咳嗽、咯血、胸闷、气短及肺部阴影等表现;但也常伴有全身多系统器官受累的表现。实验室检查常有白细胞升高、嗜酸性粒细胞升高,抗中性粒细胞胞质抗体可为阳性;影像学检查具有重要的意义。组织活检可辅助诊断。

十二、皮肌炎

皮肌炎患者累及肺部可合并间质性肺炎,尤其是抗 Jo-1 抗体阳性的患者更易出现。肺部 CT 可表现为毛玻璃样变、线状影、斑片影等,患者可出现呼吸困难和低氧血症。皮肌炎合并间质性肺炎的患者常有皮损和肌炎表现,实验室检查可有肌炎相关抗体阳性,血清肌酶升高。

十三、隐源性机化性肺炎

隐源性机化性肺炎患者临床表现多样,大多数患者呈现亚急性过程,表现为流感样症状,发热、咳嗽、轻中度气促,少数可出现严重的呼吸困难。大多数患者还有全身不适,厌食和体重减轻。 2/3 的患者肺部听诊可闻及 Velcro 啰音。影像学表现有一定的特点,但并非特异性。病理诊断有一定的帮助。要积极寻找引起隐源性机化性肺炎的病因。激素治疗有效。

(阮巧玲　孙　峰)

参考文献

［1］ 陈灏珠．实用内科学［M］．15 版．北京：人民卫生出版社，2017．

［2］ 国家卫生健康委员会，国家中医药管理局办公室．关于印发新型冠状病毒肺炎
诊疗方案（试行第六版）的通知［Z/OL］．（2020－02－18）［2020－02－23］．
http：//www. nhc. gov. cn/yzygj/s7653p/202002/8334a8326dd94d329df351d7d
a8aefc2. shtml.

［3］ 国家卫生健康委员会．关于印发新型冠状病毒感染的肺炎诊疗方案（试行第三
版）的通知［Z/OL］．（2020－01－22）［2020－02－23］．http：//
www. nhc. gov. cn/yzygj/s7653p/202001/f492c9153ea9437bb587ce2ffcbee1fa. s
html.

［4］ 国家卫生健康委员会．关于印发新型冠状病毒感染的肺炎诊疗方案（试行第四
版）的通知［Z/OL］．（2020－01－27）［2020－02－23］．http：//www. nhc. gov.
cn/yzygj/s7653p/202001/4294563ed35b43209b31739bd0785e67. shtml.

［5］ 国家卫生健康委员会．关于印发新型冠状病毒感染的肺炎诊疗方案（试行第五
版）的通知［Z/OL］．（2020－02－04）［2020－02－23］．http：//
www. nhc. gov. cn/yzygj/s7653p/202002/3b09b894ac9b4204a79db5b8912d44
40. shtml.

［6］ 国家卫生健康委员会．新型冠状病毒感染的肺炎诊疗方案（试行）［Z］．（2020－
01－16）［2020－02－23］．

［7］ 国家卫生健康委员会．新型冠状病毒感染的肺炎诊疗方案（试行第二版）［Z］．
（2020－01－22）［2020－02－23］．

［8］ World Health Organization. Clinical management of severe acute respiratory
infection when novel coronavirus（nCoV）infection is suspected：Interim Guidance
［Z/OL］．（2020－01－28）［2020－02－23］．https://www. who. int/
publications-detail/clinical-management-of-severe-acute-respiratory-infection-when-
novel-coronavirus-（ncov）-infection-is-suspected.

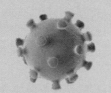
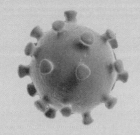

第六篇

治疗原则和
药物研究进展

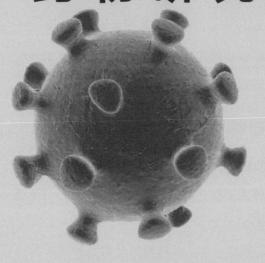

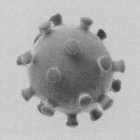

第十六章

治疗原则

一、根据病情确定治疗场所

COVID-19 疑似及确诊病例应在具备有效隔离条件和防护条件的定点医院隔离治疗，疑似病例应当单人单间隔离治疗，确诊病例可多人收治在同一病室。危重型病例应尽早收入 ICU 治疗。

二、一般治疗原则

根据患者病情轻重情况，应该卧床休息，加强支持治疗，保证充分热量；注意水、电解质平衡，维持内环境稳定；密切监测生命体征、指氧饱和度等。根据病情监测血常规、尿常规、CRP、生化指标（肝酶、心肌酶、肾功能等）、凝血功能、动脉血气分析、胸部影像学等。应该及时给予有效氧疗措施，包括鼻导管、面罩给氧和经鼻高流量氧疗（high-flow nasal cannula oxygen therapy，HFNC）。

三、出院标准

同时符合以下条件者，可考虑出院：体温恢复正常 3 d 以上；呼吸道症状明显好转；肺部影像学显示急性渗出性病变明显改善；连续 2 次呼吸道标本核酸检测阴性（采样时间至少间隔 1 d）；呼吸道标本核酸检测阴性后粪便病原核酸检测阴性；总病程超过 2 周。

四、出院患者健康管理

对于出院患者目前仍应密切随访。建议在患者出院后的第 2 周和第 4 周到指定的门诊进行随访。患者出院时，明确本市居住场所和地址。患者出院后，居家休息 2 周，避免到公共场所活动，必须外出时应佩戴口罩。

（王新宇）

第十七章

抗病毒药物的研究进展

截至 2020 年 2 月，尚没有确认有效的抗病毒治疗方法。虽然 COVID-19 自 2020 年 1 月开始暴发流行后，全世界的科研人员和临床医师都将焦点集中在特效抗病毒的研发上，大量老药新用和尚处于临床试验阶段 Ⅱ 期和 Ⅲ 期的新药已经迅速注册临床研究，用于治疗 COIVD-19 的对照研究。但依照 SARS 和 MERS 的经验和临床新药研发的正常周期来看，很难在短期内出现可以确定有效、安全性有保证，并能够大规模生产用于临床治疗的药物。本章介绍了筛选抗冠状病毒药物的思路，在体外试验中筛选到的具有潜力的几种药物，以及目前已经进入临床研究阶段药物的概况。

一、抗冠状病毒药物筛选的方法

在 2003 年之前，只有 2 个致病性冠状病毒，分别是 CoV-229E 和 CoV-OC43，通常导致自限性的上呼吸道感染。因此，当 2003 年 SARS-CoV 突然出现时，研究人员和研究机构，特别是那些参与抗病毒开发的研究机构准备不足。自此之后，全球的研究人员使用 3 种通用方法来发现针对冠状病毒的潜在抗病毒药物。

第 1 种方法是通过使用标准测定方法来测试已用于治疗其他病毒感染

的广谱抗病毒药物，这些测定方法可测量这些药物对于活病毒或假冠状病毒（含有部分冠状病毒结构）在活细胞中的细胞毒性、病毒产量和噬菌斑形成的影响。使用这种方法鉴定的药物实例包括干扰素（IFN－α、 IFN－β、 IFN－γ）、利巴韦林和亲环素抑制剂等。这些药物具有易于获得的明显优势，具有已知的药代动力学和药效学性质、不良反应和给药方案。但是，它们通常没有特异性的抗冠状病毒效应，并且可能与严重的不良反应有关。

第 2 种抗冠状病毒药物发现方法涉及对化学文库的筛选，该化学文库包含大量现有化合物或数据库，其中包含有关不同细胞系中转录特征的信息。这种方法可以快速、高通量筛选许多容易获得的化合物，然后可以通过抗病毒测定对其进行进一步评估。在这些药物再利用计划中已鉴定出各种药物，包括许多具有重要生理和（或）免疫学作用的药物，例如影响神经递质调节、雌激素受体、激酶信号传导、脂质或固醇代谢、蛋白质加工和 DNA 合成或修复。这种方法的主要缺点是，尽管许多已确定的药物在体外均表现出抗冠状病毒活性，但大多数药物与免疫抑制作用相关或具有抗冠状病毒的半数最大有效浓度（EC_{50}）值明显超过治疗剂量下可达到的峰值血清浓度（C_{max}）水平，因此在临床上没有实际应用价值。抗 HIV 蛋白酶抑制剂洛匹那韦/利托那韦是为数不多的例外之一，在非人类灵长类动物模型和非随机临床试验中均显示有效。

第 3 种方法涉及基于对个体冠状病毒的基因组和分子结构的理解从头开发新的特异性药物，这类药物包括靶向于病毒复制周期中涉及特定病毒酶的 siRNA 分子或抑制剂、靶向宿主受体的 mAb、宿主细胞蛋白酶的抑制剂、宿主细胞内吞病毒的抑制剂、靶向 S1 亚基 RBD 的人源或人源化 mAb 和靶向 S2 亚基的抗病毒肽。尽管这些药物大多数都具有有效的体外和（或）体内抗冠状病毒活性，但它们的药代动力学和药效学性质以及不良反应特征尚待在动物和人体试验中进行评估。此外，将这些候选药物发展为具有对患者可靠的给药方式的临床有用的治疗选择通常需要数年之久。

总体而言，这3种药物发现方法通常在新出现的冠状病毒暴发期间齐头并进，以筛选出可大致分为基于病毒和基于宿主的治疗选择的候选药物化合物。

二、治疗 SARS‑CoV‑2 的潜在药物

1. 针对病毒的药物 已经获批的核苷类似物（法匹拉韦与利巴韦林）和尚在试验阶段的核苷类似物（瑞德西韦与加利地韦）可能具有抗 SARS‑CoV‑2 的潜力。RNA 依赖的 RNA 聚合酶（RNA-dependent RNA polymerase，RdRp）是冠状病毒复制转录复合体的重要组成部分，并参与基因组和亚基因组 RNA 的产生。腺嘌呤或鸟嘌呤衍生物形式的核苷类似物靶向 RdRp，能在包括人冠状病毒在内的各种 RNA 病毒中阻断病毒 RNA 的合成。

（1）利巴韦林（Ribavirin）：利巴韦林是一种具有广谱抗病毒活性的鸟嘌呤类似物，已被用于治疗严重的 RSV 感染、丙型病毒性肝炎和病毒性出血热。它的确切作用机制尚未确定，但是对 RNA 病毒（包括冠状病毒）而言，抑制 mRNA 上限和诱导依赖 RNA 的病毒复制中的突变被认为是重要的。大剂量利巴韦林已用于治疗 SARS 患者，但获益尚不清楚。在高剂量下和在 MERS‑CoV 感染的恒河猴中，它表现出中等剂量的抗 MERS‑CoV 活性，但是在小群 MERS 患者中却没有观察到明显的生存获益。此外，与大剂量利巴韦林相关的严重不良反应限制了其在严重 COVID‑19 患者中的临床应用。

（2）法匹拉韦（Favipiravir，T‑705）：法匹拉韦是一种批准用于流

感治疗的鸟嘌呤类似物，可以有效抑制多种 RNA 病毒（如流感病毒、埃博拉病毒、黄热病病毒、基孔肯雅热病毒、诺如病毒和肠道病毒）的 RdRp。最近的一项研究报道了它可抑制 SARS - CoV - 2 的体外活性（Vero E6 细胞中的 $EC_{50}=61.88\ \mu M$）。有多项关于 COVID - 19 的临床随机对照试验即将开展，以评估法匹拉韦联合 IFN - α 和法匹拉韦联合巴洛沙韦 ［一种批准的针对帽依赖性核酸内切酶（cap-snatching）的流感抑制剂］ 的疗效。

（3）瑞德西韦（Remdesivir，GS - 5734）：瑞德西韦是腺嘌呤衍生物的氨基磷酸酯前药，其化学结构和已经被批准上市的 HIV 反转录酶抑制剂丙酚替诺福韦（Tenofovir alafenamide）的化学结构相似。瑞德西韦已在细胞培养和动物模型中证实，对诸如 SARS - CoV 和 MERS - CoV 等 RNA 病毒具有广谱活性。然而在埃博拉病毒的临床试验中，其效果却并不理想。最近的一项研究报告说，瑞德西韦可以在体外抑制 SARS - CoV - 2（Vero E6 细胞中的 $EC_{50}=0.77\ \mu m$）。根据《新英格兰医学杂志》的报告，一名 COVID - 19 美国患者在 2020 年 2 月 6 日接受静脉注射瑞德西韦后康复，该药似乎改善了临床状况。2020 年 2 月初开始进行 2 项Ⅲ期试验，以评估静脉注射瑞德西韦在 COVID - 19 患者中的有效性和安全性（第 1 天 200 mg，第 2～9 天每天 100 mg，每天 1 次，持续 9 d），估计完成日期为 2020 年 4 月。其中一项试验是在武汉多家医院进行的一项随机、安慰剂对照、双盲研究中对 761 名患者进行的。

（4）加利地韦（Galidesivir，BCX4430）：加利地韦是最初为丙型肝炎病毒开发的腺苷类似物。它作为一个非专性 RNA 链终止剂，以抑制广谱 RNA 病毒的 RdRp，包括冠状病毒（如 SARS - CoV 和 MERS - CoV）以及丝状病毒（如埃博拉病毒和马尔堡病毒）。为增加针对在非洲流行的埃博拉病毒的治疗选择，该药已经快速地进入临床研究阶段。

（5）洛匹那韦（Lopinavir）和利托那韦（Ritonavir）：有关研究结果显示，已经批准上市用于针对 HIV 的蛋白酶抑制剂洛匹那韦/利托那韦对 SARS 和 MERS 具有活性。洛匹那韦/利托那韦在体外以及在 MERS-CoV 感染的非人类灵长类动物和 SARS 患者的非随机试验中均具有抗冠状病毒活性。据推测，洛匹那韦/利托那韦的 3CL 抑制活性至少部分有助于其抗冠状病毒作用。已启动临床试验以在感染 SARS-CoV-2 的患者中测试 HIV 蛋白酶抑制剂，如洛匹那韦/利托那韦复合制剂的有效性和安全性。该临床试验假设洛匹那韦/利托那韦可以抑制 SARS 和 MERS 的 3-胰凝乳蛋白酶样蛋白酶（3CLpro 抑制剂），并且在一项非随机开放研究中似乎与 SARS 患者的临床结果改善相关。

但如常规使用洛匹那韦/利托那韦治疗冠状病毒感染，是否会与治疗 HIV 感染患者类似产生耐药性，还有待观察。此外，HIV 蛋白酶抑制剂是否能有效抑制 SARS-CoV-2 的 3CL 水解酶（3CLpro）和木瓜样蛋白酶（PLpro）尚有争议。HIV 蛋白酶属于天冬氨酸蛋白酶家族，而 2 种冠状病毒蛋白酶则来自半胱氨酸蛋白酶家族。该类药物开发设计时针对 HIV 蛋白酶抑制剂进行了专门优化，使其适合于 HIV 蛋白酶二聚体催化位点的 C2 对称性，但是在冠状病毒蛋白酶中却没有这种 C2 对称的口袋结构。如果 HIV 蛋白酶抑制剂改变宿主途径以间接干扰冠状病毒感染，其效力仍然是一个问题。近期，一项洛匹那韦/利托那韦和阿比多尔对治疗 COVID-19 有效性的临床研究结果显示，未发现洛匹那韦/利托那韦和阿比多尔具有改善症状或缩短呼吸道标本病毒核酸转阴时间的作用。

（6）格瑞弗森（Griffithsin）：刺突糖蛋白（S 蛋白）也是潜在的治疗靶标。格瑞弗森是一种源自红藻的凝集素，可与各种病毒糖蛋白（包括 HIV gp120 和 SARS-CoV S 蛋白）表面的寡糖结合。在体外和 SARS-CoV 感染小鼠中，它特异性地结合于病毒表面的糖蛋白，如 S 蛋白和 HIV

的 gp120 蛋白，它抑制冠状病毒广泛的寡糖，包括 SARS-CoV，CoV-229E，CoV-OC43 和 CoV-NL63。格瑞弗森已在Ⅰ期研究中作为预防 HIV 的凝胶或灌肠剂进行了测试。这些药物对治疗或预防 SARS-CoV-2 在人体中的最佳递送方式和安全性应进一步评估。

（7）单克隆抗体：中和性单克隆抗体 REGN3048 和 REGN3051 的组合正在美国国家变态反应和传染病研究所（NIAID）资助的一项首次人类临床试验中研究抗冠状病毒感染。该药物的安全性和耐受性将在 48 位患者中进行研究。2 种抗体都结合 MERS-CoV 的 S 蛋白。在 MERS 小鼠模型中静脉内给该药可在循环血液中高水平中和 MERS-CoV，同时降低肺中的病毒载量。

（8）基于 CRISPR/Cas13d 技术的靶向治疗：CRISPR/Cas13d 系统可能是一种用于治疗和预防 RNA 病毒感染的直接、灵活和快速的新颖方法，该系统可用于特异性靶向 SARS-CoV-2 RNA 基因组，从而限制其复制能力。CRISPR/Cas13d 系统的一个优势是其在设计指导 RNA 方面的灵活性，因为 Cas13d 的 RNA 靶向切割活性不依赖于特定相邻序列的存在。腺相关病毒（adeno-associated viral vector，AAV）具有嗜肺特性，因此可以作为 CRISPR 系统靶向给药的载体。在对患者进行治疗性应用之前，需要进一步的研究来确定该系统在消除动物模型中的 SARS-CoV-2 和其他病毒方面的安全性和有效性。

2. 针对宿主的药物

（1）干扰素（interferon，IFN）：宿主固有的 IFN 反应对于感染后控制病毒复制至关重要。尽管冠状病毒能够抑制免疫逃避的 IFN 反应，但它们仍然容易受到体外 IFN 治疗的影响。IFN 反应可以通过重组 IFN 或 IFN 诱导剂的给药来增强。重组 IFN-α 和 IFN-β 在体外和动物模型中均抑制 SARS-CoV 和 MERS-CoV 的复制。IFN-α 或 IFN-β 与其他抗病毒药如利巴韦林和（或）洛匹那韦/利托那韦的各种组合已用于治疗 SARS 或 MERS 患者。但总体来看，由 IFN 和利巴韦林组成的联合治疗不能持续改善预后。

批准用于治疗 HBV 和 HCV 的聚乙二醇化 IFNα - 2a（PEG-IFNα-2a）和聚乙二醇化 IFNα - 2b（PEG-IFNα-2b）可用于刺激受 SARS - CoV - 2 感染患者的先天抗病毒反应，并且已经开始涉及 IFN 的试验，例如 PEG-IFN 加利巴韦林的抗 HCV 组合方案。目前尚不清楚 PEG - IFN 和核苷类化合物是否可以协同作用对抗 SARS - CoV - 2。由于 IFN 治疗具有多种不良反应，应密切监测并评估，可能需要降低剂量或终止治疗。

（2）巴瑞替尼（Baricitinib）：SARS - CoV - 2 感染肺细胞的受体被认为是 ACE2，肺里面 80% 以上的 ACE2 分布在 AT II 细胞表面，其他表达 ACE2 的脏器包括肾脏、血管、心脏。这些 AT II 细胞特别容易受到病毒感染。已知的内吞调节因子之一是与 AP2 相关的蛋白激酶 1（AP2-associated kinase 1，AAK1）。AAK1 的破坏反过来可能会中断病毒向细胞的传播以及病毒颗粒的细胞内组装。在已知的 AAK1 抑制剂中，已经发现 6 种具有高亲和力的抑制 AAK1 的作用。其中 JAK 激酶抑制剂巴瑞替尼尤其受到关注，因为该药在治疗剂量时的血浆浓度（每天 1 次，每次 2 mg 或 4 mg）足以抑制 AAK1。

尚未在冠状病毒感染的患者中测试这些针对受体的化合物。它们的抗冠状病毒活性可能是窄谱的，因为不同的冠状病毒利用不同的宿主细胞受体。此外，必须评估免疫病理方面的风险，尤其是考虑到这些受体的多种不同的生物学和免疫学功能。

（3）氯喹（Chloroquine）：氯喹是一种 4 -氨基喹啉类药物，自 1934 年被发现以来一直被认为是一种经典的抗疟疾药物。氯喹是首个大规模生产用于防治疟疾感染的药物。氯喹具有抗卵形疟原虫和三日疟原虫血液期以及敏感的间日疟原虫和恶性疟原虫的活性。氯喹可渗入大部分组织，分布容积较大，血清药物浓度可维持长达 2 个月。氯喹的不良反应有头痛、头晕、腹部不适、呕吐和腹泻。严重的不良反应极为罕见。氯喹仅能口服给药，静脉输注会引起明显的毒性。

近年来研究发现氯喹还可以作为一种内质体酸化抑制剂，可将质子隔离到溶酶体中以增加细胞内 pH，从而抵抗某些病毒的感染。也有人认为抑制糖基化可能是氯喹抗病毒作用的主要机制。此外，氯喹具有免疫调节作用，抑制 TNF-α 和 IL-6 的产生和释放，它们参与介导了病毒感染的炎症反应。它在体外具有针对多种冠状病毒（SARS-CoV、MERS-CoV、CoV-229E 和 CoV-OC43）和其他包括黄病毒和 HIV 在内的 RNA 病毒的广谱抗病毒活性。近期的研究显示其对 SARS-CoV-2 也有抑制作用（在 Vero E6 细胞中 $EC_{50}=1.13\ \mu M$）。但是，可能是因为细胞表面途径并未同时被阻断的缘故，它在以往的动物实验中并没有实质性减少 SARS-CoV 感染小鼠中的病毒复制。目前中国已有不同单位选用磷酸氯喹或羟氯喹作为干预药物或联合治疗方案的药物之一，进行开放研究评估氯喹及其结构类似物的疗效。

（4）硝唑尼特（Nitazoxanide）：批准用于腹泻治疗的硝唑尼特也可以在体外抑制 SARS-CoV-2（Vero E6 细胞中的 $EC_{50}=2.12\ \mu M$）。这种药物的抗病毒功效同样需要在临床研究中进行评估。

三、现有药物的局限性

尽管有大量基于病毒和基于宿主的治疗方案的相关报道，它们对 SARS 和 MERS 具有强大的体外活性，SARS-CoV-2 也陆续有体外试验效果不错的研究，但在可预见的将来，只有极少数的方案可以发挥其在临床中的潜力。

　　大多数药物都有一个或多个主要局限性，无法继续进行体外阶段。首先，许多药物在临床相关剂量下具有很高的 EC_{50}/C_{max} 比值。这类药物包括环孢素、氯丙嗪和 IFN-α。其次，有些药物具有严重的不良反应或引起免疫抑制。例如，大剂量利巴韦林的使用可能与溶血性贫血、中性粒细胞减少、致畸性和心肺窘迫有关。受 MERS-CoV 感染的普通猕猴在给予霉酚酸酯（mycophenolate mofetil，MMF）处理后发生了致命感染，其肺部和肺外组织的病毒载量甚至高于未治疗的对照组。靶向宿主信号传导途径或受体的药物可诱导免疫病理学。此外，体内缺乏可靠的药物递送方法对于先前尚未在人类中使用的 siRNA 和其他药物也是有待解决的难题。

四、总结与展望

　　快速筛选出针对 SARS-CoV-2 的有效干预措施是一项重大挑战。鉴于其安全性的现有知识，以及在某些情况下对紧密相关的冠状病毒的疗效，重新利用现有的抗病毒药物是解决 SARS-CoV-2 的潜在重要近期策略。

　　瑞德西韦的Ⅲ期临床试验已经开始，在中国正在开展临床试验的药物还包括阿比朵尔（Umifenovir）、奥司他韦（Oseltamivir）和达芦那韦（Darunavir）/可比思他（Cobicistat）等，虽然以往尚未有足够资料证明其有潜在的针对冠状病毒的抗病毒活性。此外还可以通过 SARS-CoV-2 筛选现有的 MERS 和（或） SARS 抑制剂，然而现有 MERS 或 SARS 抑制剂的 EC_{50} 和 IC_{50} 值通常在微摩尔范围内，同时也不能保证其针对 SARS-CoV-2 的活性，因此只有通过细胞和动物 2 个层面的筛选，才能进入临床进行人体药效和安全性的评估。

　　尽管在疫情暴发时，紧急状态下可以在新药未上市时使用"同情用药"，或超适应证用药，但是坚持临床研究的基本原则是保证研究药物得到正确评价的必要条件。临床试验设计必须坚持随机、对照、重复的基本原则，选用的评价指标应尽可能客观，在条件允许的情况下坚持采用盲法评价，并遵循临床试验统计学指导原则，保证样本量，合理设置对照组，分组做到真正的随机化，避免各种偏移。

综上所述，截至 2020 年 2 月，尚无确认有效的包括 SARS－CoV－2 在内针对冠状病毒的抗病毒药物，COVID－19 的疫情在全球的出现迫切需要世界各国共同努力开发广谱抗病毒药物来对抗冠状病毒。从长远来看，对多种冠状病毒有作用的新型、广谱抗病毒药物的开发才可能成为持续传播和再出现新型的冠状病毒感染人类时的最终治疗策略。

（王新宇）

第十八章

特殊人群治疗注意事项

一、儿童

　　大部分儿童确诊病例临床症状相对较轻，有比较明确的流行病学史。治疗过程中仍须密切观察患儿的病情变化，定期监测生命体征、血氧饱和度（SpO_2）等，及早识别重型和危重型病例。根据病情的严重程度制订治疗方案。如上呼吸道感染或轻症肺炎，建议对症支持治疗，包括合理作息，保证充足睡眠；调节饮食，加强营养支持，保证充分的热量；注意水、电解质平衡；心理治疗等。目前报道的抗病毒药物暂无儿科使用的循证医学证据。肺部病变轻且无细菌感染的依据，建议不使用抗菌药物；如肺部病灶明显或肺部细湿啰音明显或存在合并细菌感染证据时，建议经验性使用抗菌药物，48～72 h 评估，如果排除合并细菌感染，停用抗菌药物。不常规推荐应用糖皮质激素。儿童重型和危重型病例建议参照相关诊疗常规处置。

二、妊娠人群

　　妊娠合并 COVID-19 患者建议具备有效隔离条件和防护条件的定点医院隔离收治，由感染科、产科、 ICU 等相关科室共同管理。抗病毒治疗方面建议尽量避免 D 类药物使用，如需使用抗生素，建议选择 FDA 妊娠安全等级 B 类药物。如孕周<28 周，以感染科治疗为主，经积极治疗得以控制，继续妊娠；如病情快速进展，需产科、麻醉科、手术室、呼吸科、感染科、新生儿科、院感科、医务处共同参与决策。

三、新生儿

所有疑似或确诊新生儿病例应尽早收入新生儿病房监护与治疗，临床以对症、支持治疗为主，维持内环境平衡，尽量避免气道内操作。实施有效的单间安置和执行接触隔离、飞沫隔离。在进行易产生气溶胶操作时执行空气隔离措施。新生儿建议隔离 10~14 d。产妇未愈前，不建议母乳喂养。治疗期间应严密监护新生儿，转诊新生儿需做好隔离防护。目前尚无有效的抗冠状病毒药物。避免盲目或不恰当使用抗菌药物。

（刘其会）

参考文献

[1] 史源,高建华,王来栓.围产新生儿新型冠状病毒感染防控管理预案(第一版)[J].中国当代儿科杂志,2020,22(2):87-90.

[2] 李旭芳,郑健斌,徐翼,等.广东省儿科新型冠状病毒肺炎诊疗专家共识[J].广东医学,2020,41(3):217-221.

[3] 陈军,凌云,席秀红,等.洛匹那韦利托那韦和阿比多尔用于治疗新型冠状病毒肺炎的有效性研究[J].中华传染病杂志,2020,38(00):E008.

[4] 陈峰,郝元涛,张志杰,等.关于科学、规范、有序地开展新型冠状病毒肺炎相关临床试验的建议[J].中华流行病学杂志,2020,41(3):301-302.

[5] 国家儿童医学中心,复旦大学附属儿科医院,儿童新型冠状病毒感染/肺炎疑似和确诊病例快速筛查和临床实践指南制定小组.儿童新型冠状病毒感染/肺炎疑似和确诊病例快速筛查和临床实践指南[J].中国循证儿科杂志,2020,15(1):1-4.

[6] 赵茵,邹丽,王琳,等.妊娠合并新型冠状病毒感染管理策略建议(第二版)[Z/OL].(2020-01-28)[2020-02-20].http://m2.medlive.cn/guide/1/19866.

［7］ 湖北省医学会儿科学分会，武汉医学会儿科学分会，湖北省儿科医疗质量控制中心. 湖北省儿童新型冠状病毒感染诊疗建议（试行第一版）［J］. 中国当代儿科杂志，2020，22（2）：96-99.

［8］ Barnard DL，Day CW，Bailey K，et al. Evaluation of immunomodulators，interferons and known in vitro SARS-CoV inhibitors for inhibition of SARS-CoV replication in BALB/c mice［J］. Antivir Chem Chemother，2006，17：275-284.

［9］ Brown AJ，Won JJ，Graham RL，et al. Broad spectrum antiviral remdesivir inhibits human endemic and zoonotic deltacoronaviruses with a highly divergent RNA dependent RNA polymerase［J］. Antivir Res，2019，169：104541.

［10］ Cai JH，Xu J，Lin DJ，et al. A case series of children with 2019 novel coronavirus infection：clinical and epidemiological features［J/OL］. Clin Infect Dis（2020-02-28）［2020-02-29］. https://doi. org/10. 1093/cid/ciaa198.

［11］ Holshue ML，de Bolt C，Lindquist S，et al. First case of 2019 novel coronavirus in the United States［J］. N Engl J Med，2020，382：929-936.

［12］ Keyaerts E，Li S，Vijgen L，et al. Antiviral activity of chloroquine against human coronavirus OC43 infection in newborn mice［J］. Antimicrob Agents Chemother，2009，53（8）：3416-3421.

［13］ Morse JS，Lalonde T，Xu S-q，et al. Learning from the past：Possible urgent prevention and treatment options for severe acute respiratory infections caused by 2019-nCoV［J］. Chembiochem，2020，21（5）：730-738.

［14］ Nguyen TM，Zhang Y，Pandolfi PP. Virus against virus：a potential treatment for 2019-nCov（SARS-CoV-2）and other RNA viruses［J］. Cell Res，2020，30：189-190.

［15］ Richardson P，Griffin I，Tucker C，et al. Baricitinib as potential treatment for 2019-nCoV acute respiratory disease［J］. Lancet，2020，395（10223）：15-21.

［16］ Rio del C，Malani PN. 2019 Novel coronavirus-important information for clinicians［J/OL］. JAMA，（2020-02-05）［2020-02-23］. https://doi. org/10. 1001/jama. 2020. 1490.

［17］ Sheahan TP，Sims AC，Leist SR，et al. Comparative therapeutic efficacy of remdesivir and combination lopinavir，ritonavir，and interferon beta against MERS-CoV［J］. Nat Commun，2020，11（1）：222.

［18］ Shen K，Yang Y，Wang T，et al. Diagnosis，treatment，and prevention of 2019 novel coronavirus infection in children：experts' consensus statement［J/OL］. World J Pediatr，（2020-02-07）［2020-02-23］. https://doi. org/10. 1007/s12519-020-00343-7.

［19］ Vincent MJ，Bergeron E，Benjannet S，et al. Chloroquine is a potent inhibitor of SARS coronavirus infection and spread［J］. Virol J，2005，2：69.

［20］ Wang M，Cao R，Zhang L，et al. Remdesivir and chloroquine effectively inhibit the

recently emerged novel coronavirus（2019 - nCoV）in vitro［J］. Cell Res,2020,
30:269 - 271.

［21］ Zumla A, Chan JF, Azhar EI, et al. Coronaviruses-drug discovery and therapeutic
options［J］. Nat Rev Drug Discov, 2016,15(5):327 347.

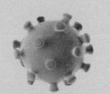
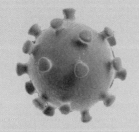

第七篇

重型和危重型患者的治疗

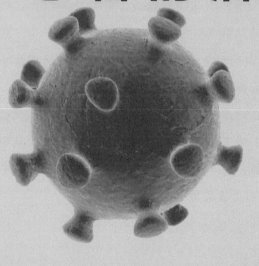
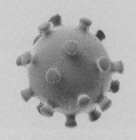

中国疾病预防控制中心对截至 2020 年 2 月 11 日中国内地报告的超过 7 万病例的流行病学特征进行描述和分析的结果表明，在 44 672 例确诊病例中，重型病例占 13.8%，危重型病例占 4.7%，危重型病例的粗病死率为 49%。另一项研究分析发现：重型患者发病到住院的平均时间为 7 d，发病到诊断的平均时间为 8 d，均显著高于轻型患者；与存活患者相比，死亡患者的发病至诊断时间明显延长（平均为 9 d），这提示早诊断、早治疗可能有助于减少重型和危重型患者比例及其病死率。值得注意的是，虽然目前针对 COVID－19 已进行了大量有意义的基础及临床研究并采取了诸多积极的救治措施，但对于 COVID－19 的发病机制、病理生理过程等重要方面仍存在诸多不明确之处，缺乏可靠的手段及指标以有效筛选出具有重症化倾向的患者并高效地指导临床救治，危重型病例的病死率存在进一步增加的可能。对于重型和危重型患者的早期诊断和救治是 COVID－19 救治中非常具有挑战且意义重大的一环。

第十九章

重型和危重型患者的定义

根据国家卫生健康委员会《新型冠状病毒肺炎诊疗方案（试行第六版）》的临床分型标准：

1. 符合下列任何一条可诊断为重型

（1）呼吸窘迫，呼吸频率≥30次/分；

（2）静息状态下，指血氧饱和度≤93%；

（3）动脉血氧分压（PaO$_2$）/吸氧浓度（FiO$_2$）≤300 mmHg。高海拔（海拔超过1 000 m）地区应根据以下公式对PaO$_2$/FiO$_2$进行校正：PaO$_2$/FiO$_2$×［大气压（mmHg）/760］；

（4）肺部影像学显示24～48 h内病灶明显进展>50%者按重型管理。

2. 符合下列任何一条可诊断为危重型

（1）出现呼吸衰竭，且需要机械通气；

（2）出现休克；

（3）合并其他器官功能衰竭需ICU监护治疗。

（虞胜镭　徐　斌）

第二十章

重型和危重型患者的综合救治

COVID-19 不单纯是肺炎,对重型患者的救治需要凝聚多学科的力量,这已经成为此次救治工作的亮点。

救治工作中,感染科、呼吸科、中医科在救治轻型患者向重型转化中的作用较大。重症医学的多脏器功能维护、呼吸危重症与呼吸治疗师的气道管理、体外膜肺氧合(extracorporeal membrane oxygenation,ECMO,又称人工肺)的关键时刻支持、肾脏科的炎症因子滤过、心脏科的心律失常处理、麻醉科快速插管、感染科与临床微生物科的精准抗感染、中医科的个体化施治等在救治危重型患者中更是不可或缺。

大部分极危重型患者需要机械通气呼吸支持,部分患者加用了 ECMO 治疗。而我们发现除了呼吸系统累及外,重型患者往往在早期,甚至入院时就存在全身多脏器和系统的累及,包括心脏、肾脏、凝血系统等。因此,除了呼吸系统支持外,全身多系统脏器支持非常关键。一旦进展到危重型(需要机械通气)后,预后明显变差。从这个角度来看,阻止轻型向重型转化的多学科综合治疗方案极为关键。

该病从本质上是一个全身性的疾病,从救治角度来命名也应该是以冠状病毒病为好。上海专家团队在救治方面积累了一系列经验,这些经验形成了上海新型冠状病毒病综合救治专家共识。关于该共识的具体内容可以参见本书附录 1。

(虞胜镭　徐　斌)

第二十一章

重型和危重型患者的治疗

一、临床预警指标

重型病例需要进行生命体征监测，包括心率、血压、指血氧饱和度（SpO_2）、呼吸频率、意识状态等；以及随访化验指标，包括血常规、尿常规、肝功能、肾功能、乳酸、血糖、电解质、LDH、心肌标志物、CRP、降钙素原、凝血功能、动脉血气分析、心电图及胸部影像学检查。

以下指标变化应警惕病情恶化：①外周血淋巴细胞计数进行性降低；②外周血炎症因子进行性升高；③组织氧合指标血乳酸进行性升高；④高分辨CT显示病变范围快速扩大。

二、治疗原则

在对症治疗的基础上，积极防治并发症，治疗基础疾病，预防继发感染，及时进行器官功能支持。

三、氧疗与呼吸支持

国家卫生健康委员会发布的《新型冠状病毒肺炎重型、危重型病例诊疗方案（试行 第二版）》中关于重型和危重型患者的治疗方案中包括鼻导管或面罩吸氧、HFNC、无创机械通气（noninvasive ventilation，NIV）、有创机械通气和 ECMO 等治疗，并特别指出 HFNC 或 NIV 治疗时需密切观察 2 h，病情无改善或不能耐受时应及时行气管插管有创机械通气；有创机械通气应采取"肺保护性通气策略"；重度 ARDS 应实施俯卧位通气，如机械通气仍无法改善患者氧合，则应进行 ECMO 治疗。因缺乏临床实用的监测和实施指标，2020 年 2 月发表的《重症新型冠状病毒肺炎呼吸治疗流程专家建议》首先提出按照氧合指数将新型冠状病毒肺炎重型患者分为轻度、轻中度、中重度，并采用不同的呼吸支持策略。

1. 轻度 ARDS 患者（$200\ mmHg \leqslant PaO_2/FiO_2 < 300\ mmHg$）首选 HFNC，HFNC 参数设置为流量 $40 \sim 50\ L/min$，$FiO_2\ 100\%$，治疗期间密切观察生命体征和氧合情况。既往研究表明，HFNC 支持条件高的情况下转 NIV 治疗失败可能性大，延迟有创机械通气会增加患者病死率。建议此类患者若病情不改善或不能耐受时直接转为气管插管有创机械通气。

2. 轻中度 ARDS 患者（$150\ mmHg \leqslant PaO_2/FiO_2 < 200\ mmHg$）可选择 NIV 治疗，失败率很高，需进行密切监测。NIV 初始参数设置为吸气相气道正压（inspiratory positive airway pressure，IPAP）$8 \sim 10\ cmH_2O$（$1\ cmH_2O = 0.098\ kPa$），呼气相气道正压（expiratory positive airway pressure，EPAP）$5 \sim 8\ cmH_2O$，$FiO_2\ 100\%$。专家建议 NIV 治疗时观察 2 h，如果潮气量（tidal volume，Vt）$\leqslant 9\ ml/kg$，则继续 NIV 治疗；如果 $Vt > 12\ ml/kg$，立即停止 NIV 治疗改为气管插管有创机械通气；如果 Vt 在 $9 \sim 12\ ml/kg$，继续 NIV 治疗密切观察 6 h；如果 $Vt \leqslant 9\ ml/kg$，则继续 NIV 治疗；如果 $Vt > 9\ ml/kg$，则停止 NIV 治疗，改为气管插管有创机械通气。

3. 中重度 ARDS 患者（$PaO_2/FiO_2 < 150\ mmHg$）　实施有创机

械通气，采用"肺保护性通气策略"，即小潮气量（4～6 ml/kg 理想体重）和低吸气压力（平台压<30 cmH$_2$O）进行机械通气，以减少呼吸机相关肺损伤。初始设置的 Vt 为 6 ml/kg（理想体重）并监测吸气平台压，若平台压>30 cmH$_2$O，需按照 1 ml/kg 速度逐步降低 Vt，直至吸气平台压<30 cmH$_2$O 或 Vt 降低到 4 ml/kg。降低潮气量的同时需要通过增加呼吸频率，保证分钟通气量，避免 CO$_2$ 潴留。

患者经过治疗后病情改善，若平台压<30 cmH$_2$O，FiO$_2$≤40%，PEEP≤5 cmH$_2$O，可将呼吸机由控制模式更改为压力支持模式。当同时满足以下条件可以考虑撤离有创呼吸机：①神志清醒；②循环稳定，即无血管活性药物或多巴胺<5 μg/（kg·min)或去甲肾上腺素<20 μg/min；③呼吸机条件为压力支持通气、FiO$_2$≤40%、PEEP≤5 cmH$_2$O、SpO$_2$>95% 或 PaO$_2$/FiO$_2$≥250 mmHg、35 mmHg≤动脉血 CO$_2$ 分压（PaCO$_2$）≤50 mmHg 或者浅快呼吸指数 [RR/Vt（L）] ≤105。建议拔管前做自主呼吸试验（spontaneous breathing trial，SBT）。

4. 俯卧位通气　PaO$_2$/FiO$_2$ 持续低于 150 mmHg，应考虑实施每日 12 h 以上俯卧位通气。俯卧位通气可使下垂不张区域肺扩张，改善通气灌注比例，改善重型患者氧合。

四、体外膜肺氧合

ECMO 是一种体外生命支持系统（extracorporeal life support system，ECLS），作为一种可以替代肺和心脏功能的呼吸、循环支持技术，近 10 年来在各种危重症呼吸和（或）循环衰竭中应用逐渐增多。ECMO 治疗常见的适应证是 ARDS，在提供体外气体交换的同时，ECMO 治疗可以实施肺保护性通气策略从而使肺脏得到休息并最终恢复。根据国家卫生健康委员会制定的《新型冠状病毒肺炎诊疗方案（试行第六版）》建议，对于常规治疗无效的危重型患者可采用 ECMO 作为挽救性治疗方案。由于 ECMO 的应用需集中大量医疗资源，且对于危重型 COVID-19 患者的治疗支持效果尚需评估，因此《美国医学会杂志》（*Journal of the American Medical Association*，*JAMA*）刊文评论，ECMO 在 COVID-19 中的使用应兼顾病情和医疗资源可及性，在大流行期间，确保氧疗和指血氧饱和度监测更为重要。

1. ECMO 治疗启动时机　危重型 COVID-19 患者如果经过规范的保护性通气和俯卧位通气治疗仍然难以改善低氧状态，在缺氧造成多器官损伤或呼吸机设置过高之前应及时启动 ECMO 治疗。在最优的通气条件下（$FiO_2 \geqslant 80\%$，Vt 为 6 ml/kg 理想体重，$PEEP \geqslant 10\ cmH_2O$，且无禁忌证），并符合以下条件之一即可启动 ECMO。

（1）$PaO_2/FiO_2 < 50\ mmHg$ 超过 3 h；

（2）$PaO_2/FiO_2 < 80\ mmHg$ 超过 6 h；

（3）$FiO_2 = 100\%$，$PaO_2/FiO_2 < 100\ mmHg$；

（4）动脉血 pH 值 < 7.25 且 $PaCO_2 > 60\ mmHg$ 超过 6 h，且呼吸频率 > 35 次/分；

（5）呼吸频率 > 35 次/分时，动脉血 pH 值 < 7.2 且平台压 $> 30\ cmH_2O$；

（6）严重气漏综合征；

（7）合并心源性休克或者心脏骤停。

2. ECMO 治疗禁忌证　ECMO 治疗没有绝对禁忌证。有一些与 ECMO 治疗预后不良相关的情况，可以认为是相对禁忌证，包括：①合并无法恢复的原发疾病；②存在抗凝禁忌；③在较高机械通气设置条件下（$FiO_2 > 90\%$，平台压 $> 30\ cm\ H_2O$），机械通气超过 7 d；④无特定年龄禁忌证，但随着年龄的增长，死亡风险增加；⑤伴有严重多器官功能衰竭；⑥如果需要循环辅助行静脉-动脉体外膜肺氧合（veno-arterial extracorporeal membrane oxygenation，VA-ECMO）支持，主动脉瓣中-重度关闭不全，急性主动脉夹层也为禁忌证；⑦免疫抑制（中性粒细胞绝对计数 $< 0.4 \times 10^9$/L）；⑧存在周围大血管解剖畸形或者血管病变，无法建立 ECMO 血管通路。

3. ECMO 治疗模式的选择　ECMO 治疗根据辅助器官的不同，主要分为静脉-静脉体外膜肺氧合（veno-venous extracorporeal membrane oxygenation，VV-ECMO）和 VA-ECMO 2 种模式。

（1）VV-ECMO 治疗为呼吸支持首选模式，通常使用股静脉和颈内静脉血管通路，可将腔静脉的血液引流到体外完成氧合，适用于单纯呼吸衰竭的患者。

（2）VA-ECMO 治疗可以同时提供循环支持和呼吸支持，若同时存在心源性休克或失代偿心力衰竭时可选用。VA-ECMO 治疗一般选择股静脉和股动脉作为血管通路。若存在上半身缺氧，可选择进行静脉-动脉-静脉体外膜肺氧合（veno-arterial-venous extracorporeal membrane oxygenation，VAV-ECMO），即在右颈内静脉再置入一根插管与 VA-ECMO 动脉环路相连接。

五、循环监测与支持

选用简便的循环及血流动力学监测技术（如多普勒超声诊断系统），密切监测患者循环状态。若出现血流动力学不稳定状态，应仔细鉴别原因，例如，是否存在由发热引起的感染性休克，是否存在心功能不全导致的心源性休克。针对不同休克类型治疗，改善组织灌注及供氧。

六、连续性肾脏替代治疗

COVID-19 患者的急性肾损伤的发生率为 3%～10%，并且重型患者可存在严重全身炎症反应综合征（systemic inflammatory response syndrome，SIRS），多器官功能障碍综合征等危及生命的并发症。国家卫生健康委员会发布的《新型冠状病毒肺炎诊疗方案（试行第六版）》，建议合并高炎症反应的危重型患者，可以考虑使用血液净化治疗。连续性肾脏替代治疗（continuous renal replacement therapy，CRRT）在 COVID-19 患者中应用可纠正水、电解质及酸碱平衡紊乱，维持内环境稳定，清除代谢产物等毒性物质，改善容量超负荷等。因此，合理应用 CRRT 有利于提高重型患者治疗水平，降低病死率。

1. CRRT 的适应证

（1）合并多器官功能障碍综合征、脓毒血症或感染性休克、ARDS 等高炎症反应患者。

（2）严重容量负荷及乳酸酸中毒等严重的电解质和酸碱代谢紊乱。

（3）合并急性肾损伤，需要血液净化治疗。

（4）合并 COVID-19 感染的维持性血液透析患者。

（5）合并 COVID-19 感染的重症胰腺炎、慢性心力衰竭等。

2. CRRT 的禁忌证　无绝对禁忌证，但存在以下情况时应慎用。

（1）难以建立合适的血管通路。

（2）难以纠正的低血压。

3. CRRT 模式选择

（1）以调节严重电解质和酸碱平衡紊乱为治疗目的时，可采用连续性静-静脉血液滤过（continuous veno-venous hemofiltration，CVVH）或连续性静-静脉血液透析滤过（continuous veno-venous hemodiafiltration，CVVHDF），并依据病情程度和治疗效果适当增加治疗剂量。

（2）以单纯清除严重容量负荷为治疗目的时，可采用缓慢连续性超滤（slow continuous ultrafiltration，SCUF），超滤率一般设定为 2～5 ml/min，可根据临床实际情况适时调整，原则上单次 SCUF 的超滤液总量不宜超过 4 L。

（3）以改善炎症状态为治疗目的时，建议采用 CVVH 和（或）应用连续性血浆滤过吸附（continuous plasma filtration absorption，CPFA）治疗，也可根据病情需要并用血液灌流治疗。

（4）治疗严重 ARDS 时，可联合应用 ECMO 治疗。

4. CRRT 的抗凝治疗　CRRT 的抗凝治疗应在充分评估患者凝血状态和是否存在抗凝药物禁忌证的基础上实施。$PaO_2 < 60 \, mmHg$ 和（或）组织灌注不足（血气乳酸 > 4 mmol/L）、代谢性碱中毒、高钠血症及严重肝功能障碍，为枸橼酸局部抗凝治疗的禁忌证；合并严重肝功能障碍，为阿加曲班的禁忌证；既往存在肝素类药物过敏或肝素诱发血小板减少症（heparin-induced thrombocytopenia，HIT），为肝素和低分子肝素的禁忌证。无活动性出血且凝血功能正常或亢进的患者，可选择肝素或低分子肝素。合并活动性出血或高危出血风险的患者若治疗前国际标准化比值（international normalized ratio，INR）≥1.5 的患者，可不用抗凝药物；若治疗前 INR<1.5 的患者，无枸橼酸使用禁忌，建议使用标准枸橼酸抗凝方案；存在使用枸橼酸禁忌，但无阿加曲班禁忌的患者，可使用阿加曲班抗凝。合并弥散性血管内凝血（disseminated intravascular coagulation，DIC）的患者，补充凝血因子和肝素类药物基础抗凝治疗后，若 INR≥1.5，则不用抗凝药物；若 INR<1.5，可适当增加肝素类药物剂量。

七、营养支持治疗

对于血流动力学不稳定的重型 COVID-19 患者，应在液体复苏和血流动力学基本稳定后，通过留置鼻胃管或鼻空肠管尽早启动营养支持。目标喂养量为 25～30 kcal/（kg·d），以低剂量、低浓度持续低速起始喂养。强化蛋白质供给，目标蛋白质需要量 1.3～2.0 g/（kg·d），可额外增加蛋白粉，可以使用富含 ω-3 脂肪酸的肠内营养制剂以及肠外营养中富含二十碳五烯酸（eicosapentaenoic acid，EPA）、二十二碳六烯酸（docosahexaenoic acid，DHA）成分的脂肪乳。

（虞胜镭　徐　斌）

第二十二章

重型患者治疗的注意事项

一、糖皮质激素

糖皮质激素被认为能够抑制机体过度的炎症反应，细胞的过度增殖和胶原的异常沉积，但对于糖皮质激素在 ARDS、重症病毒性肺炎中的应用究竟有无降低病死率、改善患者预后等作用，至今仍无定论。

参考既往研究发现，SARS 患者接受糖皮质激素治疗后不良预后更多，且可增加患者入住 ICU 的风险和病死率。糖皮质激素不改善 MERS 的病死率，并会延迟病毒核酸的清除。同时，研究结果也不支持在重症流感患者中使用糖皮质激素。仅在重症社区获得性肺炎患者中，短期使用糖皮质激素可能减少发生 ARDS 的风险，缩短病程。

WHO 对于 COVID-19 重型患者除临床试验外不推荐因病毒性肺炎或 ARDS 而系统性使用糖皮质激素；而我国在之前发布的几版"新型冠状病毒感染的肺炎诊疗方案"中均推荐：对于重型和危重型病例，可根据患者呼吸困难程度、胸部影像学进展情况，酌情短期内（3～5 d）使用糖皮质激素，建议剂量不超过相当于甲泼尼龙 1～2 mg/（kg·d）。目前，仍无有力的证据证明糖皮质激素应用于 COVID-19 的治疗价值，期待随机对照临床研究的结果。

二、免疫治疗

1. **静脉注射人免疫球蛋白**　目前，没有充分的循证医学证据支持静脉注射免疫球蛋白（intravenous immunoglobulin，IVIG）对冠状病毒有临床疗效，危重患者可以酌情应用。

2. **恢复期血浆**　患者的恢复期血浆（convalescent plasma，CP）中可能含有中和病毒的抗体，既往研究认为可作为 SARS 和 MERS 等突发传染病的潜在疗法，但对 2019－nCoV 的可用证据有限，其安全性及有效性仍需基础与临床的检验。

将含有 SARS－CoV－2 抗体的人 CP 用于病情进展较快、重型和危重型 COVID－19 患者，可以作为特异性治疗的一种选择。若应用 CP，应检测血浆中保护性抗体滴度水平，建议 CP 中 SARS－CoV－2 血清 IgG 抗体滴度不低于 160。输注剂量根据患者临床状况、体重等决定。通常输注剂量为 200～500 ml（4～5 ml/kg），建议分 2 次输入。

三、合并细菌、真菌感染的精准诊治

1. **加强病原学检测**　对所有重型和危重型患者，应当进行临床微生物监测。留取痰液、尿液培养，对高热患者及时做血培养。所有留置血管导管的疑似脓毒症患者，均应同时送检外周静脉血和导管血培养。所有疑似脓毒症的患者可考虑采集外周血进行病原学分子诊断检查，包括基于 PCR 的分子生物学检测以及基于宏基因组新一代测序技术（metagenomics next generation sequencing，mNGS）检测。

2. **炎症标志物的价值**　降钙素原升高对诊断脓毒症/脓毒性休克具有提示意义。虽然 COVID－19 病情加重时存在 CRP 升高，但 CRP 升高对诊断细菌和真菌感染引起的脓毒症缺乏特异性。

3. **抗感染治疗**　气管插管或切开的危重型患者在病程后期往往易合并细菌感染和真菌感染。若发生脓毒症则应尽快给予经验性抗感染治疗。对于脓毒性休克患者，获得病原学诊断前可采取经验性抗菌药物联合使用，同时覆盖最为常见的肠杆菌科细菌、葡萄球菌和肠球菌感染。假丝酵母（念珠菌）感染在危重型患者中也较为常见，必要时应经验性覆盖念珠菌。随着重型患者住院时间延长，耐药感染逐渐增加，需根据细菌药敏结果调整抗菌药物的使用。

四、转出重症病房标准

当重型患者情况稳定，氧合改善，不需要进行生命支持时，应尽早转出重症病房。转出标准（需全部符合）如下。

（1）意识清楚，遵嘱，已停用镇痛镇静剂和（或）肌松剂。

（2）已经撤离机械通气，呼吸空气或低流量吸氧（鼻导管或普通面罩）时，呼吸频率＜30次/分，且指血氧饱和度＞93％。

（3）循环稳定，不需要升压药及液体复苏。

（4）无其他急性进展性脏器功能障碍，不需要支持治疗措施，如血液净化等。

（虞胜镭　徐　斌）

参考文献

［1］杜斌,邱海波,詹曦,等.新型冠状病毒肺炎药物治疗的思考[J].中华结核和呼吸杂志,2020,43(03):173-176.

［2］国家肾病专业医疗质量管理与控制中心,中国医促会血液净化治疗与工程技术分会,全军血液净化治疗学专业委员会.新型冠状病毒肺炎救治中CRRT应用的专家意见[Z/OL].(2020-02-06)[2020-02-23].http://www.cnrds.

net/Static/file/新型冠状病毒肺炎救治中 CRRT 应用的专家意见％
2020200206. pdf.

［3］国家卫生健康委员会,国家中医药管理局办公室. 关于印发新型冠状病毒肺炎
诊疗方案(试行第六版)的通知［Z/OL］. (2020 - 02 - 18)［2020 - 02 - 23］.
http：//www. nhc. gov. cn/yzygj/s7653p/202002/8334a8326dd94d329df351d7d
a8aefc2. shtml.

［4］国家卫生健康委员会. 关于印发新型冠状病毒肺炎重型、危重型病例诊疗方案
(试行 第二版)的通知［Z］. (2020 - 02 - 14)［2020 - 02 - 23］.

［5］郑瑞强,胡明,李绪言,等. 重症新型冠状病毒肺炎呼吸治疗流程专家建议［J/
OL］. 中华重症医学电子杂志,2020,06(2020 - 02 - 09)［2020 - 02 - 23］.
http：//rs. yiigle. com/resource_static. jspx？ contentId＝1180124.

［6］中国医师协会体外生命支持专业委员会. 危重型新型冠状病毒肺炎患者体外
生命支持应用时机及模式选择的专家建议［J/OL］. 中华重症医学电子杂志,
2020,06(2020 - 02 - 09)［2020 - 02 - 23］. http：//rs. yiigle. com/resource_
static. jspx？ contentId＝1180131.

［7］中华预防医学会新型冠状病毒肺炎防控专家组. 新型冠状病毒肺炎流行病学
特征的最新认识［J］. 中华流行病学杂志,2020,41(2)：139 - 144.

［8］Annane D, Renault A, Brun-Buisson C, et al. Hydrocortisone plus fludrocortisone
for adults with septic shock［J］. N Engl J Med, 2018,378(9)：809 - 818.

［9］Arabi YM, Mandourah Y, Al-Hameed F, et al. Corticosteroid therapy for
critically ill patients with Middle East respiratory syndrome［J］. Am J Respir Crit
Care Med, 2018,197(6)：757 - 767.

［10］Chen N, Zhou M, Dong X, et al. Epidemiological and clinical characteristics of 99
cases of 2019 novel coronavirus pneumonia in Wuhan, China：a descriptive study
［J］. Lancet, 2020,395(10223)：507 - 513.

［11］Kovacs JA, Masur H. Evolving health effects of pneumocystis：one hundred years
of progress in diagnosis and treatment［J］. JAMA, 2009,301(24)：2578 -
2585.

［12］Mair-Jenkins J, Saavedra-Campos M, Baillie JK, et al. The effectiveness of
convalescent plasma and hyperimmune immunoglobulin for the treatment of severe
acute respiratory infections of viral etiology：a systematic review and exploratory
meta-analysis［J］. J Infect Dis, 2015,211(1)：80 - 90.

［13］Marano G, Vaglio S, Pupella S, et al. Convalescent plasma：new evidence for an
old therapeutic tool? ［J］. Blood Transfus, 2016,14(2)：152 - 157.

［14］Ni YN, Chen G, Sun J, et al. The effect of corticosteroids on mortality of patients
with influenza pneumonia：a systematic review and meta-analysis［J］. Crit Care,
2019,23(1)：99.

［15］Stockman LJ, Bellamy R, Garner P. SARS：systematic review of treatment effects［J］. PLoS Med，2006，3（9）：e343.

［16］ Venkatesh B，Finfer S，Cohen J，et al. Adjunctive glucocorticoid therapy in patients with septic shock［J］. N Engl J Med，2018，378（9）：797－808.

［17］ Wan YD，Sun TW，Liu ZQ，et al. Efficacy and safety of corticosteroids for community-acquired pneumonia：a systematic review and meta-analysis［J］. Chest，2016，149（1）：209－219.

［18］ World Health Organization. Clinical management of severe acute respiratory infection when novel coronavirus（nCoV）infection is suspected：interim guidance ［Z/OL］.（2020－01－28）［2020－02－23］. https：//www. who. int/publications-detail/clinical-management-of-severe-acute-respiratory-infection-when-novel-coronavirus-（ncov）-infection-is-suspected.

［19］ Zhang Y，Sun W，Svendsen ER，et al. Do corticosteroids reduce the mortality of influenza A（H1N1）infection? A meta-analysis［J］. Crit Care，2015，19：46.

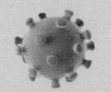
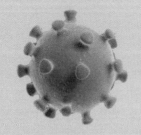

第八篇

围堵策略与
院内感染防控

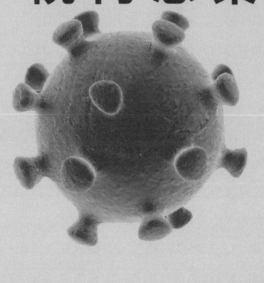
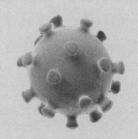

第二十三章

围堵策略概述

作为流感大流行防控的指导性策略，围堵策略（containment）又译为遏制策略，由 WHO 提出，是指在流感大流行的不同阶段，在限定的地理范围内，采用不同等级的医学和非医学干预策略和措施，以迅速阻断疫情传播。

2019 年 12 月，湖北省武汉市出现 COVID-19 疫情，并迅速在全国各地蔓延。在疫情发生后，我国为了尽快控制疫情的进一步蔓延，采用了围堵策略，并实施包括社会动员、加强病例隔离和密切接触者追踪管理、封锁疫区和交通管控以减少人员流动、增加人际距离、改善环境卫生以及强化个人防护等一系列核心措施，获得了一定的效果。

基于对 COVID-19 的现有认识，加上春节是人员出行高峰期，我国在 2020 年 1 月全面升级应急响应级别。国家层面成立了疫情工作领导小组，建立了联防联控工作机制，国家卫生健康委员会将 COVID-19 纳入乙类传染病、甲类管理，并纳入国际卫生检疫传染病管理。我国内地 31 个省、自治区、直辖市相继启动突发公共卫生事件一级响应。同时对湖北省武汉市等高疫情地区采取了围堵策略，以尽快将疫情控制在有限地区，防止向我国其他地区和境外进一步扩散。

围堵策略的措施具体包括以下内容：①疫区封锁、交通管控和限行，减少人员流动，防止疫情随人员出行播散；②加强病例发现、隔离治疗和密切接触者追踪管理，早期发现和有效管控传染源；③取消大型活动、学校推迟开学、工厂延迟复工、延长春节假期、增加人际距离以减少感染者与易感者之间的接触和暴露机会；④加强交通工具和公共场所的环境卫生、通风和消毒，以有效切断传播途径；⑤落实医疗机构的预检分诊、严格探视制度、做好医护人员的个人防护，防止医院内的交叉感染；⑥加强卫生宣传，倡导公众外出戴口罩、注意呼吸道礼仪、手卫生等个人防护措施，保护易感人群。

　　评价围堵策略的作用效果同样需要客观的评价指标。从公共卫生策略出发，结合实际情况来评估围堵策略所采取相关措施的作用效果至关重要。一项模型研究提示，全国不同地区的出行限制可使 SARS-CoV-2 从武汉市传播到我国其他城市的速度延迟 2.9 d。另一项研究发现，疫情早期实施的病例隔离、增加人际距离措施，对于控制疫情短时间大范围蔓延是有效的。整体来看，围堵策略措施的实施一定程度上降低了除武汉市外我国其他地区出现社区持续传播的风险，延缓了流行高峰到来时间，缓解了医疗资源的压力，为应对可能出现的全球大流行的准备争取了宝贵时间，但对武汉市等疫情较重地区的人民生活和社会生产会不可避免地造成影响，经济和社会成本巨大。

（王新宇）

第二十四章

预防措施

　　临床上，对 COVID‐19 的针对性和特异性治疗办法不多，主要是支持加对症进行救治。因此，对于此类病毒性疾病，预防远远重于治疗。而预防并不仅仅指穿戴个人防护装备，这只是最基本的防护措施，更高层次的防护还包括环境控制和行政管理。其中，环境控制是指包括设立可以进行空气或飞沫隔离的病房或区域，建立生物安全实验室，配备相关生物安全设施等；还包括合理的布局流程，合理的分区和通道设置，以减少人际接触的机会。而最高层次的行政管理则是指一系列流程管控制度，包括预检分诊制度、发热门诊制度、防控应急制度、感染风险评估治疗、个人防护用品储备制度等，从源头上消除暴露的风险。本节主要讨论在预防 SARS‐CoV‐2 感染中，依照传染病流行的 3 个基本环节，从控制传染源、切断传播途径、保护易感人群 3 个方面采取的一些具体措施。

一、控制传染源

　　COVID‐19 的传染源主要是感染 SARS‐CoV‐2 的患者，无症状的感染者也可能成为传染源。目前，无症状的感染者基本是在密切接触者人群中发现的，包括未发病者和隐性感染者。因此，可以说控制感染源主要就是对患者做到早期发现、早期诊断，分别进行不同等级的隔离观察，防止疾病的进一步传播。

1. 医院应设置独立的发热门诊，加快对疑似患者的诊断 各医疗机构应设置独立的发热门诊诊室，关闭中央空调或使用独立的通风循环系统，规范消毒隔离，确保医务人员进行恰当的防护措施。一旦发现疑似患者应立即对其进行单人单间隔离，经院内专家会诊或主诊医师会诊后，仍考虑为疑似病例者，在 2 h 内进行网络直报，并采集其标本进行 SARS-CoV-2 核酸检测。尽量简化对疑似患者的诊断程序，推动诊断筛查的前移下移，缩短诊断或排除时间。目前，病例确诊依据为实时荧光 RT-PCR 检测 SARS-CoV-2 核酸阳性或病毒基因测序与已知的 SARS-CoV-2 高度同源。已有报道称，应用胶体金免疫层析技术的 SARS-CoV-2 IgM 抗体快速检测试剂盒，有望在 15 min 内通过肉眼观察获得检测结果，这能够大大缩短检测用时，突破检测技术人员和场所的限制，但该试剂盒的诊断价值还需要更多论证。

2. 隔离诊治确诊患者，按病情轻重分类管理 设立独立的隔离病房收治确诊患者，有条件的最好远离市区。对确诊病例应按病情轻重分类，重型及危重型患者或其他肺炎患者应被安置在具备有效隔离条件和防护条件的定点医院隔离治疗；对疑似病例应采取单人单间隔离；对确诊病例可将多人收治在同一病室；对无症状感染者、其他轻型患者不需要采取特殊治疗或仅需采取对症治疗，但关键是需要对其进行一定时间的隔离观察，可以征用体育馆、学校、宾馆等地点来完成集中隔离管理（如设立在武汉市的方舱医院），配备医护人员，定期巡诊，尽量不占用有限的医院床位。隔离期间若患者出现病情加重，及时转诊至定点医院对其治疗。严格符合确诊病例出院标准者方可出院。

3. 规范密切接触者管理 当有 COVID-19 病例确诊后，防控部门应立即对其周围人群进行调查，同时对确诊病例活动的场所进行彻底消毒。由于在密切接触者人群里存在一定比例的无症状感染者，因此须加强对密切接触者的追踪排查和管理，有条件的应在发现密切接触者时立即采样检测，并在医学观察解除时开展病原学筛查；若没有条件进行采样检测，应采用医学观察措施，目前医学观察的时限设为 2 周，以防止潜在的传染源进一步传播。现也有少数报道称最长潜伏期超过 2 周，是否需要延长医学观察的时限需要更多的数据来论证。在多名受检人员集中医学观察期间，若发现该病患者，其余人员应从最后 1 名确诊病例隔离之日起，再延长 1 个潜伏期的医学观察。

4. 加强社区的管理　社区是疫情联防联控的第一线，要实施网格化、地毯式的管理，确保各项防控措施得到落实，加强对重点人群的追踪。同时配合相关机构发布健康提示，开展科普宣传；引导普通民众做好个人防护，主动报告，主动配合筛查。在公路、铁路、民航、水路等各种交通设施及各类工作场所设立防控排查点，落实对来往人员的监督管理。

二、切断传播途径

经呼吸道飞沫和密切接触传播是主要的传播途径，在相对封闭的环境中长时间暴露于高浓度气溶胶情况下存在经气溶胶传播的可能。从医院、社区、公共场所、个人多个环节做好切断传播途径的预防措施。

1. 医院要切实做好切断传播途径的措施　重视消毒隔离工作，医疗机构各部门要通力合作，确保消毒隔离的措施落实到位，规范消毒，保证消毒效果。

加强诊疗专区管理，发热门诊、留观病房等医疗机构内开展筛查、诊疗的重点专区要按"三区两通道"来设置。所谓三区，是指清洁区、潜在污染区（原称半污染区或缓冲区）、污染区；两通道指的是患者通道和医务人员通道。清洁区、潜在污染区和污染区之间要有效建立实质性的物理隔离。"三区两通道"的设置是为了减少医患之间的交叉，减少人员流和物品流之间的交叉（洁污交叉），是最重要、最基础的防控措施。专区设置相对独立，通风良好，既要有合理的物理分隔，也要医务人员知道相应穿戴何等级的防护装备，不可随意跨越区域，否则就有暴露的危险。

采取科学规范的个人防护措施，依据岗位不同选用适宜的防护用品。在大规模疫情暴发的时期，全球个人防护用品供给不足，要减少无意义地升级防护用品等级。依据岗位职责对相关人员进行针对性的培训，使其熟练地掌握个人防护用品的使用流程。

合理配置医务人员，医务人员在隔离区暴露时间不可过长，减少进入隔离区的工作人员，不是必须在隔离区内完成的工作，可以通过视频通话设备、网络技术与外面的医务人员来沟通配合完成。医务人员连续工作时间不可过长、强度不能过大，要保障医务人员能有充分的休息时间，定期换岗。

加强患者就诊管理，严格探视制度。医疗机构应当制订流程和应急预案，网上预约、预检分诊等措施，将患者合理分流，尽量减少患者在医院内造成的拥挤。对于住院患者要实行入院前评估，减少陪护人员，制订严格的探视制度，减少医院内交叉感染。

2. 社区综合预防性工作

（1）佩戴口罩是预防 SARS - CoV - 2 感染的一项重要手段，佩戴什么样的口罩要基于暴露的风险等级，盲目地选择更高等级的防护是不必要的，既增加成本，也会导致真正需要的部门资源紧张。对于一般民众，建议戴一次性医用口罩。人员密集场所的工作人员和警察、保安、快递等从业人员，以及居家隔离及其共同生活人员，建议戴医用外科口罩，或者佩戴符合 N95 或 KN95 以上标准的颗粒物防护口罩。不推荐使用纸口罩、活性炭口罩、棉纱口罩和海绵口罩。

（2）保持良好的个人卫生习惯，勤洗手，经常使用肥皂、水或含乙醇的洗手液洗手。咳嗽、打喷嚏时要用手肘或纸巾盖住口鼻，使用后纸巾扔进封闭的垃圾桶，并用乙醇洗手液或肥皂和水清洗双手。避免触摸眼睛、鼻子和嘴巴。

（3）与他人保持至少 1 m 的距离，尤其是咳嗽、打喷嚏和发热的人。尽量减少外出活动。

（4）在用完厕所冲水前，记得盖上马桶盖再冲水，减少空气中的气溶胶浓度。

（5）室内空气经常通风换气，促进空气流通，打扫环境卫生，保持家具清洁，勤换衣服和被褥等。

（6）公共场所中央空调系统要保障送风安全，必要时应对供送气设备进行消毒。定时开启门窗，保持室内空气流通。

（7）冠状病毒在不锈钢、塑料或布等干燥的表面可以存活 1 d 或数天，因此需要重视物品表面的消毒。

根据《新型冠状病毒肺炎诊疗方案（试行第六版）》病毒对紫外线和热敏感，56℃30 min、乙醚、75％乙醇、含氯消毒剂、过氧乙酸和氯仿等脂溶剂均可有效灭活病毒，氯己定不能有效灭活病毒。有研究表明冠状病毒（在悬浮或干燥的表面）对 70％乙醇非常敏感，在几秒钟内病毒降低超过 3 个 $\log_{10}$ 的病毒滴度。因此，皮肤消毒可选用 75％乙醇擦拭或浸泡消毒。但应注意乙醇是易燃物品，应远离火源及易燃物，并且不可喷洒或大面积消毒，否则空气中乙醇浓度升高可引起火灾。

居家环境消毒可采用 75％乙醇或其他含氯消毒剂擦拭物体表面。使用含氯消毒剂时需注意配置方法和稀释比例，尤其应避免与其他消毒剂混用，避免产生大量有毒气体。对耐热物品的消毒，可采用煮沸 15 min 的方法。

（8）重视聚集性疫情的防控，常见的聚集场所有家庭、医疗机构、学校、商场、酒店等人员密集场所，提高对聚集性疫情严峻形势的认识，加强全社会动员，坚决杜绝各种聚会、集会等聚集性活动，关闭人群聚集的公共场所。

一艘载有 3 711 人的豪华邮轮"钻石公主"号，在 COVID‐19 疫情中是除了中国以外，疫情早期报告确诊人数最多的地方。独立的船舱，漂泊在海上，看起来似乎是一个理想的隔离场所，但是在隔离期间，确诊人数却在节节攀升，还有负责检疫的工作人员、负责运输的工作人员出现了感染。根据现有的资料显示，"钻石公主"号船上的隔离措施完全没有符合流感防控的要求，邮轮内区域划分不合理，没有区分可能的感染区和未感染区；人员可以随意走动，物品在各区域随意传递；船员之间并没有隔离，吃饭、喝水等日常生活均在一起；船舱看起来是独立的空间，但是各舱室之间是否完全封闭呢？送风系统和污水处理系统是否符合要求暂不清楚。"钻石公主"号是一个失败的模型，仅仅靠"隔离"并不能有效地阻断传播，没有切实切断传播途径，整艘邮轮反而成了病毒传播的温床。

三、保护易感人群

SARS‐CoV‐2 是新出现的病毒，人群普遍易感，一般而言，保护易感人群的主要措施是通过预防接种疫苗和预防性用药来达到防病的目的。目前，并不具备现成的疫苗和药物可供选用。关于疫苗的研究进展详见本书第三篇。目前，尚无临床试验来证实一些药物具有预防作用。良好的生

活习惯，保证充足的睡眠，调整心态，避免过度紧张和压力过大。在保证
休息的前提下，可进行适量的运动，增强体质和自身免疫力。

（陈　晨）

第二十五章

院内感染防控

　　COVID-19 疫情中，定点医院集中了大量确诊或疑似患者；同时急诊和发热门诊还在不断涌入因发热或呼吸道症状前来就诊的患者。这些患者都可能是病毒的传染源，加剧疫情的播散。医务人员在疫情的第一线工作，是抗击疫情的主要力量。因此在医疗机构中，阻断病毒在医院传播，保护医务人员及其他工作人员显得尤为重要。截至 2020 年 2 月 11 日 24 时，根据国家卫生健康委员会统计，全国共报告医务人员确诊病例是 1 716 例，占到全国确诊病例的 3.8%。有 5 人不幸死亡。其中湖北省报告 1 502 例医务人员确诊病例，占全国医务人员确诊病例的 87.5%。不仅仅是医务人员，所有医院内人员在疫情期间都有发生感染的风险。如在本次疫情中，首都医科大学附属复兴医院（以下简称复兴医院）由首发病例与外部感染者发病后接触造成医院科室局部范围传播，截至 2020 年 2 月 19 日，复兴医院共出现确诊病例 34 例，核酸阳性检测 2 例。其中，医务人员 8 人、患者和患者家属 19 人、护工保洁人员 9 人。

　　为了最大限度地降低专业人员感染的风险，本章将针对 COVID-19 密切接触者的医学观察，疑似病例、确诊病例和无症状感染者的诊疗、救治、检测、转运、流行病学调查，可能会暴露于患者和（或）感染性物质（包括患者的排泄物、分泌物、血液，受到污染的医疗器械和用品、环境物体表面、空气等）的消毒处置专业人员，提出感染预防和控制建议。

一、个人防护用品选择原则

个人防护用品（personal protective equipment，PPE）是指用于保护医务人员避免接触感染性因子的各种屏障用品。按照国家卫生健康委员会发布的《新型冠状病毒感染的肺炎防控中常见医用防护用品使用范围指引（试行）》，现介绍本次疫情中可能涉及的 PPE 及其选用原则，以供在实际应用时恰当选择。

1. **护目镜**　在隔离留观病区（房）、隔离病区（房）和隔离重症监护病区（房）等区域，以及采集呼吸道标本、气管插管、气管切开、无创通气、吸痰等可能出现血液、体液和分泌物等喷溅操作时使用。禁止戴护目镜离开上述区域。如护目镜为可重复使用的，应当消毒后再复用，但应注意消毒后的彻底清除，以免造成残留消毒剂（如含氯消毒液）对医务人员双眼的不良反应。其他区域和在其他区域的诊疗操作原则上不使用护目镜。

2. **面罩/防护面屏**　在诊疗操作中可能发生血液、体液和分泌物等喷溅时使用。如为可重复使用的，用后应消毒方可再用；如为一次性使用的，不得重复使用。护目镜和面罩/防护面屏不需要同时使用。禁止戴着面罩/防护面屏离开诊疗区域。

3. **外科口罩**　须正确佩戴，避免防护效果降低或污染。正确佩戴及脱摘方法见后。污染或潮湿时随时更换。

4. **医用防护口罩**　原则上在发热门诊、隔离留观病区（房）、隔离病区（房）和隔离重症监护病区（房）等区域，以及进行采集呼吸道标本、气管插管、气管切开、无创通气、吸痰等可能产生气溶胶的操作时使用。其他区域和其他区域的诊疗操作原则上不使用。须正确佩戴，避免防护效果降低或污染。正确佩戴及脱摘方法见后。一般 4 h 更换 1 次。如有污染或潮湿时随时更换。

5. **乳胶检查手套**　在预检分诊、发热门诊、隔离留观病区（房）、隔离病区（房）和隔离重症监护病区（房）等区域使用。注意正确穿戴和脱摘。应一次性使用，注意及时更换手套。禁止戴手套离开诊疗区域。戴手套不能取代手卫生。

6. **速干手消毒剂**　医务人员诊疗操作过程中，手部未见明显污染物时使用，全院均应当使用。预检分诊、发热门诊、隔离留观病区（房）、隔离病区（房）和隔离重症监护病区（房）必须配备使用。

7. **隔离衣**　预检分诊、发热门诊使用普通隔离衣，隔离留观病区（房）、隔离病区（房）和隔离重症监护病区（房）可使用防渗一次性隔离衣，其他科室或区域根据是否接触患者使用。一次性隔离衣不得重复使用。如使用可复用的隔离衣，使用后按规定消毒后方可再用。禁止穿着隔离衣离开上述区域。

8. **防护服**　在 COVID - 19 患者隔离留观病区（房）、隔离病区（房）和隔离重症监护病区（房）使用。其他区域和其他区域的诊疗操作原则上不使用防护服。不得重复使用。禁止穿着防护服离开上述区域。接触多个确诊患者，防护服可连续使用；接触疑似患者，应在每个患者间进行更换。如果防护服被患者血液、体液、污物污染时，应及时更换。须正确穿脱，穿脱方法见后。

其他人员如物业保洁人员、保安人员等需进入相关区域时，按相关区域防护要求使用防护用品，并正确穿戴和脱摘。

二、防护等级

按照不同防护的要求将防护等级划分如下。

1. **一级防护**　工作服、一次性医用工作帽、隔离衣、医用外科口罩，必要时一次性手套。

2. 二级防护　医用防护口罩、一次性医用工作帽、一次性防渗透隔离衣或防护服、手套、鞋套，必要时戴护目镜或防护面罩。

3. 三级防护　医用防护口罩、一次性医用工作帽、防护服、手套、鞋套、护目镜或防护面罩，必要时加戴全面型呼吸防护器。

三、不同区域医务人员个人防护要求

1. 医院入口及门诊　医院入口维持秩序及体温检测的医务人员戴医用外科口罩；询问流行病学的医务人员应佩戴护目镜、一次性医用工作帽、医用防护口罩、隔离衣及手套。除发热门诊外的门诊医务人员应佩戴医用外科口罩。

2. 急诊　预检分诊及急诊抢救区工作人员应戴一次性医用工作帽、护目镜、医用防护口罩、隔离衣、手套。

3. 发热门诊及留观病房　发热门诊医务人员日常诊疗活动应穿戴隔离衣、一次性医用工作帽、手套、医用防护口罩、护目镜或面罩、鞋套。留观病房日常诊疗活动应穿戴防护服、一次性医用工作帽、手套、医用防护口罩、护目镜或面罩、鞋套。当采集呼吸道标本、气管插管、支气管镜检查、气道吸痰等可能产生气溶胶或喷溅操作时，应穿戴防护服、一次性医用工作帽、手套和全面型呼吸头罩。陪同患者到发热门诊的工人应佩戴医用外科口罩、一次性医用工作帽、隔离衣，必要时佩戴护目镜。

4. 医疗机构其他区域　其他病区医护人员应佩戴医用外科口罩，酌情加戴护目镜或面罩。医疗辅助科室如病理科、普通放射科等，应佩戴医用外科口罩，个别高危场所可选用医用防护口罩。职能部门、总务、后勤等不近距离接触患者，应佩戴一般医用口罩。但当其他科室或部门如有收治经院内确定的疑似COVID-19患者时，应参照发热门诊及留观病房标准执行。资源不足时，非发热门诊及留观区域医务人员的医用防护口罩可用防颗粒物口罩（N95、 KN95、 FFP2等）代替。

四、个人防护用品穿脱流程

1. **外科口罩**　口罩佩戴前应进行手卫生。口罩深色面朝外，鼻夹侧朝上，2对绳带平行系于脑后，其中1对系在颈后，1对系在耳上。双手按压鼻夹，将褶皱尽可能拉开，使之尽可能贴紧面部，完全覆盖住口鼻，应做到遮鼻、捂嘴、兜下巴（图25-1）。

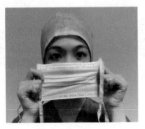

（1）佩戴前行手卫生，深色面朝外，金属鼻夹侧朝上

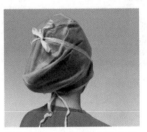

（2）绳带分别绑于脑后和颈后

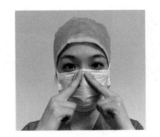

（3）将金属鼻夹向内按压至该部分压成鼻梁状

（4）完成时口罩必须覆盖鼻至下巴

图25-1　一次性医用口罩佩戴

脱摘口罩时应仅牵引系带，避免接触口罩的两面。尽量闭眼并屏住呼

吸，将口罩扔入黄色垃圾桶。 1只口罩佩戴时间不得超过 4 h。

2. 防护口罩　口罩佩戴前应进行手卫生。一手托住口罩，将其扣于面部适当位置。先将下方系带戴在颈后，再将上方系带戴在耳上，2根束带平行于脑后。双按压鼻夹让口罩尽可能贴紧面部。双手按压口罩前部进行口罩密闭性测试：大口呼气，出现正压表明无漏气；深吸气，如不漏气，口罩将紧贴面部；如漏气，调整口罩位置或收紧束带（图25-2）。

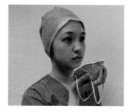

（1）佩戴前进行手卫生，手呈杯状托住口罩，束带自然下垂

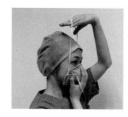

（2）金属鼻夹侧向上，将口罩放在适当位置，下面的束带绕过头顶，放置在耳下

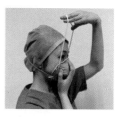

（3）上面的束带固定在脑后部较高位置

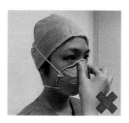

注意：不要单手调整鼻夹，可能会导致密闭性不良，影响口罩使用

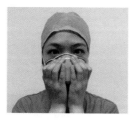

（5）密闭性检查：双手完全覆盖住口罩，快速呼气，如果鼻夹附近漏气，调整鼻夹；如果口罩四周漏气，调整束带位置

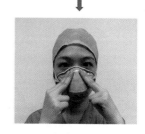

（4）双手手指调整鼻夹形状

图 25-2　医用防护口罩佩戴

脱摘时，双手将下方束带拉过头顶松开，再将口罩耳上方的束带拉过头顶，拿着束带从前下方脱下，不要接触口罩前部。脱卸口罩时应仅牵引系带，避免接触口罩的两面。尽量闭眼并屏住呼吸，将口罩扔入黄色垃圾桶（图25-3）后立即进行手卫生。口罩佩戴时间不得超过4 h。

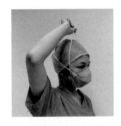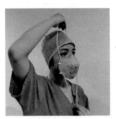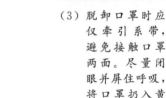

（1）脱卸时，将下方束带拉过头顶松开

（2）再将口罩耳上方的束带拉过头顶，拿着束带从前下方脱下，另外一只手拉住下方的束带，避免口罩上弹。不要接触口罩前部

（3）脱卸口罩时应仅牵引系带，避免接触口罩两面。尽量闭眼并屏住呼吸，将口罩扔入黄色垃圾桶

图25-3　口罩脱卸

3. **一次性隔离衣**　脱卸隔离衣前先进行手卫生。解开隔离衣后面系带。将手从袖子脱出，注意手不要接触隔离衣外面。从内面将隔离衣脱下扔入黄色垃圾桶，最后进行手卫生。

4. **防护服**　先拉开防护服封条及防护服拉链，进行手卫生。先从里面脱去防护帽部分，再将袖子脱出，注意手不要接触防护服外面。双手抓住内面，将内面朝外轻轻卷至踝部，连同鞋套（如有）一起脱下。从内面将隔离衣脱下扔入黄色垃圾桶，最后进行手卫生（图25-4）。

5. **护目镜/防护面罩**　佩戴护目镜/防护面罩后调节舒适度。脱卸时先进行手卫生。抓住护目镜的耳围或者防护面罩的头围末端摘掉护目镜，

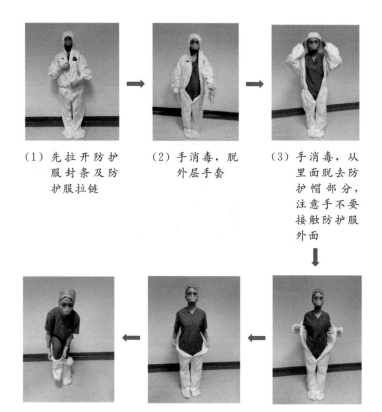

（1）先拉开防护
服封条及防
护服拉链

（2）手消毒，脱
外层手套

（3）手消毒，从
里面脱去防
护帽部分，
注意手不要
接触防护服
外面

（4）双手抓住内面，将袖子脱出，将内面朝外轻轻卷至踝部，连同鞋套（如有）一
起脱下。从内面将隔离衣脱下扔入黄色垃圾桶

图25-4 防护服脱卸

注意切勿用手接触前面部。将可重复使用的放入带盖容器内集中清洁消
毒，将不可重复使用的直接丢入黄色医疗废物垃圾桶。最后进行手卫生。

6. 发热门诊及隔离病房个人防护用品穿脱流程

（1）进入污染区：见图25-5。

（2）离开污染区：见图25-6和图25-7。

7. 确诊患者转运防护流程

（1）穿戴防护物品流程：见图 25-8。

（2）脱摘防护物品流程：见图 25-9。

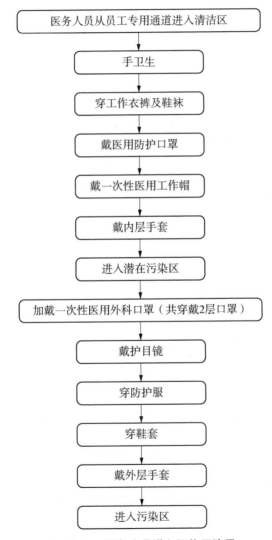

图 25-5　医务人员进入污染区流程

注：若涉及产生气溶胶等高危操作则需佩戴全面型呼吸面罩（三级防护）

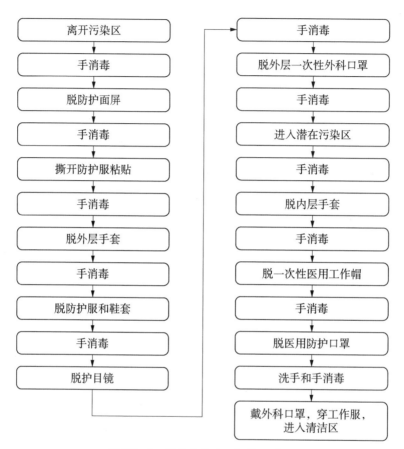

图 25‑6 医务人员离开污染区流程

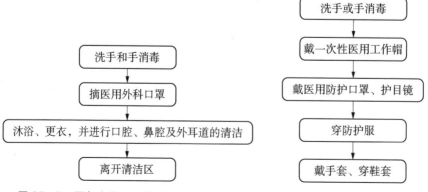

图 25‑7 医务人员下班前离开清洁区流程

图 25‑8 医务人员转运确诊患者时穿戴防护物品流程

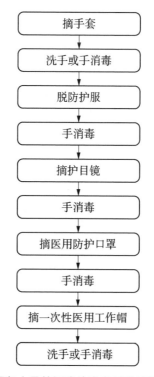

图 25-9　医务人员转运确诊患者后脱摘防护物品流程

（3）转运流程：负压车接患者，指导患者戴外科口罩。转运至接收医疗机构。转运结束后工作人员随专用转运车回指定地点。清洁专用车，开窗通风，车内外表面及车内物体表面用 $1\%\sim 3\%$ 过氧化氢、0.5% 过氧乙酸或含有效氯 $1\,000\,mg/L$ 的消毒液喷洒至表面湿润，作用 $30\,min$。消毒后方可继续转运下一位患者。

应该指出，"行为屏障"比"物理屏障"更为重要。医务人员在进行个人防护、预防院内传播时，首先应认真接受院内感染的培训，树立正确的院内感染防控理念，明确"污染""清洁""隔离"等基本概念。尤其在当下，许多医疗机构在硬件上（如"三区两通道"的划分等）还存在一定欠缺，此时医务人员更应该规范自身行为，阻断院内传播的可能，保护自己，保护他人。

此外，防护用品使用的关键并不在于盲目地增加防护的等级或防护用品的数量，而应把重心集中在如何科学、规范地进行个人防护用品的选择和正确使用。否则，可能导致医疗资源的浪费和防护效果的下降，尤其是在目前防控设备总体不足的情况下。

五、空气、环境及物体表面清洁消毒流程

1. **空气消毒**　消毒的工作人员根据上文所及各区域的防护要求，正确穿戴个人防护用品。根据区域设置及医院实际情况采取空气消毒措施。对于非负压病区采取自然通风或机械通风、紫外线照射以及空气消毒器，要求每日 2～3 次，每次 ≥ 30 min。负压区域，依据《医院负压隔离病房环境控制要求》（GB/T 35428 - 2017），保证气流流向从清洁区→潜在污染区→污染区方向流动通风，区域间保持一定的负压差。相邻区域压差 ≥ 5 Pa；负压程度由高到低，依次为隔离病房卫生间（－15 Pa）→隔离病房房间（－10 Pa）→缓冲间（－5 Pa）→潜在污染区走廊（－5 Pa）。清洁区气压相对室外大气压应保持正压，即 0 Pa。负压隔离病房污染区和潜在污染区换气次数宜为 10～15 次/小时。COVID - 19 患者出院后，负压病室回风口过滤网应及时更换，并用消毒剂擦拭回风口内表面。消毒工作后做好空气消毒、检测记录。

2. **空调管理**　疫情期间，医疗机构继续使用空调系统者，应关小或完全关闭回风阀门，全开新风阀，开启排风系统；每周清洗、消毒过滤网、过滤器、送风口和回风口 1 次。可使用含有效氯（溴）或二氧化氯 250～500 mg/L 消毒液，进行喷洒、浸泡或擦拭，作用 10～30 min。

建筑物内一旦发现疑似或确诊病例，按《新型冠状病毒肺炎防控方案

（第四版）》执行，应立即关闭空调通风系统，在采取有效的清洗消毒措施后方可重新运行。在对患者居住或活动的房间作空气熏蒸消毒时，单机空调应保持运转，直流式空调应关闭。在对患者居住或活动的房间进行空气消毒处理后，应打开所有门窗，并将空调系统开至最大进行空气抽换并维持一段时间。过滤器、过滤网应先消毒再更换。消毒方法可用含有效氯（溴）2 000 mg/L 的消毒溶液喷洒至湿润，作用 30 min。过滤器、过滤网拆下后应再次喷洒消毒，然后焚烧。所有供风设备和送风管路用含有效氯（溴）1 000～2 000 mg/L 的消毒溶液喷雾或擦拭消毒，作用时间 30 min。空调箱的封闭消毒，可采用过氧乙酸熏蒸（用量为 1 g/m³）或用 0.5% 过氧乙酸溶液喷洒后封闭 60 min，消毒后及时通风。空调凝结水应集中收集在密闭的塑料容器内，按污水处理方法，以每千克水投加含有效氯（溴）200 mg 的比例加入含氯（溴）消毒剂，混匀后作用 1 h 后排放。如采用连续收集的方法，则可在收集容器内预先加入含有效氯（溴） 500 mg/L 的消毒溶液，容器加盖，防止在收集过程中产生气溶胶。对于暂停使用空调系统的医疗机构，疫情结束后重新开通前应由具有清洗消毒资质的专业机构对集中空调通风系统清洗消毒或部件更换 1 次。

3. **护目镜、面屏及呼吸面罩的清洁消毒** 护目镜每次佩戴后，使用过氧化氢消毒湿巾彻底擦拭消毒后干燥备用。防护面罩每次佩戴后，一次性塑料片卸下扔入黄色垃圾袋，剩余部分使用含有效氯 2 000 mg/L 消毒剂浸泡 30 min 后冲净擦干备用，或使用过氧化氢消毒湿巾彻底擦拭消毒后干燥备用。

全面型呼吸面罩使用后如无明显血液、体液污染，将全部表面采用过氧化氢消毒湿巾彻底擦拭消毒后干燥备用。如果面屏有血液、体液污染，则需要流动水冲洗后再用过氧化氢消毒湿巾彻底擦拭消毒后干燥备用。如果过滤盒受到明显血液、体液污染，则应将过滤盒卸下后扔入黄色垃圾袋，剩余部分用流动水冲洗，再用过氧化氢消毒湿巾彻底擦拭消毒后干燥备用。

4. 体温计清洁消毒流程　预检分诊点、发热门诊、隔离病区、隔离重症监护病房（室）等患者使用后的体温计，用75%乙醇棉球擦拭表面，含有效氯1 000 mg/L消毒液浸泡消毒30 min，清水冲净残留消毒剂，用纱布干燥备用。非COVID‑19患者使用后，用75%乙醇擦拭体温计表面，然后用75%乙醇或含有效氯500 mg/L消毒液等浸泡消毒30 min，清水冲净残留消毒剂，用纱布干燥备用。

5. 喉镜、支气管镜、负压吸引瓶等医疗器械的清洁消毒　在常规清洗消毒方法的基础上，除部分由专业技术人员采用适宜方法消毒外，其余外表面、可复用的部件以及清洗槽等应用含有效氯1 000 mg/L、过氧化氢、乙醇等消毒液等进行擦洗或者浸泡，消毒作用30 min。一次性使用部件使用后按COVID‑19医疗废物处置。

注意清洗负压吸引瓶时应采取三级防护。在污物间打开负压吸引瓶盖，加入含氯消毒液至浓度为2 000 mg/L，搅匀放置2 h后将分泌物倾倒入医院排污管道无害化处理。疑似或者确诊COVID‑19患者使用后的引流瓶应完全浸没于盛装含有效氯2 000 mg/L消毒液浸泡消毒30 min后，在流动水下冲洗负压吸引瓶、附件及连接管去除明显污染物。用专用毛刷进行负压吸引瓶瓶口、瓶底、瓶身、瓶内腔体内壁、瓶塞以及连接管表面及管路进行流动水冲刷至清洁后，再次将负压吸引瓶及附件完全浸没于盛装含有效氯1 000 mg/L消毒液的加盖容器中浸泡消毒30 min。更换长袖加厚橡胶手套，再次在流动水下冲洗负压吸引瓶各个附件部位彻底去除残留消毒剂，将负压吸引瓶及各附件的表面及管路内水分沥干；组装负压吸引瓶及各附件后置清洁塑料袋内密封保存。

6. 疑似或确诊病例诊疗区域的清洁消毒　对于有疑似或确诊病例的区域，应加强通风，每日至少2～3次，每次≥30 min。必要时加机械通风，也可选用循环风空气消毒或次氯酸动态喷雾消毒；无人情况下可采用紫外线或过氧化氢对房间空气及物体表面进行消毒；也可以选用1％～3％过氧化氢溶液、含有效氯1 000 mg/L的消毒液或高水平消毒湿巾等擦拭消毒，并保证足够的作用时间。重复使用的医用织物可煮沸消毒10 min或用含有效氯1 000 mg/L的消毒液浸泡30 min后进行规范清洗消毒；复用餐具可煮沸消毒10 min或用含有效氯1 000 mg/L的消毒液浸泡30 min后进行规范清洗消毒；被血液或体液污染的地面，应用带消毒剂的吸水巾覆盖，作用至少1 h后再进行清洁消毒。产生所有的废物按感染性废物套双层黄色垃圾袋送固废中心焚烧。

7. **复用洁具清洁消毒** 发热门诊和隔离病房的洁具应该做到一室一用，消毒剂湿巾使用后应作为感染性医疗废弃物处理；反复使用的洁具应置于盛放含有效氯（溴） 2 000 mg/L的消毒液专用清洗容器内浸泡消毒30 min，然后漂洗、沥干后装入双层感染性织物袋内，扎口贴标签后外送清洗公司机械清洗、热力干燥备用。

8. **医用织物清洁消毒** 发热门诊和隔离病房患者及医务人员使用的织物，应在患者床边收集，盛装感染性织物的收集袋为橘红色，有"感染性织物"标志；有条件的医院可使用专用水溶性包装袋。感染性织物袋扎口前先喷洒含有效氯1 000 mg/L溶液消毒后处理，再扎口密闭。装载量不超过2/3。洗涤前保持密封状态。

9. **隔离病房出院后床单元清洁消毒** 清洁人员采取二级防护，先行空气消毒，空气用0.5％过氧乙酸、1％～3％过氧化氢或500 mg/L二氧化氯消毒液，按20 ml/m³进行气溶胶喷雾作用1 h，病室开窗通风或机械排风30 min。将织物按照上述装包。物体表面用含有效氯1 000 mg/L消毒液抹布或过氧化氢等高等级消毒湿巾擦拭（清洁顺序由上而下、由里到外、由轻度污染到重度污染），作用30 min后用清水擦拭。少量污染物用一次性吸水材料小心移除。大量污染物用一次性吸水材料完全覆盖后喷洒含有效氯 5 000～10 000 mg/L 的消毒液至湿透，作用 30 min，小心清除干净。清除过程中避免接触污染物，清理的污染物放入医疗废物容器。清除污染物后，污染面用含有效氯 2 000 mg/L 消毒剂消毒。用过的洁具按照上述处理。如果留观室患者最终被排除感染可能性，则该室终末清洁消毒按照常规处置。如果患者确诊，则按照上述消毒方法进行消毒。

10. 负压/感染手术间　在结束 COVID - 19 患者手术的手术间，先行空气消毒：若为负压手术间，则关闭层流和送风，使用过氧乙酸/过氧化氢喷雾消毒器或双模式过氧化氢机器人消毒机密闭消毒 1～2 h。开启负压层流与通风 30 min，并通知专人及时更换负压手术间高效过滤器。若为普通感染手术间，使用过氧乙酸/过氧化氢喷雾消毒器或双模式过氧化氢机器人消毒机密闭消毒 1～2 h。空气消毒后，保洁人员采取二级防护，对于地面和器械台、设备、操作台等表面，使用含有效氯 1 000 mg/L 的消毒剂擦拭，保持 30 min 后再用清水擦拭干净；有患者血迹、体液等污染的物体表面，先使用 5 000 mg/L 含氯消毒剂处理。转运床的床垫拆卸竖起，放置在手术间内接受汽化过氧化氢消毒机消毒处理。转运床物体表面按照手术间物体表面处理方法同法实施。用过的洁具按照上述方法处理。复用医疗器械用含有效氯 1 000 mg/L 的消毒液预处理后，采用双层黄色塑料袋密闭包装，放入标注"新冠"器械转运箱，专人运送至供应室。一次性医疗用品按医疗废物处理。

11. 电梯清洁消毒　应分为普通电梯和 COVID - 19 患者的专用电梯，并标识清楚。普通电梯使用前应使用含有效氯 500 mg/L 的消毒液对电梯轿厢壁、按键、地面进行清洁消毒，时间 > 30 min，用清水擦拭干净。专用电梯应设置警示标志。清洁人员戴一次性医用工作帽、防护口罩、护目镜、隔离衣、一次性手套，使用后使用含有效氯 1 000 mg/L 的消毒液对电梯轿厢壁、按键、地面进行清洁消毒，时间 > 30 min，用清水擦拭干净。按次序脱手套、防护服、护目镜和防护口罩、一次性医用工作帽，妥善处理一次性物品。

12. 清洁消毒注意事项　SARS‐CoV‐2 属亲脂性病毒，对包括 75％乙醇、过氧化物、含氯消毒液等多种消毒剂敏感。在实际应用时可根据上述的推荐选择消毒剂种类以及有效浓度。就最常用与物表消毒的含氯消毒液而言，随着污染等级的提高、含病毒量的增多，应相应提高含有效氯的浓度。但也不必太高，因为消毒剂都有一定的不良反应，浓度过高时会刺激人的口腔、呼吸道、肺部，时间久了可能导致器官和组织受损变得脆弱。因此要根据场景选用合适的浓度，不要一味追求高浓度。同时应保证充足的消毒时间，不少于 30 min。在实际应用时应遵循"先清洁、再消毒"的原则。但对于可重复使用的医疗器械，在送至供应中心前应先在本科室行预处理（消毒）。

在消毒的过程中，应注意以下可能存在的问题。

由于消毒剂对人体的不良反应，清洁人员在消毒过程中应注意个人防护，减少皮肤、黏膜、呼吸道等对消毒剂有害成分的摄取；同时注意对盛有消毒液的器皿加盖，对喷有消毒液的收集袋扎口密闭，洗涤前保持其密封状态，尽可能减少消毒液向环境的挥发以及气溶胶的产生；对于可重复使用的个人防护用品，如护目镜、防护面屏等，经消毒后应充分清除残余消毒液并干燥，避免重复使用时对医务人员的眼结膜、皮肤造成刺激和不良反应。

使用消毒剂时，要注意消毒剂的有效期，避免消毒剂失效。一般来说，启封的易挥发醇类产品开瓶后的使用期不超过 30 d，启封的不易挥发产品开瓶后的使用期不超过 60 d。皮肤消毒用的碘附开启后不超过 7 d，外用消毒用的乙醇棉球不超过 24 h，含氯消毒剂一般不超过 24 h，可以用测氯试纸测定含氯浓度。

消毒剂之间可能存在组合禁忌，联合使用会导致效果降低或产生有毒物质。常见的组合禁忌包括：季铵盐类消毒剂〔如苯扎溴铵（新洁尔灭）等〕属于阳离子表面活性剂，如果和肥皂及洗衣粉等阴离子表面活性剂混用，会产生拮抗作用，降低其消毒效果。同样，季铵盐类消毒剂也不能与碘或过氧化物（如高锰酸钾、过氧化氢等）同时使用。还有含氯消毒剂呈碱性，洁厕灵大多为强酸性，两者相遇会发生剧烈反应，产生大量有毒气体氯气，轻者引起咳嗽、胸闷，重者会引起氯气中毒，导致呼吸困难。因此，消毒产品不能随意混用。

六、相关部门管理流程

1. 门诊、预检分诊 工作人员应穿工作服、护目镜、隔离衣、一次性医用工作帽、医用防护口罩、手套。对疑似患者询问流行病学史和测量体温后，应亲自陪同其至发热门诊，全程保持 1.5 m 间距。安排人员接替分诊岗位。对分诊台及周围环境行常规每班终末清洁消毒。对排除的疑似患者，应引导其至预检处。

2. 发热门诊 发热门诊的管理应当符合《关于加强重点区域重点医院发热门诊管理及医疗机构内感染防控工作的通知》（国卫办医函〔2020〕102 号）等文件中提及的有关要求。布局科学合理、洁污分开，加强通风，空调独立设置，入口处及区域内各诊室配备快速手消毒剂。污染区配置足够留观室（单人单间并设卫生间，市级医院≥10 间，区级医院≥5 间），及时隔离、报告疑似患者。最好分为特殊诊室（相对独立专门用于接诊 COVID‐19 可能性较大的患者）和普通诊室（用于接诊病因明确的发热患者或 COVID‐19 可能性较小患者）。

患者均要佩戴医用外科口罩，医疗机构应当为患者及陪同人员提供口罩并指导其正确佩戴。候诊区域应通风良好，避免人群聚集，有流行病学史患者单独分区候诊。

医务人员开展诊疗工作应参照上述实施标准的手卫生操作，并严格执行；参照本节"个人防护用品选择原则"，选取合适的个人防护用品，并严格按照标准流程穿脱个人防护装备。医务人员应当掌握 COVID-19 的流行病学特点和临床特征，按照诊疗规范进行患者筛查，对疑似或确诊患者立即采取隔离措施并及时报告。

患者转出后按《医疗机构消毒技术规范》对其接触环境进行终末处理。每日对空气、物体表面、地面进行清洁消毒；患者出院后，对其接触环境进行终末消毒。

3. **急诊抢救室或清创室**　急诊科应合理设置隔离区域，满足疑似或确诊患者就地隔离和救治的需要。急诊抢救室固定护士，实施 24 h 值班。医护人员进入急诊抢救室时应穿工作服，戴一次性医用工作帽、医用防护口罩，穿隔离衣，戴护目镜或防护面屏、一次性检查手套。对患者进行流行病学史、相关临床症状的询问，测量其生命体征。患者佩戴外科口罩。如果考虑患者为疑似病例，则立即将其转入隔离单间或隔离区域，且应有专门路线（开放空间）转运至发热留观病房；若不考虑患者为疑似病例，则按照常规诊疗流程给予相应救治。疑似患者转出后，应按照上述要求对相应病房做好终末消毒及医疗废物无害化处理。医务人员按规范处理个人防护用品及行手卫生。

4. **门诊诊室**　包括普通门诊以及口腔科、内镜检查室、产科等特殊科室。门诊预检应筛查有流行病史等疑似患者，引导至发热门诊；并控制人数，候诊厅患者间距应超过 1.5 m。口腔科、内镜诊疗等科室若非急诊，原则上应延后择期进行。诊室中患者不超过 1 人，医务人员穿工作服，戴一次性医用工作帽及医用外科口罩（口腔科、内镜等特殊科室戴医用防护口罩、乳胶手套，穿一次性防渗隔离衣，戴护目镜或防护面屏）。如果出现疑似患者，则由导诊人员送至发热门诊，并对诊室及周围环境行终末消毒。疑似的产科患者应引导至专用的产前检查室，由工作人员采取二级防护后检查，并启动疑似病例处置流程，并对诊室及周围环境行终末消毒。口腔科门诊则在患者诊疗结束后，对诊室内进行环境消毒。内镜诊疗室按照规范消毒内镜。

5. **COVID-19 孕妇（产房）待产及分娩** 产妇需佩戴医用外科口罩，由专人将其转运至隔离产房待产。医务人员采取二级防护，穿无菌手术衣，戴双层手套接生。待新生儿娩出后，观察产妇 2 h，无异常后由专人将其转运至隔离病房。胎盘及医疗废物处理、器械处理按照相关规范要求进行。保洁人员采取二级防护后对隔离产房进行终末消毒。医务人员按照规范要求进行脱卸防护用品。

6. **血透室** 注意对血透患者进行体温监测及流行病学史询问。若无相关信息，则佩戴口罩进入透析区，行正常血透。若有，则患者佩戴口罩并由专人陪同至发热留观室，工作人员穿戴二级防护用品后进入发热门诊为患者行血透。结束后对透析机表面及内部管路进行彻底消毒。

7. **手术室** 对于需要行手术的 COVID-19 患者，应准备负压/感染手术间，非负压手术间应关闭层流。手术人员进入手术室前应戴医用防护口罩、戴护目镜、穿医用防护服、戴乳胶手套，必要时戴防护面屏或呼吸头罩。上手术台医护应实施手卫生、戴护目镜、穿医用防护服、穿脚背全防护鞋及鞋套，必要时戴防护面屏或呼吸头罩。进入手术间后，戴第 1 层医用无菌手套、穿一次性无菌防渗手术衣、戴第 2 层医用无菌手套。注意标志手术间为"新冠"，限制无关人员进出。

8. **普通病区** 除隔离病房外的普通病房，对可能出现的疑似或确诊患者，应当设置应急隔离病室，用于疑似或确诊患者的隔离与救治，建立相关工作制度及流程，备有充足的应对急性呼吸道传染病的消毒和防护用品。如果病区（房）内发现疑似或确诊患者，应启动相关应急预案和工作流程，按规范要求实施及时有效隔离、救治和转诊。疑似或确诊患者宜由专人诊疗与护理，限制无关医务人员的出入，原则上不探视；有条件的可以安置在负压病房。不具备救治条件的非定点医院，应当及时转到有隔离和救治能力的定点医院。等候转诊期间对患者采取有效的隔离和救治措施。患者转出后按《医疗机构消毒技术规范》对其接触环境进行终末处理。

医务人员在开始诊疗活动前，应测量在院患者及新入院患者的生命体征，如果患者有发热和（或）呼吸道症状及流行病学史，应指导患者（含陪同人员）正确佩戴医用外科口罩，立即将患者转入应急隔离病室，实施单人单间隔离；并上报相关职能部门，行实验室检测或影像学检查，综合判定是否排除或拟诊疑似病例。若拟诊，则将患者转入隔离病区或定点医院，并对相关环境行终末清洁消毒。

病区应建立合理的探视制度：患者在住院期间不建议其他人员来院探访，以免交叉感染。患者如需陪护，原则上每名患者配相对固定的1名陪护人员，不随意调换。遵守医院探视时间。每次探视人员不得超过1人，时间不超过1 h。严格筛查探视人员，做好信息登记、体温筛查及流行病学调查。尤其要关注探视者的发热、呼吸道症状以及流行病学史，包括近14 d内有无武汉市或其他有本地病例持续传播地区的旅行史或居住史；近14 d内是否曾接触过来自武汉市或其他有本地病例持续传播地区的发热或有呼吸道症状的患者；有无与聚集性发病或确诊病例、轻型病例和无症状感染者有流行病学关联。凡涉及上述其中一条者均不允许进入病区，无症状有流行病学史者劝其居家隔离，有症状及时就诊。做好陪护人员和探视人员的手卫生和咳嗽礼仪的宣教。

9. 医学影像检查部门 影像科分诊处工作人员接到有疑似患者检查通知，应告知技师。技师规范穿戴二级防护用品，铺一次性中单完全覆盖检查台面。患者由指定工作人员引导至专用房间检查，并在检查结束后协助患者去除辐射防护用品，引导患者返回。过程中应检查患者外科口罩是否佩戴规范。工人采取二级防护后，对检查室物体表面和空气进行消毒。

10. 供应中心 对于COVID-19患者复用的诊疗器械，各科室首先应对使用后器械、器具就地进行预处理：用含有效氯（溴）1 000 mg/L的消毒液进行清洁消毒，接触患者血液或体液重复使用的用品，有效氯（溴）浓度应提高到10 000 mg/L。供应室先用流动水去除明显污染物，然后采用含消毒作用的酶液浸泡，浸泡时间参照说明书；或用含有效氯1 000 mg/L的消毒液浸泡，作用时间 > 30 min，再用流动水冲去消毒液后擦干。置于专用密闭容器内，做好"新冠"标记，消毒供应中心应及时单独回收。

11. 临床标本采样、转运及实验室检验 采集血标本执行二级防护，采上呼吸标本及下呼吸标本执行三级防护。采样后装入一次性透明密封标本袋（有生物安全标志），确认无渗漏后交付转运人员。转运人员穿隔离衣，戴一次性医用工作帽、医用外科口罩、乳胶手套，应在75%乙醇对标本袋外表面擦拭消毒后装入另一新的一次性透明密封标本袋中，再装入"新冠"专用标本密封转运箱；对转运箱表面进行乙醇消毒。标本在运送过程中应保持直立状态，避免颠簸。

实验室检验人员应采取三级防护，实施手卫生后戴一次性医用工作帽、戴医用防护口罩、穿医用防护服、戴护目镜或防护面屏、戴第1层乳胶手套、穿防渗漏耐磨靴套、戴第2层乳胶手套。标本在生物安全柜内打开密封标本袋；在通风橱中离心，离心机停止10 min后方可取出标本。任何可能产生气溶胶的实验都在生物安全柜中操作。对医疗废物按规范化处理，并对实验室环境、物体表面行清洁消毒。

12. **医疗废物管理** 感染性和病理性医疗废物弃置于双层医疗废物包装袋内，损伤性医疗废物置于锐器利器盒；按照《医疗废物专用包装物、容器标准和警示标识规定》进行包装，并有效封口。在最外层增加一次耐压硬质纸箱并密封，密封后绝对禁止打开，纸箱表面应印制红色的"感染性废物"标志，纸箱具体尺寸和规格为不大于 400 mm × 300 mm × 360 mm。纸箱外再套黄色医疗废物包装袋，并暂置于产生地。由专人负责交接，通知固体回收中心上门回收，单独填写转移联单，并建立台账。对暂存处地面表面进行清洁，用含有效氯浓度 1 000 mg/L 的消毒液消毒。

13. **医疗污水管理** 在疫情期间产生的污水按照传染病医疗机构污水进行管控，强化杀菌消毒，确保出水粪大肠菌群等各项指标达到《医疗机构水污染物排放标准》的要求。要加强污水处理站废水、污泥排放的控制和管理，防止病原体在不同介质中转移。位于室内的污水处理工程必须设有强制通风；为工作人员配备工作服、手套、护目镜等应急用品；加强对处理设施排出口和单位污水外排口水质的监测和评价。对已建设污水处理设施的单位，强化工艺控制和运行管理，确保达标排放；未建设污水处理设施的单位，参照《医院污水处理技术指南》《医院污水处理工程技术规范》等，因地制宜建设临时性污水处理罐（箱）。采用液氯、二氧化氯、氯酸钠、漂白粉或漂白精、臭氧等消毒。医院污泥应按危险废物处理要求，由具有危险废物处理资质的单位集中处置。

14. **患者遗体处理** 经培训的工作人员采取三级防护，穿工作服，戴一次性医用工作帽、全面型呼吸防护器，穿医用防护服，戴乳胶手套、长袖加厚橡胶手套，穿鞋套。用含有效氯 3 000～5 000 mg/L 的消毒液或 0.5％过氧乙酸棉球或纱布填塞患者口、鼻、耳、肛门、气管切开处等开放通道或创口。用含有效氯（溴） 3 000 mg/L 的消毒液或 0.5％过氧乙酸溶液浸湿的双层布单包裹尸体，装入防渗透双层尸体袋中密封。亲属同意火化的，第一时间联系殡仪馆尽快上门接运遗体，并在遗体交接单中注明已进行卫生防疫处理和立即火化意见；若亲属拒不到场或拒不移送遗体，由医疗机构、殡仪馆对亲属进行劝说，劝说无效的，由医疗机构签字后，将遗体交由殡仪馆直接火化。

（钱奕亦　刘其会）

第二十六章

病原生物学实验室的生物安全防范

　　根据目前掌握的 SARS‑CoV‑2 的生物学特点、流行病学特征、临床资料等信息，国家卫生健康委员会发布了《新型冠状病毒感染的肺炎实验室检测技术指南（第四版）》，该指南指出 SARS‑CoV‑2 暂按照病原微生物危害程度分类中第 2 类病原微生物进行管理。具体来看，进行不同实验项目所采取的防范等级并不一样。实验室开展相关涉及活病毒的实验活动前（以下第 1、第 2 条），应当报经国家卫生健康委员会批准，取得开展相应活动的资质。

一、病毒培养

　　如果实验室进行的是关于病毒的分离、培养、滴定、中和试验、活病毒及其蛋白纯化、病毒冻干以及产生活病毒的重组实验等操作的，应当在生物安全三级（biological safety level‑3，BSL‑3）实验室的生物安全柜内进行。如果要对病毒培养物进行提取核酸，裂解剂或灭活剂的加入也必须在 BSL‑3 实验室和防护条件下进行，裂解剂或灭活剂加入后可按第 3 条的防护等级进行操作。

二、动物感染相关实验操作

　　如果实验室要进行的是关于活病毒感染动物、感染动物取样、感染性样本处理和检测、感染动物特殊检查、感染动物排泄物处理等实验操作，应当在 BSL-3 实验室的生物安全柜内操作。

三、未经培养感染性材料的实验操作

如果实验室要进行的是未经培养的感染性材料，在采用可靠方法灭活前的病毒抗原检测、血清学检测、核酸提取、生化分析，以及临床样本灭活等操作，应当在生物安全二级（BSL-2）实验室进行，同时采用 BSL-3 实验室的个人防护措施。

四、灭活材料的实验操作

如果实验室要进行的是在已经采用可靠方法对感染性材料或活病毒灭活后的核酸检测、抗原检测、血清学检测、生化分析等操作，则应当在 BSL-2 实验室进行。如果实验室进行的是分子克隆等不含致病性活病毒的操作，可以在生物安全一级（BSL-1）实验室进行。

（王新宇）

参考文献

[1] 陈伟，王晴，李媛秋，等. 我国新型冠状病毒肺炎疫情早期围堵策略概述[J].
    中华预防医学杂志,2020,54(3):239-244.
[2] 卫生部. 国家卫生部关于传染性非典型肺炎诊疗工作中医务人员防护指南(试
    行)[J]. 中华护理杂志,2003(07):4.
[3] 国家卫生健康委员会. 国家卫生健康委办公厅关于印发新型冠状病毒感染的
    肺炎防控中常见医用防护用品使用范围指引(试行)的通知[Z/OL]. (2020-
    01-26)[2020-02-22]. http://www.nhc.gov.cn/yzygj/s7659/202001/
    e71c5de925a64eafbe1ce790debab5c6.shtml.
[4] 国家卫生健康委员会. 国家卫生健康委办公厅关于印发医疗机构内新型冠状
    病毒感染预防与控制技术指南(第一版)的通知[Z/OL]. (2020-01-22)

[2020－02－22]. http://www. gov. cn/zhengce/zhengceku/2020-01-23/content_5471857. htm.

［5］上海市疾病预防控制中心. 关于下发上海市新型冠状病毒感染的肺炎疫情防控集中空调通风系统使用要求的通知［Z/OL］. (2020－02－04)［2020－02－22］. http://wsjkw. sh. gov. cn/jbfk2/20200218/1fc550dfd349487b92494fd79c434f07. html.

［6］上海市院内感染质量控制中心. 关于印发《新型冠状病毒肺炎防控期间上海市院内感染质控工作的指导性意见》(第一版)的通知［Z/OL］. (2020－02－19)［2020－02－22］. http://www. sicpc. org/nd. jsp? id＝189♯_np＝2_305.

［7］生态环境部. 关于做好新型冠状病毒感染的肺炎疫情医疗污水和城镇污水监管工作的通知［Z/OL］. (2020－02－01)［2020－02－22］. http://www. gov. cn/zhengce/zhengceku/2020-02-02/content_5473898. htm.

［8］生态环境部. 生态环境部印发《新型冠状病毒感染的肺炎疫情医疗废物应急处置管理与技术指南（试行）》［Z/OL］. (2020－01－28)［2020－02－22］. http://www. gov. cn/xinwen/2020-01-29/content_5472997. htm.

［9］中国疾病预防控制中心新型冠状病毒肺炎应急响应机制流行病学组. 新型冠状病毒肺炎流行病学特征分析［J］. 中华流行病学杂志,2020,41(2):145－151.

［10］卫生部. 医院隔离技术规范［J］. 中华医院感染学杂志,2009,19(13):1612－1616.

［11］中华预防医学会新型冠状病毒肺炎防控专家组. 新型冠状病毒肺炎流行病学特征的最新认识［J］. 中华流行病学杂志,2020,41(2):139－144.

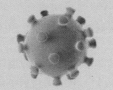
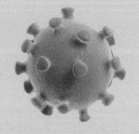

战 "疫" 日记

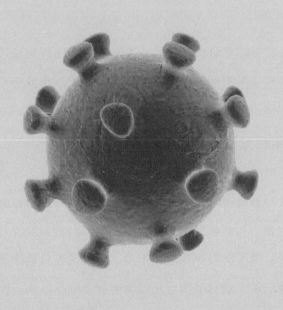
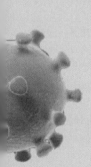
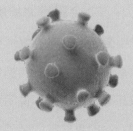

2020 年 1 月 23 日　　　星期四　　　农历腊月二十九

数据下的深层思考

近日，新冠肺炎的疫情举世瞩目，朋友圈的新闻轰炸牵动着每个人的心。为了帮助大家了解疫情的动态变化，更好地做好自我防护，笔者对疫情的变化趋势、热点问题及相关注意事项谈谈个人的看法。

一、武汉限行令颁布对武汉疫情的影响

武汉限制交通出入，这还是出乎很多人意料的。与之相对应的是武汉新增病例数，从完善检测手段后，现在增加的病例一部分是疑似病例在不断地被确诊，也有一些新病例发生。从中央电视台走访武汉几家大医院的门急诊情况来看，武汉的发热患者还不少。所以现在只能静静地等待每日新报病例的高峰出现，然后下降。从武汉限行令颁布以来，预计 2 周内新增病例高峰可能会出现，然后可能会有新增病例的下降。

二、全国各地纷纷有病例报道的原因

全国各地开始纷纷有病例报告，特别是边远地区，如内蒙古和新疆都有病例报道。这些病例目前绝大多数可以追溯到来自武汉的患者或者与武汉患者有过接触。说明武汉感染病例的输出是目前全国各地的主要病例来源。同时也显示，全国各地开始建立完善的检测手段。下阶段不出意外，

在武汉限行之前出城的大批量人群中会有感染者，全国各地将有多少病例取决于有多少潜在的感染者人数，和全国各地的检测意愿和检测能力，或者对国家诊治规范的执行程度。不出所料，全国各地未来2周是持续的病例上升期。

三、2周之后的疾控态势如何

武汉限行，武汉之外的城市2周内是库存输入性病例的集中发病期，这也是输入性病例控制的关键期。不同地区在这2周的病例诊断和控制能力将决定2周后该地区的疫情。如果2周内能够尽可能地发现潜在和发病的病例，则在2周后该地区病例数会大幅度下降，如果不能做到，则2周后会产生内循环，会产生新的一波与武汉没有直接关系的二代病例（武汉第三代）。那我们就拭目以待，看各省市的疾控能力和水平吧。能够真正控制病情蔓延的省市，就是真正实现了国家领导人说的："把人民群众生命安全和身体健康放在第一位"的重要指示。

（张文宏）

　　　　星期五　　　　农历除夕

除夕夜决战新冠病毒三大举措

除夕之夜，国家征召，战则必回，全国数十支医疗队伍奔赴武汉。华山医院感染科感染重症病房徐斌主任医生和全国数千名医生同道奔赴武汉。我们国家的体制优势再次展现。全国人民在医务界英雄前面再次含泪刷屏。这种精神无疑给了大家战胜新冠状肺炎的必胜信念。但全国医疗精英奔赴武汉将开展怎样的医疗救治呢？很快，武汉的著名感染病专家、华中科技大学附属同济医院感染科主任宁琴教授告诉笔者："今晚接紧急任务，同济医院汉阳中法新城院区明天整体搬迁，腾出 1 200 张床，为收治发热患者，众志成城一夜腾出'小汤山'。"至此，国家击溃新冠肺炎的一盘大棋拉开序幕。不出意外， 2003 年成功控制 SARS 的成功经验将再次在中国上演。

一、除夕夜逆向而行：壮举下的"阳谋"

中国不到 1 个月获得了新冠病原体的基因信息，这是科学的胜利；但是控制病毒蔓延，我们还是要回到最古老的办法，那就是"隔离救治"。就像《美国医学会杂志》在 1918 年全球大流感的时候所说的："在这场流行病中，病毒对生命构成严重威胁，必须给每个患者实施最完善的隔离治疗才能保证人们的安全。"

这几天，大家的微信圈中充斥着武汉医院内拥挤的患者、求一床而不得的信息，民众又因为武汉限行萌生了不安与恐惧。那么，如今一夜之间，一所1 200张的医院腾出来了，据我所知，如果床位不够，政府还可能在1周之内再打造一所新的1 000多张床位的"武汉小汤山"。这样，再加上目前武汉已经存在的各家定点医院，收入所有的不明原因发热患者已经不成问题。

至此，全国各地医疗志愿军逆向而行进入武汉的"阳谋"已经跃然而出。我们已经不是2003年的中国了。武汉控制新冠病毒感染的主体战役应该在1个月内结束，2个月内进入尾声。

二、最冷清的春节：孕育生的希望

英雄逆向而行。百姓怎样过年？微信圈被钟南山院士的过年微信刷屏。据说，钟南山院士呼吁："解决疫情最快，成本最低的方式就是全中国人民在家隔离2周，这样对全国经济影响最小，对生命健康最有利。强烈建议全中国人民都在家过春节，不要走亲访友。不是人情淡薄，是生命第一。待春暖花开之时，我们都可以走上街头，不用口罩，繁花与共。"笔者没有找钟院士考证过他是否说过这句话。其实，从分离出新冠病毒之后，我们就已经知道这是一种以急性感染为表现的病毒性疾病，一般不会出现长期慢性带毒的情况。对于这样的病毒，只要足够时间的隔离，完全覆盖掉潜伏期（目前所知该病毒最长潜伏期为2周），那么所有潜在的患者将自动被筛选出进入医院隔离治疗，部分免疫力较强的患者则会自愈。2周之后，社会将重归秩序与繁荣。所以对于武汉，已经采取了限行、停止公交、科普教育等措施，备足了床位与来自全国各地的医疗力量。那么可以预见，2周内，所有已经发病或者即将发病的患者将会顺利进入医疗点救治。经过2～4周治疗，大部分患者将被治愈。这样的话，2个月内结束武汉战役不是一场梦。

武汉进入紧急状态，病毒控制在即。 2周内发病病例数势必会出现下降。但是，刚刚进入输入性疾病早期的全国各地呢？能否遵从"在家2周"过个"健康春节"呢？估计很难，不到最后关头，能够遵从健康建议的人只是少数，君不见控烟行动从未真正奏效吗？那么全国各地（除武汉外）减少活动的困难可想而知。

三、武汉之外：突发公共卫生事件一级响应

1月23日，广东省、浙江省、湖南省启动重大突发公共卫生事件一级响应。1月24日，湖北省、天津市、安徽省、北京市、上海市、重庆市、四川省启动重大突发公共卫生事件一级响应。对于突然发生，造成或者可能造成社会公众身心健康严重损害的重大传染病、群体性不明原因疾病、重大食物和职业中毒以及因自然灾害、事故灾难或社会安全等事件引起的严重影响公众身心健康的公共卫生事件称突发公共卫生事件。《国家突发公共卫生事件应急预案》将突发公共卫生事件划分为特别重大（Ⅰ级）、重大（Ⅱ级）、较大（Ⅲ级）和一般（Ⅳ级）四级。Ⅰ级响应已经属于最高级别，也就是特别重大的级别。本次出现输入性病例较多的省份和城市宣布启动Ⅰ级响应的原因是"发生新传染病或我国尚未发现的传染病发生或传入，并有扩散趋势"。可以预计，宣布Ⅰ级响应的地区在随后的几周内，应会全方位地采取更快地发现更多患者、充分隔离疑似和确诊患者，强制性减少社会聚集性活动等措施。如果能够有效地发现输入性病例的话，那么在2周之后应该病例数会出现显著下降。若未能在2周之后发现病例数下降，反而出现更多聚集性成簇分布的本地病例的话，说明早期的疾病控制措施不到位，在后期将会依据Ⅰ级响应授予的权利采取更加积极的防控措施以降低新发患者。

从全国各地英雄往武汉逆向奔袭之际，我们相信武汉战役从一开始就

是从胜利走向胜利。反之，我们下一步的目光更应该投向武汉之外的城市，我们决不允许武汉发生的新冠传播和暴发再上演一次。

（张文宏）

2020 年 1 月 25 日   星期六   农历正月初一

恐慌与激情过后：该如何冷静思考我们的未来抗击新冠之路

　　全国各地的病例数每日在飙升，除了西藏，全国各省/地区都已经有了新冠病毒感染病例的报道。网络上流传着蜂拥的就医人群、哭泣的一线医生、被封的村庄道路、停运的城市交通等，仿佛有世界末日来临之势。除夕之夜，勇士逆行，不斩楼兰誓不还。

　　但凡真的勇士有 2 种，一种是无畏的勇士，一种是理性的智者。昨天除夕我们谈无畏勇士，今天初一我们讲理性智者的思考。

　　今天下午，我国著名的病毒学家闻玉梅院士打电话给我，谈到疫情，她说："现在全国一片恐慌，但防疫有其自身规律，目前需要的是理性、科学对待。早期武汉疫情是盲目乐观，现在过度恐慌，反而不能科学对待眼前的疫情。"闻先生是中国著名的病毒学家，经历疫情无数，现今很多著名的病毒学家都是她的学生。她的一席话再次引发我们对当前全国疫情防控的深入思考。

　　基于对当前的疫情的了解，和对病毒的生物学特性及患者临床表现转归的思考，笔者作为目前奋战在抗冠一线的临床医师，也作为长期从事新发传染病研究的科学工作者，提醒大家在发动武汉战役之后，对于疫情应该有长远细致的安排和思考。在外地的武汉人和在武汉的外地人总归要回家,停摆的武汉终归要重启。重启后的武汉和全国的抗冠之路应该怎样走?

一、武汉战役需要动用大量人力物力,战役目标应能达到

启动全国级别的抗"疫",在中国历史上不是第 1 次。典型的战役是清朝末年,1910 年,宣统二年年底,东北鼠疫暴发。无双国士伍连德临危受命接管东北抗"疫"大权。采取的措施也是东北封城,断绝交通,逐户探访患者,隔离收治。从 1911 年 1 月开始,东北境内铁路陆续停驶。1 月 13 日,帝国在山海关设立检验所,凡经过旅客,均需停留 5 天观察。1 月 15 日,陆军部加派军队,阻止入关客货。1 月 21 日,又下令断绝京津交通。所有医护和易感人群均带"伍氏口罩"。3 月 1 日,哈尔滨首先实现了零死亡。到 4 月,鼠疫终于彻底扑灭。共 4 个月,扑灭东北鼠疫。

鼠疫乃细菌所致,新冠乃病毒,但都离不开"逐宿主而居之"的特性,人类并非新冠状病毒的天然宿主。人体感染后需要启动免疫反应,免疫系统一般需要 2~4 周可清除病毒,但清除过程中可出现发热、肺炎等激烈的炎症反应。如果在这 2 周内对感染者予以隔离,保证在 2~4 周病毒没有完成下一代病例的传播,则传染病传播链自然打断。所以在此试问,今日之武汉,相比昔日之东北如何?新冠状病毒猛烈,但比之鼠疫又如何?

所以自全国勇士驰援武汉之时,武汉战役的结局已经没有疑问。今天在荆襄大地的百姓和全国处于惶恐中的大众,应对此役有必胜之信心。

困难的不是武汉,而是输入武汉病例的其他城市。

对于武汉外的其他城市,卫生管理层和城市管理层面临一场大考。这场考试考的已经不是勇气,而是理性和科学。武汉以外其他城市管理层,目前面临的正是武汉 2019 年 12 月底同样的问题,如果可以重来,在疾病

的初期应如何抗击这场新发传染病?

二、武汉外的城市抗"疫",还需老老实实按科学规律办事

当前的全国大部分地区发病数据出现激增。在武汉是原来堆积的病例和一代病例再传播派生出的二代与三代病例。疾病暴发之初,看到所有病例均来自华南海鲜市场之时,人们极易产生该病是有限传播的美好愿望。

美好的愿望往往是一厢的,世界走的多是墨菲定律的路子。

很快出现的一系列聚集性发病案例没有受到重视是武汉之殇的关键节点。香港大学袁国勇教授,也是当年在香港鉴定 SARS 冠状病毒的科学家,通过对武汉家族聚集性病例的基因分析获得了人传人的铁证。只要出现人传人之后的二代病例和三代病例,疫情就标志着进入第二阶段。这个阶段时间越长,则残余病例数量越大。当前武汉和湖北出现病例数飙升属意料之中。

但是再高的发病率,通过物理上的交通管制,必能切断实际上的传染病播散。2 周的潜伏期不算太长。今天,《人民日报》发布消息,除了华中科技大学附属同济医院分院的 1 200 张床位外,将再建一所 1 300 张床位的定点新医院。通过对所有发病患者的收治,不出 2 周,武汉实报病例应该能出现拐点。

现在的困难在于其他各省的输入性病例。随着诊断试剂的普及,未来 2 周会不断检测出从武汉交通封锁前流出的病例,输入性的病例随着 23 日的武汉封城,在 2 月 7 日左右应该会出现拐点。但是,不可预测的是,是否已经出现所在城市的二代病例?当前很多城市的诊断试剂虽然已经到位,但是诊断时间不及时,假阴性病例可能也不少,临床采样不规范也会影响检测结果。凡此种种,均有可能造成输入性病例的继续传播,继而产生二代病例和三代病例。

当某一个城市的不明原因肺炎中出现新冠病毒,而且源头不清的时

候，预示着该城市已经失去了初期防控的黄金窗口，可能要进入二代病例传播的持久战阶段。这个阶段可以在病例出现暴发时候发现，也可以通过主动监测来完成。准备采取何种方式进行防疫，纯属城市管理者的见仁见智了。

因此，当前武汉外的防疫工作，必须老老实实地做好病例筛查，迅速确诊，精确分检，该隔离隔离，该回家回家。如果病例数较多，超出当地医院的承受能力，那么按照轻症病例可以居家隔离的策略也能达到阻止病例扩散的要求。

这里的核心防治策略还是要当地政府严格按照流程去实施疫情管理。疫情的初期，在没有发现二代病例的阶段，应对所有潜在的输入性病例进行迅速有效的筛检，这个阶段怎么投入都不会白费。发现的病例轻者在院隔离观察或者居家隔离，均能实现阻止病例在社会上的滞留与传播，避免形成二代和三代病例。

所在省市有条件者可以对武汉来源之外的不明原因肺炎进行病原学的监测，明确是否已经有武汉二代或者三代病例在本地形成传播循环。一旦发现，则标志抗“疫”时间要延长，所在城市进入持久抗“疫”阶段。

抗击新冠到了目前这个阶段，比的已经不是仅仅是勇气，而是理性、耐心与科学了。

三、WHO 和中国疾控的居家隔离策略应能发挥巨大作用

当前对于新型冠状病毒的认识已经到了新的层面。最近，《柳叶刀》（The Lancet）和《新英格兰医学杂志》公布了病毒的基因结构和潜在的宿主受体，也发表了本病的主要临床特征。这些研究发现，新冠病毒不是 SARS 病毒，症状总体上较轻，病毒受体主要分布于下呼吸道的肺泡细胞上。这就注定了该病的显性发病以肺炎为主，而轻症或者隐性发病比例可能较多，极易在不知不觉中造成极大的传播。

因此，2003 年的 SARS 和 2012 年的 MERS，传染源多为重症患者，但新冠可能会有相当多的轻症甚至无症状感染者造成传播。这就注定了在筛查肺炎患者的同时必须关注轻症或者无症状的感染者。在此春节的关键节点，可以借助天赐的休假良机，彻底通过居家隔离，让病毒传播停摆。密切接触者和无症状的潜在感染者，可以选择与轻症流感同样的防控策略，居家隔离。我们"华山感染"公众号本期推荐了 WHO 的居家隔离方案，可供广大读者参考使用。

居家隔离，或者社区隔离观察点，可以实现集中治疗点不能起到的效果。当传染病暴发之际，当存在大量无症状的密切接触者或者潜在患者的时候，居家隔离应该作为一个重要的选项，可以解决治疗点不能解决的问题。若出现任何症状则再次去医院就诊也非常重要。居家自行隔离期间，可以借刷朋友圈、煲剧、读书、品茶之际，让新冠病毒自行失去传播能力而灰飞烟灭。

人类非新冠状病毒之天然宿主，该病没有慢性阶段，轻症或者疑似感染者通过短期的休息隔离即可消灭病毒，肺炎患者通过住院隔离治疗亦能实现消除病毒于传播中之目的。

春节已经开始，元宵终归要来，我们做好武汉重启的准备了吗？

（张文宏）

| 2020 年 1 月 26 日 | 星期日 | 农历正月初二 |

病毒解码后的科学防控

北京时间 2020 年 1 月 25 日 6 点,《新英格兰医学杂志》发表来自中国团队的研究论文, 描述了 3 例新型冠状病毒肺炎病例以及病毒电镜照片和全基因组序列。《新英格兰医学杂志》同期配发的社论指出:"病毒的鉴定将使得能够开发试剂来解决有关这种新冠状病毒感染的关键未知因素, 并指导抗病毒疗法的开发。"那么, 这些信息对新型冠状病毒疫情防控有何指导意义? 疫情防控下一步重点在哪里? 我们今天谈谈这个话题。

一、病原检测能力已今非昔比, 科学防控是重中之重

SARS 暴发 17 年后的 2020 年 1 月, 我国科学家在武汉聚集性发病的病毒性肺炎患者中鉴定出一种新型冠状病毒 (2019 - nCoV)。从其引起的肺炎被猝不及防地发现, 到迅速鉴定这种新发病毒, 并被 WHO 认可, 这是"一项显著成就, 表明中国在管理新疫情方面的能力有所增强", 也提示新发传染病的走向与防控会出现一系列新特点, 从事传染病和感染病防控的相关工作者应该对此有所思考。

比之 SARS 从 2002 年年底被发现到 2003 年暴发, 病例遍布全国各地并输入到其他国家或地区, 全球死亡病例数达到 774 例, 昨日我国科学家团队在《新英格兰医学杂志》披露的新型冠状病毒初步特征, 从发现病例

到检出一种具有传播性的新病毒仅用了 1 周多时间，证明目前我国新病原检测和鉴定能力已经到达一个新阶段。

但尽管如此，比之 SARS 期间的防控，应该说我们尚未因此赢得传染病传播的宝贵"黄金窗口期"而有效控制本病在当地的传播；反之，目前其正向其他地区蔓延。

揭露病毒的特点，才能明确我们下一步防控的重点。传染病防控不是靠口号喊出来的，一线抗击疾病勇士的生命同样珍贵，我们有责任把握好防控重点，控制好院内感染，以最强的执行力落实好防控任务。那么，这篇揭示病原体基因序列和病毒特性的文章可以给我们什么样的提示？防控策略应该怎样随之改变才能真正抓住疾病的要害？

二、致病性推测：可能介于轻症与重症之间

从基因组序列比对来看，这次新发现的病毒和 SARS - CoV 以及 2012 年被发现的 MERS - CoV，均隶属于 β 属。通过基因序列比对与遗传距离测算，可以看到 2019 - nCoV 与 SARS - CoV（而不是 MERS - CoV）距离比较近。但是，2019 - nCoV 并不属于 SARS - CoV。多种致病冠状病毒的出现说明自然界中存在巨大的病原储存库。这些病毒都属于多变的 RNA 病毒感染，RNA 病毒感染的挑战可能会成为未来新发传染病的主流和常态。

冠状病毒是一大类病毒，有些会引起症状类似于普通感冒的较轻疾病，而有些则导致更严重的疾病，比如 MERS 和 SARS。从这次新型冠状病毒发病的患者临床表现来看，咳嗽占据 76%，呼吸困难占 55%，提示病毒的特性无疑主要还是影响下呼吸道。

与其他 2 种致病性人类呼吸道冠状病毒（SARS - CoV 和 MERS - CoV）引起的暴发一样，2019 - nCoV 引起的呼吸道疾病通常较严重。截至 2020 年 1 月 25 日，公布的确诊病例超过 1 330 例，死亡病例 41 例，目

前的病死率为 3％左右，低于 2003 年暴发的 SARS，更远远低于 MERS-CoV 引起的中东呼吸综合征高达约 50％的死亡率。这也间接说明这次新冠病毒与 SARS-CoV 更为接近，而其致病性也更为接近。

病原体致病性很大程度上取决于相关宿主的受体分布以及病原体与宿主受体的结合能力。目前发现的 SARS-CoV、 MERS-CoV 以及这次的 2019-nCoV，都主要感染肺上皮细胞，但是其受体不尽相同，新冠病毒 2019-nCoV 受体可能与 SARS 冠状病毒更接近。

具体而言，SARS-CoV 受体是 ACE2，主要感染有纤毛的支气管上皮细胞和人肺 II 型上皮细胞。而 MERS-CoV 的受体为 CD26，主要感染无纤毛的支气管上皮细胞和人肺 II 型上皮细胞。受体的差异，解释了为何 MERS-CoV 引起的 MERS 死亡率更高。

有趣的是，NL63 冠状病毒与 SARS 冠状病毒的受体都是 ACE2，但它们所引起的疾病严重程度却不同。NL63-CoV 通常引起轻度上呼吸道疾病（包括感冒）并在人群中流行，而 SARS-CoV 会导致严重下呼吸道疾病，病死率约为 10％。

2019-nCoV 感染的严重程度可能介于重症与轻微之间，目前主要在高龄和有基础疾病人群中引起相对较高的死亡率。2019-nCoV 感染疾病谱较为广泛，并且可能有较多轻症患者或者无症状感染者迄今未被发现。

三、传播性推测：不容忽视

如果存在较多的轻症患者，则为疾病的广泛流行创造了必要条件，此次武汉聚集性肺炎初始暴发后的持续大范围传播，就可以得到解释了。相较于上呼吸道细胞，SARS-CoV 和 MERS-CoV 更易感染肺内上皮细胞，因此其传播主要是从已有明显症状、容易被确认的患者身上发生的，而不是由轻症患者或者无症状感染者产生。所以，在 SARS 暴发时把握住患者隔离就能解决问题，我国也因此最终成功控制了 SARS 疫情。

　　然而，现在确诊的新型冠状病毒肺炎患者也许只是我们看到的一部分重症患者，轻症患者或者单纯发热患者可能也会传播病毒，目前全国乃至中国以外的传播似乎证实了这一点。

　　此外，SARS和MERS均产生了严重的医院内传播，院内传播占到SARS-CoV和MERS-CoV暴发相当大的比例，中国SARS医务人员感染与韩国MERS医务人员感染可谓惨不忍睹。武汉发生的医务人员感染已经证实了这一风险不容忽视。因此现在必须对所有的确诊患者转入隔离点治疗，并对医护人员给予最一流的防护。

　　2019-nCoV的传播还存在一个巨大挑战——如果许多无症状感染者或轻症患者进一步感染，产生更为复杂的传播链，那么后续的疫情防控就会更为复杂。轻症患者的隔离，关键要依靠减少社会聚集性活动以及居家隔离。春节假期给我们提供了一个非常好的居家隔离机会，我们一定要抓住这个黄金窗口期。切记切记，现在就是黄金隔离窗口期，拜托都待在家里！！！

（张文宏）

2020 年 1 月 27 日　　　　星期一　　　农历正月初三　　　凌晨

节后日子怎么过：政府和民众防控新冠肺炎疫情中面对的难题与可能的答案

在 1 月 26 日下午国务院新闻发布会上，国家卫生健康委员会马晓伟主任表示：目前新型肺炎疫情形势严峻复杂，处于防控关键时期。从传播范围看，呈现武汉局部暴发、全国多点散发的状况。国家疾病控制中心主任高福院士建议：我们鼓励把假期适当延长，我们在建议，但一定要看事态的发展。

从这些信息来看，大家对于节后疫情将如何演变心里没有底，甚至于对于节后上不上班心里也没有底。大家只知道在党和政府的领导下是一定能克服困难战胜新冠病毒的，但是似乎没有明确的时间表。正应了一句名言：只听见时钟的滴答声，却不知道现在是几点钟。

一、前线与后方

全国各地同袍纷纷请战，前方传来的消息是复旦大学附属华山医院感染科徐斌教授所在的上海医疗队已经入驻武汉最早的定点医院金银潭医院，北京协和医院感染科刘正印教授所在北京医疗队抵达同济医院中法院区。笔者上午在上海公共卫生临床中心和上海专家组一起查房，诊治目前在院隔离治疗的 38 个新冠病例，下午去复旦大学附属华山医院和病原诊断小组研究新冠病毒的基因组数据和分析国际上一篇对新冠病毒在中国的流行预测数据（这篇文章扬言武汉受感染的人数将超过 19 万），晚上飞到河南郑州，参加国家卫生健康委员会新冠病肺炎防控督导工作。这就是新冠流行非常时期感染科医生一天的工作。

由于正值假期，其他常规性医疗工作就全部搁置，专心参加新冠疫情的处理。但是问题又来了，如果疫情不结束，难道其他疾病的患者就不看了，社会各行各业就不开工了吗？如果整个医疗系统全力对付新冠病毒，那有多少患其他疾病的患者因为不能得到及时的诊疗而承受痛苦呢，是不是对这些患者不公平呢？

坐在从上海到郑州空荡荡的飞机上，笔者不由得再次思考当前疫情处理的方方面面，并在掌握目前病毒特性与临床特点以及疾控现状的完备信息基础上，和大家一起讨论了放假结束后的疫情控制策略。所谓"不谋全局者不足以谋一域，不谋万世者不足以谋一时"，现在不考虑放假后的日子，假期结束后诸君和笔者都会手足无措。

笔者认为，根据当前对病毒特性、疾病的临床特征的了解，我们应该从最初的不知所措和被动应对上回归理性，逐渐形成一套系统的长期防控策略，脱离当前的恐慌、无序与惶恐。当前政府对疫情的有序把控和改进，应能够让百姓尽快回归正常生活。

二、对病毒与疾病的深度认识和剖析

新冠病毒肺炎患病率高，重型病例比例低，但是可能存在大量不被诊断的轻症患者。

从临床流行病学资料来看，病毒感染是从野生动物到人类，逐步在人类适应生存，进入人传人的阶段，病毒传播力较强，不经意间的接触就可能被感染。但是总体上看，重型患者比例低。早期的患者（发表在《柳叶刀》上的文章）由于发现晚，医师对疾病的认识还不清，重型比例会高一些。上海的疫情可以代表武汉外的其他地区，目前根据笔者对上海患者的掌握情况来看，重型与危重型患者可能占 15%，死亡率明显低于当年的 SARS 和人感染 H7N9 禽流感，而且危重型患者主要见于有心、肺等基础疾病的老龄患者。同时，可能存在大量轻症患者，和可能的潜伏期感染患者。轻症和无症状的感染者是非常重要的传染源，防不胜防，可以轻易产生大批二代病例。

从这个特点看，新冠肺炎与 SARS 不像，和新发流感（比如 2009 年的墨西哥猪流感）倒是很像。

三、2009 年墨西哥猪流感与 2003 年 SARS 处置的比较与启示

2009 年春天，墨西哥暴发从未发生过的新型流感，并迅速蔓延至全球。2009 年 6 月 1 日，WHO 宣布全球 62 个国家报告了 17 410 例墨西哥新型流感（当时称墨西哥猪流感，以为来源于猪）。墨西哥陷入恐慌，美国也被波及。美国重症甲流住院的患者就超过 3 000 人。最终死于猪流感的患者大概总共不到 200 人。随着疫情的展开，美国判断感染的病例会有 100 万人。当前中国的新冠病毒肺炎似乎和墨西哥猪流感很像，而且似乎情况还更为严重。

那这是怎样一个概念呢？疾病危害性到底如何？正常情况下，流感流行季节（每年都会有），全美会有 1 500 万～6 000 万人得流感（今天也是如此），每天全国死于流感的患者是 100～150 人。这个比例是当时美国墨西哥猪流感患者的 15～60 倍，而且死的人更多。当认识到季节性流感的危害性超出了墨西哥猪流感，而且对这个新型流感的疾病危害性有了清醒的认识以后，过了几个月，美国就不在坚持统计并公布墨西哥猪流感的病例数了，而是给它一个季节性流感的新名字，叫作 2009 大流行型 H1N1 甲流（2009-pandemic H1N1）。这个名字是不是有点像我们目前碰到的 2019 - nCov（引起我们这次肺炎疫情的病毒名字叫作 2019 新型冠状

病毒）的意思了呢？

正因为如此，世界权威医学杂志《柳叶刀》的主编 Richard Horton 最近撰文认为，当前的媒体宣传加重了人们对这个疾病的焦虑。他认为据目前所知，没有理由用夸大的语言引起恐慌。应对 2019-新型冠状病毒不仅需要公共卫生方法的干预，也应该把这个疾病的处理纳入临床日常。

就像 2009 年对付大流行型 H1N1 甲流一样，而不完全等同于 2003 年的 SARS 处理方式。笔者深以为然。

四、节后抗冠路思考

根据目前的临床判断，虽然对病毒的认识还有限，通过哪个野生动物传染给人的还不知道，变异风险还不是太确定，但是，这次新型冠状病毒，从刚开始发现，无论是环境分离出的，还是从人体分离出的病毒，到现在为止，并没有出现明显变化。感染的患者轻症居多，老年基础疾病患者的病情会较重。基于此，后续的疫情演绎，无论是政府管理层、疾控、医院、患者、民众都应该努力一起朝着良性的方向走。

首先，应该采取非常清晰的战略思维，迅速结束武汉战役。各路援军抵达之后，迅速分工，实施分层管理，重型患者集中收治，轻症患者可以考虑隔离点观察或者居家观察。发热患者不应该不分轻重都扎堆在医院排队，花几个小时做个检测拿个药。社区医疗和疾控应该发挥引导作用，不应该让不明真相的群众都到人满为患的医院发热门诊去排队。大多数的轻症患者经过分检，也可能只需观察观察就能解决问题。

其次，武汉以外的城市和地区，必须借助假期的黄金窗口期，借助政府的强大意愿和行政命令，迅速建立一整套快速诊断和收治体系，按照疾病轻重分流，定点医院收治重型患者，一般医院传染科隔离观察，轻微症状患者口服药物居家隔离。这套诊治体系的实施核心是疾控与医院合作，建立快速诊断体系。如果像先前那样诊断一个患者需要几天的时间，那么所造成的患者恐惧心理和潜在的传播风险都是难以预估的。在这里，必须加快推进中国疾控体系和医院体系的紧密合作，打通"任督二脉"，千万不能让大量不能诊断的患者在医院留观而得不到疏导，这对患者和医务工作者都会造成极大的心理压力。在这方面，快速诊断是核心！快速诊断是核心！快速诊断是核心！（重要的话说 3 遍。）诊断之后的患者分流和分层诊治也至关重要。经此一役，各县市的感染科应该受到极大的重视和发展，否则不仅仅不能应付此次新冠病毒流行，更不能应对下一次新发传染病流行。按照人类的劣根性，将来吃野味获得新发传染病的黑天鹅事件一定会再发生，国家需要一支强大的传染与感染队伍，来处置新发传染病。

无独有偶。近日，美国著名华裔科学家医生、*Emerging Microbes and Infections* 主编卢山教授转给笔者一封病毒学家们给中国政府和中国医务界的公开信，"分层管理，集中分筛可疑人群是当前控制新型冠状病毒的关键——华人病毒学家紧急建议书"。海外一批著名病毒学家和感染病学家联名提议应该对这次新冠病毒感染的控制实施分层管理，常态化管理，他们认为："2003 年 SARS 暴发，北京建了小汤山，上海建了金山公卫中心。但那是为了控制严重高危患者的，最终效果良好，但能收入的人数少。这次暴发人数多、范围大，需要采用相似但又有这次特色的方式。如果以上我们建议方案真正实行起来，2～4 周湖北境内疫情就会得到极大控制。"笔者高度同意这种将新冠病毒流行控制常态化的理念，至于如何在中国大地上落地可以再讨论。

最后，相信我们的党和政府正在全力对付这次新冠病毒的流行，我们一定能取得成功。笔者认为此次疫情与 2003 年 SARS 存在诸多不同，我们没有必要因为政府采取了紧急卫生响应而造成社会恐慌，医疗系统和卫生防疫系统也没有必要放弃日常应尽的工作而只去应付新冠病毒流行，那么我们可能会因此失去应对其他公共卫生事件和救治其他患者的机会，所造成的死亡率也可能会远远高于此次的死亡率并不高的新冠病毒肺炎。

　　春天已至，一切都会朝好的方向发展。春节之后期待大家都能正常去上班，毕竟生活还是要继续。

（张文宏）

为什么要封城：测算新冠状病毒传播力后的最佳防控选项

春节近半，不知道现在有多少人一早醒来第一件事就是翻阅微信或微博中置顶的"新型肺炎疫情最新数据汇总"。随着持续上升的红线和颜色不断加深的地图，大家内心逐渐充满惶恐和焦虑。甚至很难让大家相信距离钟南山院士宣布新型冠状病毒可以人传人这件事情才过去 1 周。

原来说好的"没有人传人"，再到"有限的人传人"，再到 1 月 23 日开始的武汉封城。频道变化太快，困惑很多，没有超强的理解力和耐受力是无法接受的。为此，笔者再次调阅既往传染病传播数据，并根据最新新冠状病毒传播数据，来测算如果政府不干预（武汉封城），现在我们是什么一个情况，干预了又是怎么一个情况。

一、新冠的传播能力到底有多强？和 SARS 比如何呢

笔者为这个问题特地请教了 2003 年 SARS 期间担任上海市传染性非典临床救治专家组组长的华山医院感染科终身教授翁心华老师。翁教授说："2003 年的 SARS 对上海来讲也是输入性的，现在的新冠状病毒肺炎对上海来讲也是输入性的。但当时上海抗非典半年，共筛查出 8 个患者，现在距 1 月 20 日上海发布首例确诊新冠肺炎才 7 d，新冠肺炎确诊达到 53

例。所以第一个感觉就是传播力不一样，感觉是此次新型冠状病毒似乎传播力更强一些。"

更强一些，那有多强呢？值得兴师动众封城？中国上一次封城是1911年，东三省鼠疫大暴发，死亡数万人，伍连德国士总领中国抗鼠疫大权，首先就是封锁东北，停止一切交通运输和人员来往。那这次的传播性达到了什么样的水平，以至于让我们再启动百年前的古老隔离方案？

在传染病传播力判断方面，我们一般会通过计算传播指数（R_0）来判断传染性的强弱。R_0指在没有外力介入，同时所有人都没有免疫力的情况下，一个感染到某种传染病的人，会把疾病传染给其他多少个人的平均数，通俗地说，就是"一个患者能传染给几个人"，这个传播指数只要超过1（$R_0 > 1$），这个疾病就会在人群中蔓延。除非我们采取有效的措施来打断它。那么我们比较熟悉的几种传染病的传播力是多少呢？

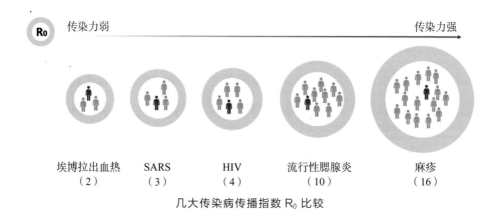

几大传染病传播指数 R_0 比较

从上图可以看到，其实大家闻风丧胆的埃博拉和SARS的传播力都比不上流行性腮腺炎和麻疹。所以大家就知道为什么到现在为止埃博拉和SARS并没有形成持续的全球性传播。而艾滋病的传播力也很强，接近

4，那么如果我们人类不干预，不给艾滋病患者进行抗病毒治疗，消除病毒，那么这个病是非常容易在人类中蔓延的，甚至于人类可能会被这种可怕的传染病消灭。一些生病后死亡率和重症率较低的传染病，如流行性腮腺炎和麻疹，传播力却超强，这种传染病如果没有疫苗的发现，那么每个小孩都是要生一次的。

谈到这么远，那么这次发现的 2019 新冠状病毒传播力现在可以根据目前的流行病学数据获得了吗？还真有，早在 1 月 17 日，武汉疫情还没有引起广泛关注的时候，世界卫生组织传染病建模合作中心（WHO Collaborating Centre for Infectious Disease Modelling）、英国帝国理工学院 MRC 全球传染病分析中心（MRC Centre for Global Infectious Disease Analysis）发表报告称，他们推断，截至 2020 年 1 月 12 日，武汉新型冠状病毒感染患者预计达 1 723 例（预测区间 427～4 471），数量远大于当时通报的病例数量。但是今天（1 月 27 日）公布的湖北病例数是 1 423，考虑到还有疑似患者未被筛查出来，增额数据还是有值得参考的价值的。这种推测病例数的数学模型至少有一定的实际估算作用。

2020 年 1 月 24 日，英国兰开斯特大学学者在 medRxiV 发布了基于最新流行数据所构建的新型冠状病毒传播预测模型结果。这种预测是基于考虑到新冠状病毒是在潜伏期和感染期均有传染性的疾病，我们现在已经证实了这种传染性的存在，同时，本次疫情还存在特殊性，也就是疫情初期就遇到一场宏大的人口迁徙（春运）。这样算起来新型冠状病毒 R_0 值为 3.8（95% CI：3.6～4.0）。这提示我们，基于目前数据来看疫情仍处于快速增长期，必须通过强有力的防控措施阻止感染的传播。而就在该文章发布次日（大年初一），美国哈佛大学流行病学家埃里克·费格丁（Dr. Eric Feigl-Ding）在推特发文表示，此次新型冠状病毒的基本再生数 R_0 为 3.8。这 2 个数据的重合，再结合临床的实际观察，笔者认为新冠状病毒的传播力可能会超过 SARS 或者接近（2～5）。

二、如果不给予任何干预，那么新冠病毒播散的速度将会呈指数级上升

根据目前的临床观察，这次感染的另外一个特点是重型病例比例低，而且临床已经发现有大量轻症而不被诊断的患者，这种隐匿性的感染传播力非常强。如果不采取一些防控措施，如戴口罩、勤洗手、避免聚集性活动等，那么人群受感染的风险将是惊人的。

请大家从下图观察 1 月 21 日后的病例增长速度，开始出现明显的增幅，预示着 1 月 21 日开始武汉疫情将进入第二阶段，就是一代病例和二代病例交叉暴发的阶段，二代病例扩散状况将在 2 月 4 日左右逐渐成形。为了避免这一恐怖情况的出现，我们必须加强对感染者的集中筛查、发现并隔离。

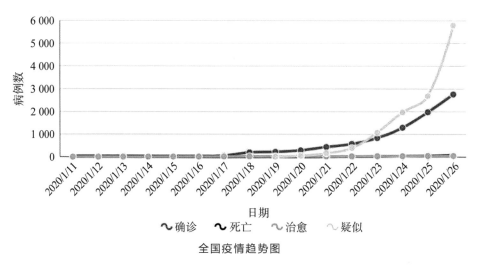

全国疫情趋势图

（引自：丁香园）

在 21 日左右，武汉已经出现了社会恐慌、大众普遍焦虑，发热患者不分轻重扎堆医院而可能引发交叉感染。这种出现加速上升的趋势的结局是非常恐怖和难以预测的，如果不进行干预，国外学者预测的出现数十万人群感染可能会成为现实。

1918 年的欧洲就是这样。当时西班牙大流感进入了第二阶段，当时因为第一波流行带来的巨大心理阴影面积，第 2 次流行时恐惧情绪让大量发热患者涌向各级医院，交叉感染暴发，并且致使医疗机构功能瘫痪。100 年前的大流感阴影至今还存在。

三、封城是迫不得已的选项吗

在这个节点上，采取"封城"可能是最佳的也是不得不采取的策略了。只不过采取这样相对极端的控制疫情方案，会产生相关的后遗症，但是相信我们的国家与政府的能力，100 年过去，我们有充分的理由相信党和国家能有序、稳步地带领我们走向胜利。

封城解决了病例输出的问题，同时在湖北全境进行交通管制，对已经感染的轻症患者和密切接触者实施居家隔离，政府做好了相应的支持工作。对于重型患者实施快速病原学筛查，通过建立大型传染病医院实施集中治疗。如果所有的显性传染源得到筛查，隐性传染源（轻症或者无症状感染者）通过居家隔离 2 周，那么封城后的 2 周，应该可以看到病例数达到峰值，然后增速逐步下来的趋势，这样能够避免 1918 年大流感样暴发的发生。

现在的问题再回到武汉外的其他城市，据报道，武汉封城前有 500 万人向全国各地输出。国外学者研究根据往年同期武汉出行情况，按照航班人数预测中国其他暴发城市将是上海、北京、广州、重庆和成都（见下图）。但笔者需要特别提醒的是，该模型所基于的"出行情况"仅仅考虑了航空旅行，而没有包括陆运。因此，湖北其他城市和周边省市同样是本次新冠防控的关键。近日笔者随国家卫生健康委员会抗冠督导团在河南督导，发现和湖北接壤的河南、湖南等省面临陆路病例输入的巨大风险。这些地区的风险不容低估，而且已经出现病例数的显著攀升。

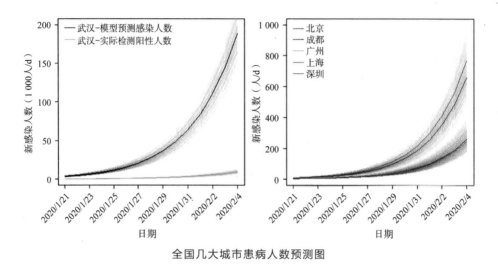

全国几大城市患病人数预测图

（引自：J M Read，J RE Bridgen，D AT Cumming. Novel coronavirus 2019 - nCoV：early estimation of epidemiological parameters and epidemic predictions〔J/OL〕. medRxiv，（2020 - 01 - 28）〔2020 - 02 - 20〕. https：//www. medrxiv. org/content/10. 1101/2020. 01. 23. 20018549v2. article-info. ）

四、封城之后，万事大吉了吗

绝不要以为武汉封城，万事大吉。反之，全国各地正面临输入性病例的巨大挑战。

目前这 2 周内，全国新冠疫情也进入新阶段，且 21 日之前携带病毒患者已经扩散至全国各地，并将以感染者的面目陆续浮现，形成又一波压力。即使采取"封城"这一强硬措施，大家还远远不能高枕无忧。扎实做好个人防护，自觉采取主动"封街道""封社区""封家"、居家办公等隔离措施，努力将传播数值 R_0 值控制在 1 以内，这样的话病例数就会逐日缩减。国家目前已经延长春节假期、推迟学校开学，就是为了尽全力增加"控制传染源"的时间。这段时间将成为武汉以外其他省市控制病情蔓延、防止当地二代病例出现的绝佳黄金时间段。

希望今天的分析能够让大家理解国家采取封城、延长假期这样的强制措施的背后科学意义。在这样的重大公共卫生事件面前，采取科学防控，有的放矢地采取最高效的防控措施，使得"控制传染源""切断传播途径""保护易感人群"真正落地。

通过流行病学的科学分析，我们更应该意识到，能早日实现这场传染病战役胜利的关键不是这些每天变化的数字，而是我们每一个人。

（张文宏）

星期三   农历正月初五

历史上从未有过的对决：超级疫情 vs. 举国之力

根据国家卫健委报道，截至 2020 年 1 月 28 日 24 点，确诊病例数 5 974 例，死亡人数 132 例，治愈 103 例。

美国疾病预防控制中心：更新对中国的旅行建议至最高警告级（第三级），避免所有不必要的旅行。

WHO：中国面临的疫情风险级别为"非常高"，而疫情对地区和全球构成的风险级别为"高"。我们注意到有国家提出希望撤侨，WHO 不主张这么做。在当前形势下应保持镇定，没有必要过度反应。WHO 对中国政府防控疫情的能力充满信心。

国家卫生健康委员会：武汉市正在争分夺秒新建蔡甸区火神山医院、江夏区雷神山医院这 2 家收治发热患者的专科医院。2 月 5 日前，全市将提供 13 000 余张床位备用。国家领导人会见世卫组织总干事：紧紧依靠人民群众，坚定信心、同舟共济、科学防治、精准施策，我们完全有信心、有能力打赢这场疫情防控阻击战。

一、战情预判：可能有哪些结局

今日战报看似平静，实则是惊天动地。在短暂的时间内，病毒迅速向全球扩散，除了非洲之外，已经扩散到全球各大洲，大有当初 SARS 蔓延全球之势。目前，中国最高领导人亲自督战，迅速凝聚社会所有力量，打一场前所未有的战略决战。

- 疾病的结局

（1）成功：2 周内新病例数出现下降，2 个月控制武汉疫情，再 2 个月扫清外围，各大省市基本无散发病例，WHO 结束对中国的高风险评估；

（2）失败：进入 2009 年甲型 H1N1 流感大流行模式，病毒席卷全球；

（3）胶着：每个医院都成为传染病医院，将疾病纳入日常管理，直至社会建立一定的免疫力，疫情逐渐自然消退。

- 病毒的结局

（1）病毒最终将退回到自然界，回归山林深洞；

（2）毒力逐渐降低并成为人群中发现的 4 种冠状病毒（HCoV-NL63，HCoV-229E，HCoV-OC43 和 HKU1）外的第 5 种冠状病毒，成为每个冬春季的常客，从此在冬季感冒和病毒性肺炎的病原体种，除了腺病毒、人偏肺病毒、呼吸道合胞病毒、鼻病毒、冠状病毒等之外的 2019 新型冠状病毒。

二、现在是开始，还是结束的开始？这是个问题

- 数学模型传递的是最大的善意和最差的结局

国际上做过多种新冠病毒流行病学数学模型，推算出我国新冠状病毒感染的病例数可能会非常高。但是大家要注意到这些数学模型引用的主要是传播力的概念（基本传染数，R_0），这一概念引起了很多读者的关注和讨论。严格意义上，R_0 是指在没有外力介入，同时所有人都没有免疫力的情况下，一个感染到某种传染病的人，会把疾病传染给其他多少个人的平均数。换句话说，是描述"如果什么防控措施都不做，大家都是易感人

群时，一个人患者能传染给几个人"的一种"最坏的情形"。以昨天提到的模型研究为例，国外学者推测新型冠状病毒的 R_0 预测值为 3.8，意味着如果我们什么也不做，一个新冠病毒感染患者平均能传播给 3.8 个人（可能高于 SARS）。

但是，R_0 是可以被干预的！ R_0 再大如麻疹（16），我们也能通过疫苗来有效防控，R_0 虽小如 1918 年的流感（2～3），如果防控措施不到位，造成流行也能彻底改变人类历史。换句话说，今天我们的举国之力能否减少甚至完全避免这 3.8 个人被传播。

• **近日病例数激增是什么意思：是情况更糟了还是初见成效**

数学模型不是用于预测的，而是警告和建议。警告我们如果不采取行动，中国会出现灾难性的传染病暴发和蔓延，建议我们尽可能采取措施，降低传播指数，最好 R_0 能够最快速度降到 1 以下。那么，目前我们所付出的努力和措施有什么效果了呢？

距离武汉封城已经过去 5 d，武汉市各级卫生机构全面发力，加之全国各方力量驰援武汉，举国之力下武汉市新冠防疫已经初现曙光。在昨日（1 月 28 日）发布的数据中有一项特别引起大众关注——武汉市 1 月 27 日单日新增新型冠状病毒感染的肺炎病例 892 例，是前日新增病例数的 11 倍以上，如下图所示。

这一变化使得武汉市累计病例数从 698 例激增至 1 590 例，引起社会大众的恐慌，但不少医务工作者对这个数据"表示理解"。这部分突然蹿高的数据除了疫情本身扩大的因素外，也反映了武汉市随着大量人力物力的投入，已经开始对之前无法早期确诊的大量病例进行检查、筛查、排查。那么具体来说，武汉采取了什么措施？又有哪些具体成效呢？

武汉的"刮骨疗毒"措施包括： ①关口前移，及早筛查发热患者：通过在社区卫生服务中心（乡镇卫生院）设立发热预检分诊点（分诊

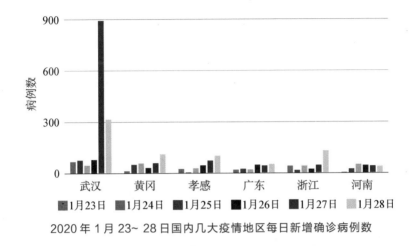

2020 年 1 月 23~ 28 日国内几大疫情地区每日新增确诊病例数

台），对发热居民进行分级分类筛查，并进行分层管理和治疗。自 1 月 24 日以来，全市基层医疗卫生机构共接诊 19 202 人次，排查发热患者 4 441 人，及时治疗或指导居家隔离观察 1 460 人；②发热门诊，及早隔离疑似患者：在临床医生全力奋战下，武汉市发热门诊在 1 月 22～27 日共接诊发热患者 75 221 人，门诊留观 3 883 人；③网络直报，及早掌握疫情情况： 1 月 22 日以来，全市网络直报每日病例累计 13 119 人、每日新增病例累计 2 588 人， 1 月 27 日网络直报全市确诊病例为 1 590 例；④加快检测，及早做出明确诊断： 1 月 25 日晚武汉市卫生健康委员会发文，扩大病原学检测机构至全市 2 家疾控中心、9 家医疗机构和 2 家专业机构，保证每日近 2 000 份的检测能力。 1 月 23 日至 27 日已累计检测样本 4 086 份，其中阳性 712 份。

国家领导人亲自部署，尽举国之力，以 10 d 之内造一家医院的速度，迅速收治当前的重型患者，让所有轻症患者得到隔离治疗。最后达到"疫情是魔鬼，我们不能让魔鬼藏匿"的战役目的。所以，现在的病例数发现的越多，疫情的高峰就会来的越早，我们期待的拐点和 $R_0 < 1.0$ 的战役目标就能够提早实现。

三、举国之力，不计成本，一定能够成功吗

非常凑巧，就在昨天《美国医学会杂志》主编 Howard Baucher 采访了 NIH 教授 Anthony S. Fauci（Anthony S. Fauci 一周前在《美国医学会杂志》发 表 评 述： Coronavirus Infections—More Than Just the Common Cold)，两人对中国的"封城"举措也发表了意见。采访中提到"封城"并不是对所有的传染病都有效，2014 年蒙罗维亚（利比里亚首都）曾因埃博拉暴发采取封城策略，当时这个举措激发了军民冲突而最终收效甚微。但是 2 位教授还是对于新冠采取封城策略表示了整体肯定，这其中离不开对中国政府强大执行力的信任。

其实在这 2 周的关键黄金窗口期，中国人民在政府的统一领导下采取的联防联控策略，不仅仅是在武汉，在全国各地都是如此。武汉的强效防控措施也在目前其他"高危"省市实施，包括湖北其他市区、和武汉比邻的湖南和河南。

笔者这 2 天深入河南的社区、基层卫生院、县级医院、地级医院、三级医院做了调研，才明白封城易，但把城市管理好，把每个社区管理好，让每一个村的人知道这个疾病，让每个来自疫区的人自动隔离，社区做好服务，才是封城这个举措中最为重要的一环。但是中国真的做到了。中国的社区管理已经细致到每辆车、每户人家。笔者还看到了河南省副省长在县城督导生产给湖北用的口罩和防护服。

笔者也在美国工作过，我很难想象美国的州长会在圣诞节在工厂里督导生产另外一个州的防护用品。正如美国一个脱口秀演员最近的一个段子："中国居然能在 10 d 造一所医院出来，你没有听错，是 10 d 造一所医院。在美国 10 d 申请装一个有线电视还不一定能行。"这里无意于评价制度的优劣，只是说不能光看病例数字，而是要看到数字背后你不知道的一幕。

四、有喜必有忧，后续确诊病例还会增加

目前武汉所公布的重症率较其他省市仍高出10%左右，提示有可能前期还存在大量"库存"患者，特别是轻症患者未明确诊断，没有得到有效的诊治（因为重型患者优先入院）。按照目前趋势，武汉市库存病例会继续得到确诊，确诊病例数在未来几天内还将继续以较快速度攀升。但是由于网格化的治理和交通管制，此后的二代病例和三代病例就会显著降低。

但我们有信心在2周之后，看到病例高峰的出现，拐点的出现。夏天的时候人们称武汉是一个"火炉"，那么就让我们八方来援的兄弟姐妹们的热情一起来燃烧吧，一直燃烧到这个市没有新冠病毒。

看来，一切没有想的那么好，一切也没有想的那么糟！

中国，努力！

（张文宏）

2020 年 1 月 30 日   星期四   农历正月初六

武汉疫情拐点之际：无症状新冠病毒感染者是否会攻破防控体系

国家卫生健康委员会发言人称：在散发病例密切接触者中，我们观察到有一些可能会出现无症状的感染者，虽然没有症状，但是做核酸检测是阳性的。还有一些患者有这样的症状，比如发热不明显，偶尔干咳或者乏力。这样的患者，从传染病规律来讲，也是有一定传播力的，给我们的防控工作带来一定的困难和复杂性。由于目前的筛查传染源技术主要是对有症状，甚至于仅对出现肺炎的患者进行筛查，那么无症状患者可能就会被遗漏，随后在社区、商场进行大范围的传播，出现二代、三代以至于 n 代感染者。

无症状感染者在各地逐渐出现报告，引起了公众的担忧。所谓无症状，是指这些感染者缺乏典型新型冠状病毒感染者具有的发热以及呼吸道症状，但核酸检测却是阳性的，大家担心由于无症状感染者的出现会让疫情变得更加难以控制，因为有可能会出现更多没有和任何有症状人员接触后就被感染的情况，也使得我们之前的一些防控筛查标准失去了意义。那么无症状感染者到底会对疫情发展产生哪些影响呢？

一、现在所谓的新冠病毒无症状感染者是否确切存在呢

首先要说，完全是有可能出现这类所谓无症状的感染者的，从目前的临床资料来分析，和 SARS 以及 MERS 相比，轻症患者的比例要高，而轻症和无症状往往又没有一条绝对的分界线划分。因此无症状也可能是非常轻的症状，让患者难以察觉的症状。从目前的流行病学数据看，至少从家庭聚集性病例看，都有源病例发病在先，所谓源病例（在学术上又称指示病例）无症状时候感染人，是指还在潜伏期感染人，这不叫无症状感染者。目前比较像无症状感染者的是最近网络上报道的河南安阳一家人，所谓的指示病例一直没有症状。这种情况事实上还不好讲一定是无症状病例，也有可能该病例曾有过非常轻微的症状而不自知，很快就进入恢复期了。是否无症状，还需对密切接触者不发病的人群做一系列的病毒学和血清学研究才能得出结论。

二、历史上的经典案例告诉你什么叫无症状感染者

无症状感染者有没有可能是持续的无症状感染者呢？多了"持续"两个字，其流行病学意义就截然不同了。持续感染，说明这个被感染的人始终也是个传染源，他可以不断地造成接触者感染。 20 世纪初在美国纽约曾经出现过一个被称为"伤寒玛丽"的持续无症状感染者。这个叫作玛丽的家庭厨师，由于感染了伤寒沙门氏菌（一种导致伤寒的细菌）却无伤寒的症状出现，而无意中先后感染了 51 人，其中 3 人死亡。她先后 2 次被纽约公共卫生当局强行隔离，总时长 30 年。那么 2019 新型冠状病毒有没有出现类似的情况呢？我们要说，几乎没这个可能性。虽然目前对于已知患者中核酸阳性最长时间的数据还不知晓，但是既往的从流感、副流感、鼻病毒、偏肺病毒、腺病毒等呼吸道病毒，到之前发现的 6 种冠状病毒中任意一种都没有出现过持续无症状感染的现象。

三、无症状病例能否成为超级传播者，进而导致疫情失控

大家更为担心的是会不会没有症状，却是一个超级传播者。所谓超级传播者，我们在 SARS 的时候称为"毒王"，也就是一个患者由于种种原因同时感染了多名患者，在新闻传播中，我们称为这些人是"大 V"。为什么可能性更小？首先冠状病毒作为一种主要通过呼吸道传播的病毒，其传染的方式就是借助于患者咳嗽、打喷嚏等产生飞沫的过程将病毒扩散传播给周围的易感人群。而如果一个感染者没有呼吸道症状，就很难产生有效的传播途径。打个不恰当的比方，你很难要求一个网络"大 V"从来默默无闻，却又能够同时将信息播散给大量的人群。其次，从以往 SARS 的经验来看，当时的毒王多是由于重症病例，有非常明显的呼吸道症状而传染给了很多近距离接触的人（比如密切照顾患者的家属、医护人员，或者在缺乏隔离措施的急诊诊室等环境中传播给近距离的其他就诊者），或者是由于插管等产生气溶胶的医疗过程中医务人员没有有效保护自己所造成的，而无症状感染者这方面的风险几乎不存在，因此也不需要过多担心。

四、无症状感染者的比例需要回顾性的血清学研究

那么人群中到底有多少人是无症状感染呢？这个对于 2019 新型冠状病毒来看，还有待进一步的研究。一般来讲，要了解人群中有多少人感染过某种传染病，检测抗体比检测核酸更有意义。因为我们之前提过，核酸在体内只会出现一段时间，随着病毒被人体免疫清除，核酸就测不到了。核酸测不到也就提示没有传染性了。但是体内会产生特异性的抗体（这个过程一般需要 1～4 周），并且持久存在。这样当我们要了解在人群中到底有多少人曾经感染过某种病毒时，最有效的方法就是检测血液中已经产生了抗体的人群的比例。这个数值大约可以推算出到底有多少人曾经感染

过，这个数字再减去明确有症状的感染人数（包括已经康复和死亡人数之和），剩下的就是无症状感染者的比例。目前全国各地还都在不断出现新的病例，因此尚不能很好地计算出无症状感染者的比例，但如果有可能稍晚一些时间去检测第一代病例（比方说整个在 2019 年在华南海鲜市场有过暴露的人群）的抗体，或许能够大概了解到底有多少比例的无症状感染者。

五、民众只要坚决执行目前的防控措施足以防控无症状感染者的威胁

前面几个问题说清楚了，如何来防控无症状感染者也就变得比较明晰了。首先，依然是我们反复强调地做好个人卫生，正确的洗手（肥皂和流水）和正确的咳嗽（用纸巾或胳膊肘）。其次，在疫情高发期间，避免到人群集中的地方去，尽可能减少和陌生人近距离接触的机会，如果实在不得已，应该戴好口罩。最后，在疫情高发期间，对于不能完全排除感染新型冠状病毒，没有发热和呼吸道症状，但因为有其他原因就诊的患者（特别是有流行病学史），尽可能避免不必要的可能产生气溶胶的操作（比方说吸痰和插管等），如不得已要做，应该想办法进行核酸筛查，或按照三级防护进行医务人员的保护。

对于无症状感染者，总结一下就是，有"无症状感染者"存在的可能，但其成为持续传染源和超级传播者的机会很小，无症状感染者的比例有待进一步的研究，现有的卫生习惯以及合理的医疗流程有助于避免被这些无症状感染者感染。

美国麻省医学院的国际著名病毒学家、*Emerging Mirobes and Infections* 执行主编卢山教授是笔者的朋友，他作为美国华裔，也作为比较客观的科学家，他的最新意见是：目前这样把自己关起来、不活动，对病毒控制有巨大作用，接下来的疫情很可能变化，甚至通过一段时间完全

消失，都是有可能的。

总之，当前防控的关键还是坚决执行 2 周的管控，坚决把潜在的无症状携带者也给关没了。按照卢山教授的意见是，现在已经这样了，我们还不如乐观一些，现在全国人民在家里不出去，春节期间本来就不上班，还延迟上班时间，与在正常工作期间出现感染情况相比已经很幸运了。

（王新宇　张文宏）

2020 年 1 月 31 日　　　　星期五　　　农历正月初七

中国这么努力，新冠肺炎疫情还是成为 PHEIC，应如何解读

今日新冠病毒疫情：据国家卫健委统计，截至 1 月 30 日 24 时，国家卫生健康委员会收到 31 个省（自治区、直辖市）和新疆生产建设兵团累计报告确诊病例 9 692 例，累计收到中国港澳台地区通报确诊病例 28 例。

WHO：中国本次新冠肺炎疫情构成国际关注的突发公共卫生事件（Public Health Emergency of International Concern, PHEIC）。根据《国际卫生条例（2005）》，国际公共卫生紧急事件被定义为：①通过疾病的国家间传播对其他国家构成公共卫生风险；②可能需要采取协调一致的国际应对措施。

中国政府：新型冠状病毒感染的肺炎疫情发生以来，中国政府一直本着对人民健康高度负责的态度，采取了最全面、最严格的防控举措，很多举措远超出《国际卫生条例（2005）》要求，中方完全有信心和能力，打赢这场疫情防控阻击战。

一、为什么我们国家很在意新冠肺炎疫情是否被宣布为 PHEIC

一旦宣布，WHO 会提醒各国必须开始考虑如何加强防控、提前准备

应急措施、准备病例隔离等事宜。很显然，新冠肺炎疫情被宣布 PHEIC 可能引致限制旅行或贸易的危险，目前国际航班和贸易已经受到影响，对中国和世界都会造成经济损失，当然对中国的影响更大。所以我们千方百计地希望能够早期控制疫情，能够阻止 WHO 不要轻易宣布新冠肺炎疫情是 PHEIC。

但是 WHO 也承受极大压力，事实上他们也非常纠结。我们都知道，WHO 在 1 周前，也就是 1 月 23～24 日，曾在日内瓦总部召开紧急委员会会议，当时并未确定新冠肺炎疫情构成 PHEIC，但委员会成员同意这是紧急情况。这说明当时会议上并没有达成共识，所以大家都认为是紧急情况，还要再看看，如果事态缓解了，那就这样了，不宣布了。所以决定并建议应在几天之内重新召集会议，以进一步审查局势。这一周我们知道我们国家有多努力，这是为了我们自己，也是为了全球。

但是这一周，武汉当地肺炎疫情仍处于高峰，而且还不知道峰顶在哪里。新冠肺炎疫情在武汉封城后，向全国蔓延。事实上，从科学规律上讲，二代病例一旦产生，必有新的高峰。我们现在所做的一切，正在演绎一部"人定胜天"的壮烈故事。这个星期，随着国家加大力度进行疫情防控，加大力度提高病例筛查度和透明度，我们知道，这周全国的疫情只会上升，不会马上终结，只是我们不知道高峰和拐点何时出现。应了一句老话："我们只知道时钟的滴答声，而不知道现在是几点钟。"对中国非常友好的 WHO 承受着极大压力，美国在武汉撤侨，美国疾病预防控制中心发表声明。

果不其然，1 月 30 日北京时间 20 时 30 分，因受到极大压力，总干事 Tedros Adhanom Ghebreyesus 博士根据国际卫生条例（IHR 2005）再次召开新型冠状病毒应急委员会，理由是新冠肺炎疫情存在"全球暴发的可能"。1 月 31 日北京时间凌晨 3 时 30 分，WHO 召开新闻发布会，就会议结果向全球通报：中国本次新冠肺炎疫情构成 PHEIC，主要基于“中国感染者数量增加”“多个国家都出现疫情”2 个事实。

二、WHO 宣布新冠肺炎疫情是 PHEIC 是否合理

内心堵归堵，但和制裁中国华为的事件还是不可同日而语。我们还是要静下心来，看是否合理。

中国感染者数量增加，这是显而易见的事情，我们不做讨论，只是想告诉大家的事实是现在疫情才 1 个月，总例数已经超过 SARS 疫情暴发时候的总例数了，你说是不是认定中国病例数上升是合理的呢？武汉地区的患者病死率为 6％，说明这个疾病并非感冒这等小事，至少和流感大流行的病死率相当。其次，全球播散是否已经存在呢？据央视新闻报道，当地时间 1 月 29 日晚，法国卫生部长布赞在例行发布会上表示，法国确诊第 5 例新型冠状病毒感染病例，病患为 1 月 28 日确诊的男性中国游客的女儿，目前已在巴黎毕夏（Bichat）医院住院治疗。日本从武汉撤侨的 206 人中，3 个人感染。全球范围内除中国外，16 个国家有确诊病例，总数为 77 例。同时，中国港澳台地区通报确诊病例 28 例。

从这些数据看，WHO 将新冠肺炎疫情定义为 PHEIC 还是有道理的。这些标准主要有：事件对公共卫生影响的严重性；事件性质的不寻常或意外；事件有可能在国际间传播；事件有可能引致限制旅行或贸易的危险。具体因素包括疾病感染病例、死亡病例、传染性、治疗效果、疫区人口密集程度、病情发展速度等。

三、从疫情看，WHO 说道：这个决定并非因为中国的情况，而是考虑到在其他国家的情况

WHO 说的这句才是大实话。按照目前人传人的特点，笔者不知道如果病毒传播到非洲、东南亚等一些经济欠发达国家或地区，将会引发怎样

的后果。

中国人喜欢到全世界旅游，应该知道东南亚、非洲等国家的卫生状况。在中国武汉，有最好的医院和医师、发达的经济条件和资源，有全国的支持，病情蔓延扩散尚且如此严重，病毒一旦进入落后国家会引发怎样的结果呢？所以前两天网络上有人还在说某某国家和我们关系这么好还封锁我们的边境，感到很不爽。其实大家还是应该怀着理解的心情，WHO说的话没有错，这个决定并非因为中国的情况，而是考虑到在其他国家的情况。

在 WHO 的新闻发布会上，WHO 的发言人解释道：宣布 PHEIC 状态并非因为中国的疫情恶化，而是因为在其他国家疫情的传播。这是 WHO 一个星期左右第 2 次召开突发事件会议，原因就在于新型冠状病毒存在"进一步全球传播的可能"，因为中国以外的 3 个国家，已出现了人传人的现象。

该定义意味着以下情况：严重、异常或意外；对受灾国国境以外的公共卫生产生影响；并可能需要立即采取国际行动。其实，WHO 更关心中国之外的可能面临巨大威胁而没有能力自己控制疫情的国家。

四、WHO 对中国控制疫情的能力十分有信心

在 WHO 的新闻发布会上，WHO 的发言人说：WHO 对中国控制疫情的能力十分有信心，也相信中国有能力尽早控制疫情。对于中国人，WHO 将在抗击病毒的战线上肩并肩地与中国人共同战斗。

WHO 说：再明确一下，这个决定并非是对中国没有信心，相反的，WHO 对中国控制疫情的能力十分有信心！WHO 同时也呼吁各国没有必要中断与中国的贸易和进出。WHO 总干事还宣布，不建议对中国进行旅行和贸易限制，没有任何理由去影响国际贸易和旅客进出，并希望所有国家能秉承这个原则。WHO 委员会充分认可中国方面的努力及信息的透明

程度，相信我们会取得胜利的！

从这些角度看，我们明白 WHO 的苦心，不是在于希望限制中国，而是基于对全球的担忧。我想中国政府已经清晰地表明了态度：新型冠状病毒感染的肺炎疫情发生以来，中国政府一直本着对人民健康高度负责的态度，采取了最全面、最严格的防控举措，很多举措远超出《国际卫生条例》要求，中方完全有信心和能力，打赢这场疫情防控阻击战。

WHO 还对哪些国家宣布过"PHEIC"？ PHEIC 是 WHO 可以发出的最高级别的警报，自 2009 年以来仅用过 6 次，分别为 2009 年的甲型 H1N1 流感、2014 年的脊髓灰质炎疫情、2014 年西非的埃博拉疫情、2015～2016 年寨卡疫情、 2018 年开始的刚果（金）埃博拉疫情（于 2019 年 7 月宣布），以及 2020 年新型冠状病毒疫情。

五、既然 WHO 对中国控制疫情的能力十分有信心，那何时会解除警报呢

一旦宣布， WHO 会提醒各国必须开始考虑如何加强防控、提前准备应急措施、准备病例隔离等事宜。根据疫情的发展，宣布 PHEIC 后随时可以撤销及修改。因此，我们的疫情控制得越快，对周边地区的输出得到解除，这个警报随时可以解除。

如果没有特殊改变，PHEIC 发布后有效期为 3 个月，之后自动失效。只会持续 3 个月，之后就要对所在地进行重新评估。疫情减弱或消除之后，可以解除 PHEIC。

六、国际权威对认定新冠肺炎疫情为 PHEIC 有什么看法

1 月 29 日，顶级医学期刊《柳叶刀》主编 Richard Horton 曾在其个人 Twitter 账号上表示，现在一定已经到了（将新型冠状病毒感染的肺炎疫情）认定为 PHEIC 的时候。如果不认定为 PHEIC，会让人们对国际卫生

系统的可信度提出质疑。

因此笔者相信，将新冠肺炎疫情定义为 PHEIC 是 WHO 在承受极大压力之后，做出的谨慎决定。而且 WHO 还非常纠结，就在此前，WHO 总干事 Tedros 曾在发布会后的提问环节还特别指出，目前的《国际卫生条例（2005）》规定只能选择定为 PHEIC，或不定为 PHEIC，没有中间地带。他认为应该改变规则，采用红灯、黄灯、绿灯的形式，在红灯和绿灯之间可以存在中间情况。这说明目前中国疫情对全球的影响还比较有限，但是国内的病例数还没有出现拐点（虽然武汉新病例增加数有出现拐点的迹象），此时做出这样的决定说明疫情处于尚未向国际广泛传播的阶段，后续如何主要看中国自己了。

七、中国到底处于什么阶段

中国武汉目前处于控制疫情感染的大会战，中国其他地区处于疫情保卫战。未来的 1～2 周将极为重要。目前武汉新增病例速度无明显上升，我们相信武汉本地的疫情最终将随着处于潜伏期的病例被筛查而结束，通过物理性隔断控制传播，最终疫情会得到很好的控制。武汉非常艰难，但我们的担忧仍然是全国其他地区，看上去病例数远远没有武汉多，但是蔓延已成事实。关键是根据目前的疫情控制，新增病例一定会迎来一个拐点，但是后续是否有新的一波高峰，则看全国各地政府的联防联控是否起效了。

笔者和 WHO 的观点一致，对中国控制疫情的能力十分有信心！

最后，我们都已经看到，在这样一个"文明与病毒之间，只隔了一个航班的距离"的时代，病毒对人类的杀伤力轻易地就能成千上万倍放大。WHO 本次官宣或多或少地让我们国家医疗工作者和公共卫生者肩上的担子又沉了一分，我们采取的有力防控措施不仅为了保护中国居民，也为了保护全球的人民。回首过往，不难发现，祖国愈来愈强盛的宽阔路途并非处处平坦。然而道路越泥泞，留下脚印就越深刻。

让我们满怀信心再启程吧！

（张文宏）

应对新冠病毒危机，你必须知道的 2009 甲型 H1N1 流感大流行

2020 年 1 月 31 日，WHO 宣布 2019 新型冠状病毒肺炎疫情为 PHEIC。PHEIC 是 WHO 的一项正式声明，指的是"通过疾病的国际传播构成对其他国家的公共卫生风险，以及可能需要采取协调一致的国际应对措施的不同寻常事件"；该事件状态在"情况严重、突然、不寻常或意外""公共卫生影响超出了受影响国家的边界""可能需要立即采取国际行动"时启用。根据 2005 年制订的《国际卫生条例》，各国负有对"国际关注的公共卫生紧急事件"做出迅速反应的法律义务。国际关注的公共卫生紧急事件是由在 2005 年《国际卫生条例》下运作并由国际专家所组成的突发事件委员会宣布，该委员会是在 2002～2003 年 SARS 疫情暴发后所成立的。

自 2009 年以来，共计 6 次 PHEIC，分别是 2009 年甲型 H1N1 流感大流行、2014 年脊髓灰质炎疫情、2014 年埃博拉疫情、2015～2016 年寨卡病毒疫情、2018～2019 年埃博拉疫情以及于 2020 年 1 月 31 日宣布的 2019～2020 年新型冠状病毒肺炎疫情。这些事件都是临时性的，需要每 3 个月进行 1 次复核。今天先来介绍第 1 次触发 PHEIC 的 2009 年甲型

H1N1 流感大流行。

一、疫情的基本概况和对全球的巨大影响

• 疫情的基本概况

2009 年甲型 H1N1 流感是一次由流感病毒新型变异株甲型 H1N1 流感所引发的全球性流行疫情。2009 年 3 月底，该流感开始在墨西哥和美国加利福尼亚州、德克萨斯州暴发，不断蔓延。2009 年 4 月底，WHO 和美国 CDC 对于病毒新变种疑似具备人传人的风险及在墨西哥的高致命性都表示十分关注。4 月 25 日，时任 WHO 总干事的陈冯富珍把这次疫情定位为 PHEIC，其原因是对于病例中的临床、流行病学及病毒学报告缺乏正确认识。

根据 WHO 规定，流感大流行警戒共有六大级别。2009 年 4 月 27 日，WHO 总干事陈冯富珍发表声明，将警戒由第 3 级提升为第 4 级；4 月 29 日，WHO 将流感大流行警戒提升为第 5 级，情况罕见；6 月 11 日，正式将警戒级别提升至最高的第 6 级，是自 1968 年（香港 H3N2 流感）后，41 年以来的第 1 次。WHO 表示，将流行病警戒级别提升至第 6 级不代表病毒毒性有所增强，而只是反映出全球各地的感染情况（第 6 级——全球有至少 2 个地区或国家出现持续的社区感染：社区暴发）。另外，WHO 又表示，会将第 6 级分为 A（轻微）、B（一般）、C（严重）3 级，每个国家和地区会得到不同的分级。

为什么美国疾病预防控制中心和 WHO 对这次暴发重视呢？归结起来在当时的情形下有以下几个原因。

（1）新变种：这个流感病毒是全新品种，所以人类没有对抗它的疫苗或者先天性免疫力。

（2）人传人：这个病毒似乎可以人传人。根据调查，患者没有直接接

触猪。新变种将可能证实为人传人。但是，之前至少有另外一个猪流感的变种曾经发生人传人但却没有引起社区传播。相反地，例如上一次在人类暴发的禽流感的传播差不多可以确认完全是由直接接触鸟类而感染。

（3）毒性强：病毒毒性强导致墨西哥境内的感染者病情严重，甚至死亡。2009 年 5 月底，该流感在墨西哥病死率达 2%。并且，墨西哥境内的猪流感主要攻击年轻健康的成年人，这点和 1918 年的西班牙流感相似。大部分其他的流感病毒株通常只会在儿童、老年人及免疫力低下的人种产生严重病症。

（4）地域广：病毒在众多地区被发现，显示控制措施难以施行。病毒的潜伏期导致疫情恶化。

（5）季节性：通常来说，具有高毒性的病毒会更快地杀死宿主，导致病毒无法即时地将自己传播给其他宿主，导致短期间疫情会有降低的迹象。由于宿主死亡率下降，侥幸存活下来的弱毒性病毒更容易在人群中传播，反而提供病毒更多的突变机会。此外，流感病毒不适合在高温潮湿的环境中生存，低温干燥的气候才适合其大量繁殖，因此流感多半在春季发生，夏季疫情降低，秋冬交替之际则疫情攀升。

（6）缺乏进一步的认识：仍然存在其他未知的因素，譬如传播速度、传播模式、现时对抗流感措施的疗效。新变种的不可预测导致评估难以准确进行。

 • **对全球的影响**

该次流感的大流行最初只是被称为"暴发"，首先在墨西哥韦拉克鲁斯州发现了广泛的甲型 H1N1 感染，在被正式称为"流行"前，有证据表明该病毒已经存在数月之久。墨西哥政府关闭了墨西哥城的大部分公共和私人设施，以遏制病毒的传播；然而，它继续在全球蔓延，某些地区的诊所被感染者所淹没。2009 年 6 月，WHO 和美国疾病预防控制中心停止了对病例的统计计数，并宣布该疾病暴发为"大流行"。

甲型 H1N1 流感当时除了在墨西哥、美国、加拿大境内广泛传播外，至少 100 个国家或地区出现了确诊病例。多个国家建议国民避免前往疫情严重的地区。包括澳大利亚、中国大陆、中国香港、中国台湾、冰岛、印度、印度尼西亚、马来西亚、菲律宾、新加坡、韩国及泰国等多方已启动机制检查来自疫区、有呼吸道感染症状的旅客。多个国家亦发出警告呼吁来自疫区的旅客如有呼吸道感染症状需立即求医。

墨西哥全国所有学校、大学及公众活动由 2009 年 4 月 24 日起直至 5 月 6 日关闭或停止。由 4 月 27 日起，美国部分学校因校内发现确诊病例而关闭。5 月 18 日起，日本大阪府及兵库县境内超过 4 000 所学校、幼儿园及托儿所停课 1 周。6 月 12 日，中国香港的小学、幼儿园、幼儿中心和特殊学校提前放暑假。

大流行从 2009 年 11 月开始逐渐减少，到 2010 年 5 月，病例数急剧下降。2010 年 8 月 10 日，WHO 在其紧急咨询委员会 15 名独立科学家发出建议后，宣布持续了将近 16 个月的甲型 H1N1 流感大流行已经结束，并宣布甲型 H1N1 流感大流行已进入大流行后时期。

- **传播方式和传染率**

甲型 H1N1 病毒的传播被认为以与季节性流感传播相同的方式发生。流感病毒主要通过流感患者的咳嗽或打喷嚏在人与人之间传播。有时，人们可能会通过接触表面上带有流感病毒的物体（例如表面或物体）然后触摸其脸部而被感染。

2009 年甲型 H1N1 流感的基本传染数 R_0（在没有对该疾病的免疫力的人群中，每个感染个体将感染的其他个体的平均数量）估计为 1.75。2009 年 12 月的一项研究发现，甲型 H1N1 流感病毒在家庭中的传播率低于过去大流行中的传播率。大多数传播发生在症状发作前后。

二、流行各国采取的应对措施有所不同

• 旅行提示

2009 年 4 月 26 日，中国政府宣布对在 2 周内出现类似流感症状的从受流感影响地区返回的游客进行隔离。

2009 年 4 月 27 日，在西班牙发现了第 1 例确诊病例之后，欧盟卫生专员建议欧洲人推迟不必要的赴美或墨西哥旅行。

2009 年 5 月 7 日，WHO 指出，遏制是不可行的，各国应集中精力减轻病毒的影响。他们不建议关闭边界或限制旅行。

• 不同国家航空公司的不同做法

截至 2009 年 6 月初，美国航空公司没有进行重大更改，但仍继续采用常规做法，包括寻找有流感、麻疹或其他感染症状的乘客，并依靠飞行中的空气过滤器确保飞机已过卫生处理。航空公司通常不提供口罩，而且美国疾病预防控制中心不建议航空公司的工作人员戴上口罩。一些非美国航空公司，其中大多数是亚洲航空公司，包括新加坡航空有限公司、中国东方航空集团有限公司、中国南方航空集团有限公司、国泰航空有限公司和墨西哥航空公司，采取了诸如加强机舱清洁，安装最先进的空气过滤器以及允许向机上人员索要戴口罩。

根据在澳大利亚和日本进行的研究，在 2009 年甲型 H1N1 暴发期间在机场筛查个人的流感症状并不是控制感染的有效方法。

• 学校是防控的重点

美国政府官员特别关注学校，因为甲型 H1N1 流感病毒似乎对 6 个月至 24 岁的儿童和年轻人造成了不小的影响。甲型 H1N1 疫情导致某些地区的许多预防性学校关闭。美国疾病预防控制中心建议，有流感症状的学生和学校工作人员总共待在家 7 d，或者直到症状消退后 24 h（以较长的

时间为准），而不是关闭学校。美国疾病预防控制中心还建议，如果该病毒在导致严重疾病的学生中所占比例大大超过前一个学期，则应考虑暂停2009年秋季课程。他们还敦促学校暂停规则，例如对迟交论文或缺课处罚的要求，以实行"自我隔离"并防止学生生病时冒险。建议学校在学生等待回家时留出一间房间，以供出现流感样症状的人使用，并让生病的学生或教职员工以及照顾他们的人使用口罩。到2009年10月28日，美国约600所学校暂时关闭，影响了19个州的126 000多名学生。

- **工作场所如何避免感染**

由于担心最坏的情况，美国卫生与公共服务部（United States Department of Health and Human Services，HHS）、美国疾病控制预防中心和美国国土安全部（United States Department of Homeland Security，DHS）制定了最新指南和视频供雇主使用并制定了应对甲型H1N1疫情的计划。该指南建议雇主考虑并传达其目标，例如减少员工之间的传播，保护处于与流感相关的并发症高风险中的人被感染，维持业务运营以及最大限度地减少对其供应链中其他实体的不利影响。

美国疾病预防控制中心估计，由于需要许多健康的成年人留在家中并照顾生病的家人，多达40%的劳动力可能在大流行高峰时无法工作，并建议个人应如果工作场所关闭或出现需要在家工作的情况，请采取适当的措施。美国疾病预防控制中心进一步建议，工作场所中的人应在感冒后7 d或症状消失后24 h（以较长的时间为准）进行家庭自我隔离。

- **不同地区关于佩戴口罩的不同建议**

美国疾病预防控制中心不建议在非医疗保健场所（例如学校、工作场所或公共场所）使用口罩或呼吸器，但有一些例外：与他人在一起时感染病毒的人以及照顾流感患者时有患严重疾病的风险。关于戴口罩的价值存在一些分歧，一些专家担心口罩会给人一种错误的安全感，不应替代其他标准的预防措施。名古屋大学医学院病毒学教授西山由弘（Yukihiro Nishiyama）评论说，这些口罩"有总比没有好，但是很难完全阻止一种空气传播的病毒，因为它很容易从缝隙中进入"。然而，尽管缺乏有效的证据，但在亚洲仍普遍使用这种口罩。在日本，清洁和卫生非常受重视，礼节要求生病的人必须戴口罩，以免传播疾病，因此口罩在日本尤其受欢迎。

- **大流行高峰期间的隔离措施**

在担心大流行的高峰期间，一些国家发起或威胁要发起对涉嫌与其他可能感染者接触或接触的外国访客的隔离。2009 年 5 月，中国将 21 名美国学生和 3 名老师在其酒店房间内进行隔离。结果，美国国务院发布了关于中国的反流感措施的旅行警报，并警告旅客不要生病前往中国。在中国香港，因为流感在整个酒店隔离了 240 位客人；由于甲型 H1N1 流感的威胁，澳大利亚下令一艘载有 2 000 名乘客的游轮留在海上。每年前往麦加朝圣的埃及穆斯林有可能在返回时被隔离。俄罗斯表示，他们将隔离来自流感流行地区发烧的游客。在 5 月中旬，日本隔离了 47 位航空公司旅客，将他们安置在一家旅馆 1 周；然后在 6 月中旬，印度建议对来自被认为感染率高的国家的"出境"旅客进行预筛查。

- **猪与食品安全**

之所以称引起 2009 年流感大流行的是一种"猪流感"，是因为引发该病的病毒最初源自生活在猪中的一种病毒株，这种起源引起了"猪流感"的通称。这个术语被大众媒体广泛使用。该病毒已在美国的和加拿大的猪以及北爱尔兰、阿根廷和挪威的猪中发现。美国农业部部长强调，食用适当煮熟的猪肉或其他源自猪的食品不会引起流感。尽管如此，阿塞拜疆还是于 2009 年 4 月 27 日禁止从整个美洲进口畜牧产品。印度尼西亚政府也停止了猪的进口，并开始在印度尼西亚检查 900 万头猪。埃及政府于 2009 年 4 月 29 日下令在埃及宰杀所有猪。

• 美国政府部门的应对措施

美国疾病预防控制中心和其他美国政府机构利用当年夏季休假来评估美国对甲型 H1N1 流感的反应，并尝试在秋初的流感季节开始之前弥补公共卫生安全网中的任何空白。准备工作包括计划季节性流感以外的第 2 项流感疫苗接种计划，以及改善联邦、州和地方政府与私人医疗机构之间的协调。2009 年 10 月 24 日，时任美国总统奥巴马宣布将猪流感定为国家紧急状态，赋予卫生与公共服务大臣凯瑟琳·塞贝留斯（Kathleen Sebelius）权力，以免除要求医院按照通常的联邦要求行事。

• 医院如何应对紧急情况

2009 年的流感大流行使全国各地的医院在医院急需服务能力方面做出了重要改进，尤其是在急诊科内和易感人群中。在许多情况下，医院在确保能够有效地发现，治疗和治愈那些受流感毒株影响最严重的患者方面取得了相对成功。

费城儿童医院（Children's Hospital of Philadelphia, CHOP）在 2009 年秋季进行了有关准备、计划、缓解和应对工作的个案研究。例如，CHOP 采取了一些步骤，通过仔细的计划和缓解措施来提高急诊部门（emergency department, ED）的应急响应能力。为了增加急诊室的容量和响应能力，CHOP 使用了主要大厅区域的一部分作为急诊室。在非紧急情况下，在晚上和周末时段使用了该地区的几家医院门诊部作为非急救设施；急诊室的 24 h 短期留观被用来长期护理急诊室的患者；急诊室照顾由未获得执照的医师（儿科急诊医师）和住院医师组成。将原本用于其他医学或治疗目的的医院部门改建为急诊室。并且通常仅供 1 位患者使用的房间扩展到至少 2 位的容量。

三、谈谈 2009 甲型 H1N1 流感的生与死

• 远被低估的死亡人数

根据 WHO 的最新统计数据（截至 2010 年 7 月），该病毒自 2009 年

4 月出现以来已经导致 18 000 多人死亡，但他们指出，H1N1 毒株引起的总死亡率（包括未经证实或未报告的死亡）为"无疑更高"。在 2011 年 8 月 5 日发表的《公共科学评论》一文中，研究人员估计 2009 年的 H1N1 全球感染率为 11％～21％，低于先前的预期。然而，包括 WHO 在内的专家已经同意，估计有 284 500 人死于该病，远高于最初获得的死亡人数，因为原始人数仅包括了通过实验室确诊的死亡人数，这意味着没有确诊但却死于该次流行的人属要远大于确诊的人数。这些死亡大多数发生在非洲和东南亚。

- **死亡人数多并不意味着病死率高**

目前研究认为，这种病毒的致死性低于以前的大流行毒株，病死率约为 0.01％～0.03％。1918 年的流感致死率高约 100 倍，病死率达 2％～3％。到 2009 年 11 月 14 日，该病毒已经感染了 1/6 的美国人，有 200 000 例住院治疗和 10 000 例死亡与整个流感季节相比，住院治疗的人数和死亡人数都少，但 50 岁以下人群的风险要高得多。1 100 名儿童和 7 500 名 18～64 岁的成年人，这些数字"比通常的流感季节要高得多"。

- **为何墨西哥的病死率要远高于其他国家**

该病毒于 2009 年 3 月在美国的 2 个儿童中首次报道，但卫生官员报告说，该病毒最早于 2009 年 1 月在墨西哥出现。暴发是在 2009 年 3 月 18 日在墨西哥城首次出现的。2009 年 5 月底，该流感在墨西哥病死率达 2％，但在墨西哥以外病死率仅 0.1％。其实在疫情被正式发现之前，墨西哥已经有数百起非致命病例，因此正处于"沉默流行病"之中。结果，墨西哥只报告了最严重的病例，这些病例显示出与正常流感不同的更严重的体征，可能导致对病死率的初步估计出现偏差。疫情正式宣布后，墨西哥立即通知了美国和 WHO，疫情暴发后的几天内，墨西哥城被"有效关闭"。一些国家取消了飞往墨西哥的航班，而其他国家则停止了贸易。

• 暴发初期报告的病例数可能非常不准确

最初的暴发引起了近 1 周持续的媒体关注。流行病学家警告说，由于多种原因，包括选择偏见，媒体偏见和政府的不正确举报，暴发初期报告的病例数可能非常不准确且具有欺骗性。错误的原因还可能是不同国家的主管部门针对不同的人口群体。此外，卫生保健系统较差且实验室设施较旧的国家可能需要更长的时间来识别或报告病例。

"即使在发达国家，流感死亡人数也不确定，因为医疗当局通常不核实谁实际死于流感和谁死于流感样疾病。"Joseph S. Bresee（美国疾病预防控制中心流感部门的流行病学负责人）和 Michael Osterholm（传染病研究与政策中心主任）指出，数以百万计的人通常以轻症形式感染了 H1N1 病毒，因此实验室确诊病例的数量实际上是没有意义的。2009 年 7 月，WHO 停止了对个别病例的计数，而将重点更多地放在了重大疫情上。

• 2009 年 H1N1 流感的发作程度不比季节性流感严重

一项威斯康星州在 2010 年 9 月发表在《美国医学会杂志》上的一项研究报告说，研究结果表明 2009 年 H1N1 流感的发作程度并不比季节性流感严重。该研究的作者写道："成人或儿童中最严重并发症的风险并未增加。"以及"儿童受到 2009 年 H1N1 感染的影响尤其严重，但症状的严重程度和严重后果的风险并未增加。"在 2009 年甲型 H1N1 流感大流行中被感染的儿童，比那些季节性流感的感染者更不可能因并发症而住院或患上肺炎。大约有 1.5% 的甲型 H1N1 流感病毒患儿在 30 d 内住院，而季节性感染 H1N1 病毒的患儿为 3.7%，感染 H3N2 病毒的患病率为 3.1%。

• 与季节流感以及 1918 年流感大流行的比较

据估计，每年的流感流行会影响全球人口的 5%～15%。尽管大多数病例是轻度的，但这些流行病仍在全球范围内造成 300 万～500 万人的重症和 29 万～65 万例死亡。在发达国家中，严重的疾病和死亡主要发生在婴儿的高风险人群中，老年患者和慢性病患者，尽管 H1N1 流感暴发（如 1918 年西班牙流感）在影响更年轻、更健康的人群方面有所不同。

除了这些每年出现的季节流感之外，在 20 世纪，甲型流感病毒还引起了 3 场全球大流行：1918 年的西班牙流感，1957 年的亚洲流感以及 1968～1969 年的香港流感。造成这 3 次大流行的这些病毒株因为经历了重大的遗传变化，使得在人群中没有明显的免疫力。而遗传分析表明，2009 年流感大流行毒株的 3/4 基因片段来自 1998 年开始流行的北美猪流感毒株。

1918 年的流感疫情始于春季的轻度病例潮，接着是秋季的更多致命病例潮，最终在美国造成数十万人死亡，在全球造成 5 000 万～1 亿人死亡。在 1918 年的流感大流行中，绝大多数死亡是继发性细菌性肺炎的结果。流感病毒破坏了感染者的支气管和肺部，使鼻子和喉咙中的常见细菌感染了他们的肺部。由于可以治疗细菌性肺炎的抗生素的普遍应用，随后的大流行病死亡人数要少得多。

最后总结一下，2009 年起源于美国和墨西哥的甲型 H1N1 流感大流行是距今最近的一次全球性的呼吸道传染病大流行，并且首次触发了 WHO 的 PHEIC。这场大流行前后经历了将近 16 个月才宣布结束，并且给全球各国都造成了很大的影响。必须强调的是，2019 新型冠状病毒和 2009 甲型 H1N1 流感病毒是 2 种完全不同的病毒，流感有特效药物可进行治疗，也有疫苗可以预防。虽然不同，但 2009 年甲型 H1N1 疫情初期的一些判断，以及整个疫情发生、经过和结果，各国的应对措施，对于今天我们如何打赢 2019 新型冠状病毒疫情这一场战役，或许也有一些值得参考借鉴的地方。

（王新宇）

2020 年 2 月 2 日　　　星期日　　农历正月初九

应对新冠病毒危机，你必须知道的 2014 脊髓灰质炎疫情

今天介绍第 2 次触发 PHEIC 的 2014 年脊髓灰质炎疫情。

一、脊髓灰质炎的背景知识

在 20 世纪 50 年代出生的人群中，身患脊髓灰质炎（又称"小儿麻痹症"，英文：polio）的患者相当常见，或许我们认识的亲朋好友中就有几位曾经罹患这种疾病，并留下了一定程度的残疾。而随着时代的发展，更年轻的"小儿麻痹症"患者已经越来越少见了。关于脊髓灰质炎的历史、临床表现、危害性等详情请见"华山感染"公众号"［第三十三讲］ 脊髓灰质炎：一个世纪的斗争"。

其实， 1988 年开始由 WHO, 联合国儿童基金会（United Nations International Children's Emergency Fund, UNICEF）和扶轮基金会（Rotary Foundation）领导的一项公共卫生工作，以永久性消除世界各地的所有脊髓灰质炎感染病例。这些组织与美国疾病预防控制中心和盖茨基金会一起，通过全球根除脊髓灰质炎行动（Global Polio Eradication Initiative, GPEI）率先开展了这项运动。在此之前，人类已经成功消灭了 2 种传染病——人类传染病天花和动物传染病牛瘟。

通过疫苗接种可以预防该疾病传播。脊髓灰质炎疫苗有 2 种——口服脊髓灰质炎疫苗（oval poliovirus vaccine, OPV）（使用减毒脊髓灰质炎病毒）和灭活脊髓灰质炎疫苗（inactivated poliovirus vaccine, IPV）（注射）。OPV 价格便宜且易于管理，并且可以将免疫力传播到接种者之外的人群。它一直是主要的疫苗。但是，在疫苗接种人群中疫苗病毒长期存在并传播的情况下，突变可以使病毒重新激活，从而产生脊髓灰质炎衍生株，而在极少数情况下，OPV 还能在接种疫苗的人群中引起脊髓灰质炎或持续无症状感染，特别是那些免疫缺陷的人。IPV 处于灭活状态，没有这些风险，但不会引起接触免疫。IPV 成本更高，交付物流也更具挑战性。

2014 年 5 月，WHO 认为脊髓灰质炎疫情构成 PHEIC。

第 2 个 PHEIC 是 2014 年脊髓灰质炎疫情，该声明于 2014 年 5 月发布，在原本野生型脊髓灰质炎近乎被根除的大背景下，该次野生流行脊髓灰质炎疫情的再次出现，被视为"非同寻常的事件"。

WHO 总干事于 2014 年 4 月 28 日和 4 月 29 日紧急召开会议。以下受影响的缔约国参加了情况介绍会：阿富汗、喀麦隆、赤道几内亚、埃塞俄比亚、以色列、尼日利亚、巴基斯坦、索马里和叙利亚。

在对所提供的信息进行讨论和审议之后，并在全球根除脊髓灰质炎行动的背景下，委员会建议，2014 年迄今脊髓灰质炎的国际传播构成"特殊事件"，对其他国家构成公共卫生风险，为此，协调一致的国际反应至关重要。从 2012 年 1 月到 2013 年该病的低传播季节（即 1～4 月）野生脊髓灰质炎病毒的国际传播几乎停止，而 2014 年的同期国际传播病例数陡增。如果不认真对待，现有情况可能导致无法在全球根除脊髓灰质炎——世界上最严重的但又是疫苗可预防的传染性疾病。委员会一致认为，PHEIC 的条件已得到满足。

二、WHO为什么认为当时的情况构成PHEIC

到2013年年底，脊髓灰质炎病例中有60％的病例是因为野生脊髓灰质炎病毒在国际范围内传播造成的，越来越多的证据表明成年旅行者与这种传播相关。在2014年年底传播季节期间，野生脊髓灰质炎病毒通过3个国际传播途径传播到了相关国家：中亚（从巴基斯坦到阿富汗伊斯兰共和国），中东（从叙利亚到伊拉克）和中部非洲（从喀麦隆至赤道几内亚）。

在2014年五六月高传播季节到来之际，采取协调一致的国际对策被认为对于遏制野生脊髓灰质炎病毒的这种国际传播和防止新的传播至关重要。

单方面措施在阻止国际传播方面可能没有采取协调一致的措施那样有效。鉴于有大量无脊髓灰质炎病例流行但饱受冲突折磨和卫生体系脆弱的国家，这些国家常规免疫接种服务被严重破坏，并有再次感染的高风险，进一步国际传播的后果尤为严重。如果要重新出现输入性的野生脊髓灰质炎病毒，这些国家将难以做出有效反应。随着许多跨越国界的蔓延，WHO便促进采取协调一致的区域方法，以加速中断每个流行病学区域的病毒传播。

三、应对PHEIC，WHO要求相关国家怎么做

所有脊髓灰质炎感染国家的首要任务是通过所有地理区域中立即和全面应用脊髓灰质炎根除策略，尽可能快地中断野生脊髓灰质炎病毒在其境内的传播，特别是OPV的补充接种运动，脊髓灰质炎病毒监测和常规免疫接种。委员会根据截至2014年4月29日活跃传播的10个国家的风险分层情况，向WHO总干事提供以下建议，以考虑减少野生脊髓灰质炎病毒的国际传播。

● **有输出传播野生脊髓灰质炎病毒的国家**

巴基斯坦、喀麦隆和叙利亚在 2014 年进一步输出传播野生脊髓灰质炎病毒构成最大风险。这些国家应：

（1）在国家元首或政府首脑级别上正式宣布脊髓灰质炎病毒的传播是国家公共卫生紧急情况；

（2）确保在国际旅行之前的 4 周～12 个月，所有居民和长期来访者（即＞4 周）都接受 1 剂 OPV 或 IPV；

（3）确保那些在过去 4 周～12 个月未接受过 OPV 或 IPV 的紧急旅行（即 4 周内）的人至少在出发时接受了脊髓灰质炎疫苗注射，因为这仍将提供受益，特别是对常旅客而言；

（4）确保向这些旅行者提供《国际卫生条例（2005）》附件 6 规定的国际疫苗接种或预防证书，以记录其脊髓灰质炎疫苗接种并作为疫苗接种证明；

（5）保持这些措施，直到满足以下条件：①至少有 6 个月没有新的输出传播；②有文件证明在所有受感染和高风险地区全面开展了高质量的根除活动；在没有此类文件的情况下，应保持这些措施，直到至少 12 个月没有新的输出传播；

（6）一旦一个国家达到了不再输出传播野生脊髓灰质炎病毒的标准，就应继续将其视为受感染国家，直到达到从该类别中删除的标准为止。

● **感染了野生脊髓灰质炎病毒但尚未输出传播的国家**

对于阿富汗、赤道几内亚、埃塞俄比亚、伊拉克、以色列、索马里，尤其是尼日利亚，从历史上看，这些国家的国际传播已给本国在 2014 年输出传播新的野生脊髓灰质炎病毒构成了持续风险。这些国家应：

（1） 在国家元首或政府首脑级别上正式宣布脊髓灰质炎病毒的传播是国家公共卫生紧急情况；

（2） 鼓励居民和长期访客在国际旅行之前 4 周至 12 个月接受 1 剂 OPV 或 IPV；应鼓励那些进行紧急旅行（即在 4 周内）的人至少在出发前接受 1 剂 OPV 或 IPV；

（3） 确保接受这种疫苗接种的旅行者能够获得适当的文件以记录其脊髓灰质炎疫苗接种状况；

（4） 保持这些措施，直到满足以下标准为止：①至少有 6 个月没有在该国发现任何来源的野生脊髓灰质炎病毒传播；②有文件证明在该国所有受感染和高风险地区全面开展了高质量的根除活动；在没有此类文件的情况下，应将这些措施保持至少 12 个月，且无传播迹象；

（5） 任何被野生脊髓灰质炎病毒感染的无脊髓灰质炎国家都应立即实施针对"受野生脊髓灰质炎病毒感染但目前尚未输出传播的国家"的建议。WHO 总干事应确保在新感染的任何国家中，在确诊索引病例后的 1 个月内对暴发反应进行国际评估。如果受感染国家有新的国际传播，该国家应立即对"目前正在输出传播野生脊髓灰质炎病毒的国家"实施疫苗接种要求。

四、为什么在这些国家脊髓灰质炎传播不断

脊髓灰质炎目前仅在 3 个国家和地区不断传播：巴基斯坦、尼日利亚和阿富汗。最大的问题是巴基斯坦，2014 年前 4 个月的 68 例病例中有 59 例是巴基斯坦的所在地，一些脊髓灰质炎疫苗接种者遭到了政治异议者的枪击。巴基斯坦为了保护疫苗接种者，在疫苗接种期间提供了大规模的安全保护并禁止了摩托车，以减少开车遭枪击的威胁。

2014 年脊髓灰质炎病例中有 60% 是由于国际传播造成的，其中大部分是成年人携带的。这是因为即使是首次感染脊髓灰质炎病毒，每 1 000

人中只有 1~5 人会出现脊髓灰质炎的症状，而其他所有人都能产生免疫力。由于脊髓灰质炎现在已从世界上许多地方消失，这种自然暴露和免疫已基本停止。同时，疫苗引起的接触免疫正在下降，因为人们忽视了长期接受儿童期接种的加强免疫力，或者越来越多的人从未接种过脊髓灰质炎疫苗。这是造成 WHO 声明 PHEIC 的根本原因。由于全世界对脊髓灰质炎的免疫力一直处于历史低位，因此脊髓灰质炎的任何再出现都可能造成巨大影响。

五、WHO 声明 PHEIC 5 年后的全球现状

2019 年全球确诊的感染野生脊髓灰质炎病毒病例为 168 例，虽然与 2000 年的 719 例确诊病例相比减少了 77%，比 1988 年开始进行根除工作前估计 350 000 例减少了 99.95%，仍然是自 2014 年以来的最高病例数。

仍有 3 个国家将其归类为地方流行的传染病，即阿富汗、巴基斯坦和尼日利亚。在这 3 个国家，虽然只有少数病例，但仍然被认为对全球根除计划造成了严重威胁。

2019 年 10 月，除了非洲和亚洲的新疫苗衍生病例外，巴基斯坦和阿富汗的野生脊髓灰质炎持续病例也得到了审查，仍然是 PHEIC，该期限于 2019 年 12 月 11 日延长。

2014 年关于脊髓灰质炎疫情的 PHEIC，其实是在全球基本已经控制脊髓灰质炎流行，WHO 希望早日根除这一种可以通过疫苗来预防的疾病的前提下，由于个别国家的病例数突然增多，并出现了大量向其他国家的输出病例，而且是在全球很多地区的人群又已经不再具有针对脊髓灰质炎产生免疫力的情况下触发的。而这个 PHEIC 在经过了 5 年半后的今天依然有效，尚未结束。

由此可见，触发 PHEIC 一定是威胁到全球公共卫生的事件，而不是

局部的传染病流行。并且 PHEIC 的终止需要相关国家的全体人民齐心协力共同努力才能达到，而不是 WHO 单方面的协调。

（王新宇）

不宜过度解读新型冠状病毒的粪-口传播，谨慎应对即可

2 月 1 日起，大家对于新型冠状病毒的重心又移回到了传播途径这里，因为一系列的研究发现，新冠肺炎患者的粪便中可以检测到病毒核酸。这不由又一次引起了大众的恐慌，那岂不是口罩都白戴了？手也白洗了？之前的防护措施都是徒劳的？

首先报道的是发表在美国顶级医学期刊《新英格兰医学杂志》上的一篇论文，论文记录了美国本土收治的第 1 例新冠肺炎患者的详细情况，文中的 2 个亮点之一就是在患者的粪便中检测到了新型冠状病毒的核酸。紧接着媒体报道：深圳三院透露，该院肝病研究所研究发现，在某些新型冠状病毒感染的肺炎确诊患者的粪便中检测出新型冠状病毒核酸。

一、哪些传染病通过粪-口传播

首先先向大家解释一下，什么叫粪-口传播。粪-口传播是不少传染病的一种传播途径，和我们之前谈到的飞沫传播、接触传播等相并列。所谓粪-口传播，是指由于消化道含有大量的病原体（传染物质），通过粪便排出体外后，由于粪便直接污染了食物、手，或者间接污染了食物，通过消化道进入体内，造成感染的过程。常见的粪-口传播途径的传染病包括

甲型病毒性肝炎、戊型病毒性肝炎，以及可以明显引起腹泻的传染病，如诺如病毒急性胃肠炎、伤寒、霍乱等。

那么这些传染病的共同特点是什么呢？是消化道症状，特别是腹泻和呕吐。也就是说，粪-口传播和消化道症状往往是配对出现的，很少和呼吸道症状结伴而行。

我们来看看目前知道的以呼吸道症状为主的病原体，如鼻病毒、副流感病毒、甲型流感、乙型流感病毒、呼吸道合胞病毒、腺病毒和肺炎支原体等，均是由呼吸道传播和接触传播造成的播散，没有一种是经粪-口传播的。即使有些病原体的感染会有腹泻症状，但这只是全身表现的一部分，比例很小，一般不会成为有效的传播途径。

再来集中看看之前发现的其他几种冠状病毒。常见的人冠状病毒（包括 229E、NL63、OC43 和 HKU1 型），通常会引起轻度或中度的上呼吸道疾病，如感冒。症状主要包括流鼻涕、头痛、咳嗽、咽喉痛和发热等，有时会引起肺炎或支气管炎等下呼吸道疾病。这类病毒从被发现到现在，从未有明确的粪-口传播途径病例报道。MERS-CoV 和 SARS-CoV 常引起较为严重的症状。两者症状通常包括发热、咳嗽和呼吸急促，甚至发展为肺炎，但也均无明确的粪-口传播途径病例报告。

二、是真是假：有人拿 2003 年 SARS 可能存在粪-口传播说事

这时，有人会拿 2003 年 SARS 大流行时，香港淘大花园发生的集中暴发案例来说事，那是不是粪-口途径呢？

我们先来回顾一下当时的来龙去脉。2003 年 3 月下旬，SARS 在香港淘大花园暴发。截至 2003 年 4 月 15 日，淘大花园共有 321 例 SARS 个案。感染者明显集中在 E 座，占累积总数的 41％。感染 SARS 的淘大 E 座居民有 107 人，其中大部分住在 E 座的 7 号和 8 号垂直排列的单元。E 座与淘大花园内其余各座楼宇一样，楼高 33 层，每层有 8 个单元。而每

座楼宇都有 8 条直立式污水管收集污水。这条污水管连接水厕、洗手盆、浴缸和浴室的地台排水口，它们各设有 U 型聚水器。

按照中国香港特区多个官方机构事后的联合调查显示：由于厕所、浴缸等经常使用，与其相连的 U 型聚水器大部分时间有水，并能发挥隔离作用。但由于大部分住户清洁浴室地面时习惯采用拖把而非用水冲洗，导致连接地台排水口的 U 型聚水器可能因干涸未能发挥隔离作用。按照相关调查，当浴室抽气扇启动后，空气会从污水管经地台排水口倒流进入浴室。推测是这些气流可能把存于污水管内的带病毒液散发至室内及排放至相邻单位的天井，最终通过窗口进入相邻家庭。

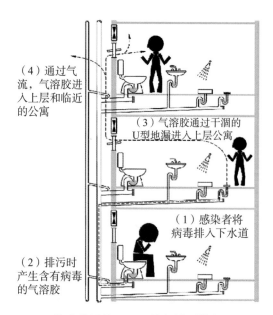

（4）通过气流，气溶胶进入上层和临近的公寓

（3）气溶胶通过干涸的 U 型地漏进入上层公寓

（1）感染者将病毒排入下水道

（2）排污时产生含有病毒的气溶胶

淘大花园的 SARS 传播模型推断

（引自：Gormley M，Aspray TJ，Kelly DA，et al. Pathogen cross-transmission via building sanitary plumbing systems in a full scale pilot test-rig［J］. PLoS One，2017，12（2）：e0171556.）

因此，淘大花园相对完整的一条传染链是：源头感染者有可能首先通过 E 座的污水排放系统、人与人的接触，以及大厦的公共设施（电梯及楼梯），使单元楼内的一批住户感染病毒，然后再感染同座的其他住户。然后其可能通过人与人的接触及受污染的环境设施把病毒传播给 E 座内外的居民。调查后，当局相信疾病的传播主要与房屋结构的设计有关，病毒有可能通过排泄物或废水传播。

三、WHO 后来否定 2003 年 SARS 可能存在粪-口传播的可能性

为什么相对完整的证据链不能被 WHO 肯定呢？首先，证据链只是看似合理的推理，没有进一步的研究来证实。也就是说没有办法证明在一个排水口倒入一定数量的病毒，就能够在其他楼层同一个单元的屋内测到病毒。其次，即使是粪-口传播，那粪便是排入粪管的，和接地漏的 U 型管是不连通的，如果用呕吐物来解释的话，也显得牵强。因为即使是目前所知的传染性极强的诺如病毒，也从来没有被证实过可以通过地漏排入呕吐物造成其他楼层居民感染的报告。再退一步，即使真的是地漏造成了气溶胶的产生，那最终导致感染的还是呼吸道，而不是消化道，也并不是真正的"粪-口传播"。

所以说，淘大花园只是提出了一种传播的假说，但是这种假说未被证实。并且即使淘大花园的假说被证实了，仍然只能解释淘大花园本身的暴发，不能解释之前和之后在全世界发生的数千例 SARS 确诊病例。最后，2003 年全球 SARS 的成功控制，在粪便管制上并未做太多管控，已经说明一切。

四、说回这次的新型冠状病毒，如果还是担心怎么办

粪便里的病毒如果传播，还有一种可能，就是患者在抽水马桶中排便后，抽水产生的气溶胶造成感染。

这个问题其实是接着上个问题产生的，我们的假设是粪便中确实含有

大量的病毒。只要大量病毒的前提成立，那气溶胶中含有病毒，造成传播的风险还是有可能的。但如果在家中使用厕所，密切接触和呼吸道直接传播的风险一定是大于抽水马桶产生气溶胶吸入的风险。

如何降低抽水马桶产生气溶胶的风险呢？谨慎的做法就是居家隔离的疑似患者只要用完厕所冲水前，记得盖上马桶盖再冲水就可以了，这个动作可以极大减少空气中的气溶胶浓度。有条件的话，住院患者也可以在粪便核酸转阴后出院，但不是必须条件。

五、小结

新型冠状病毒肺炎患者粪便中测到病毒核酸并不等于粪便就具有传染性，粪-口传播在理论上来讲可能性并不大。但是无论是护理新冠肺炎患者，还是日常生活，养成一些良好的卫生习惯，如勤洗手、使用厕所后盖好马桶盖再冲水等，都可以更好地保护你减少感染包括新型冠状病毒肺炎在内各种传染病的风险。

在已知的病毒中，没有一种病毒是全能战士，既可以通过呼吸道，又可以通过消化道，还可以通过体液高效地传播。从策略上来看，一种病毒的致死率高必然传不远，一种病毒的传染性强必然毒性相对较弱，这是病毒生存的法则。只是对于才被人类发现1个多月的新型冠状病毒来说，还有很多的未知等待人类来揭晓。

互联网时代是一个表述失真的时代，可以迅速产生一个网红，也可以夸大任何一种现象。建议你一定要特别留心那些与自身想法高度一致的表述；一定要特别警惕任何简单粗暴的表述；一定要学会正确地评估论据和推理模式。只有科学地对待病毒和疫情，我们才能更好地、更快地控制疫情，胜利必将属于我们。

（王新宇　张文宏）

2020 年 2 月 5 日　　　　星期三　　　农历正月十二

两张图给出返程与返工后的疫情走向，必以最大决心方能胜利

元宵节很快就要到来，全国的疫情似乎没有得到有效控制。从大年三十勇士逆行进驻武汉开始，全国拉开武汉大决战和各地保卫战的序幕。

全国的新增病例数没有到达平台期的意思，那我们预测的全国疫情将向何处走呢？记得笔者先前曾对将来的疫情结局做过一次预测：①最好的结局：2~4 周内所有患者治疗结束，2~3 个月内全国疫情得到控制；②最差的结局：控制失败，病毒席卷全球；③胶着状态：病例数在可控范围内增长，抗"疫"过程会十分长，可能长达半年至 1 年之久。

如果是追求最好的结局，则必须采取理想的做法：全面控制湖北的病例，全国医务人员援助湖北，进行有效的隔离收治，消化积累的病例；而全国各地，通过有效的社区防控和居家自我隔离，筛查出所有的输入性病例，实施成功的"输入性病例阻击战"和"城市保卫战"。

从全国每日新增病例来看（当然 2 周还没有到），在元宵节前到达病例平台期并出现拐点仍是我们所期待的。那么武汉和周边地区，以及全国各地的疫情该如何预判呢？

一、武汉当前态势：异常严峻，湖北进入最后决战阶段

当大年夜勇士逆行，全国各地医务人员驰援武汉之时，应该完成的战略目标是：对所有的在湖北居民能够进行交通隔离，政府做好宣传、物资运输和医疗服务。社区医生做好疑似患者的筛查，最好是逐家逐户走访，测量体温。一旦发现可疑病例，要非常及时地单独隔离，并确保隔离的场所。在建医院的同时，应该征用一些封城期间空置的学校、旅馆等设施，保证所有确诊患者住院隔离治疗。所有疑似患者单独隔离观察，以避免在人群中传播和疑似患者之间的交互感染。

很显然，匆忙间全国各路大军入驻，虽然对当地医院实现了人员补充，但是估计还不能做到对所有感染者进行筛查和隔离，且不能排除仍然有新的二代病例和三代病例产生，特别是武汉周边地区，尤其严重。这就是为什么疑似患者还在不断增多的原因。

同时在整个湖北地区堆积了大量的疑似患者，近2周内则必须予以充分的诊断。这就是为什么目前的确诊病例还在不断上升，疫情尚未进入平台期的原因。不仅如此，随着诊断产能不断释放升级，疑似病例进一步被确诊或排除，湖北的新增病例数可能还会进一步上升。

从下图中湖北地区目前新增的病例数来看，上升速度仍然较快，病例数不断攀升。且近2日湖北每日新增病例在全国的占比已升至81%，特别是武汉周边地区，出现了蔓延态势。因此，在近期恐怕难以到达平台期，可见武汉的态势极为严峻。

二、如何实现武汉的疫情控制：必以极大的勇气和耐心才能实现决战目标

疫情一旦蔓延，短期内迅速结束战斗的难度极大。为此，政府和相关部门采取了多项全国性的举措：延长假期、交通管制、公共场所体温检测

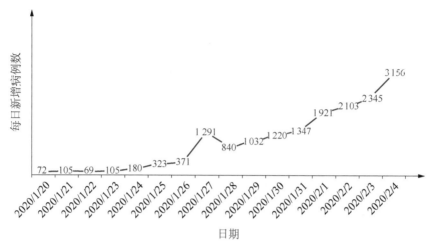

截至 2 月 4 日湖北省内新发病例数

排查、积极宣讲减少聚集和个人防护知识等，而国民公共安全意识的提高也保证了相关举措的顺利实施。钟南山院士说："这些举措能有效阻断传染源，大大减少二代、三代病例传染，我们判断此次疫情有望在未来10～14 d 出现高峰，但我们仍需加强防控，不可放松警惕。在此要特别向武汉这个英雄城市表示感谢，他们做出了重要的牺牲和贡献。"

武汉在大年夜至今的 12 d 内，事实上也做了极大的努力，10 d 内火神山医院启用。2020 年 2 月 3 日晚，武汉市新型冠状病毒感染的肺炎疫情防控指挥部视频调度会透露，武汉市将在江汉区、武昌区、东西湖区建设"方舱医院"，用于收治新型冠状病毒感染的轻症肺炎患者。这 3 个区的"方舱医院"分别位于洪山体育馆、武汉客厅、武汉国际会展中心。部分患者今晚将被送到火神山医院。

这些措施正在不折不扣地实施。华山医院救援队分别入驻最早的定点医院——金银潭医院，昨天又有一支队伍入驻"方舱医院"。可见武汉大决战的序幕不过是刚刚拉开。目前仍是发病人数快速上升的阶段，部分患者还未得到确诊而散落在外，估计防控措施真正起效，要待两大神山医院全部收治确诊患者完全隔离后1~2周的时间。如果确诊患者绝大部分得到收治，轻症病例全部得到及时隔离观察或治疗，那么钟院士所说的平台期和拐点是可以到来的，而目前则是"黎明前最黑暗的时候"。

笔者所在的华山感染团队很自豪，能够在国家最需要我们的时候，和武汉人民在一起。武汉成功，中国有望短期内控制病情；武汉失败，则全国的抗"冠"之战必成胶着之势，持久战不可避免。

三、全国各地的第一阶段保卫战初获成果，有出现平台期和拐点的趋势

当前，全国其他大多数地方采取了严防死守的策略，大多数地区的病例仍呈散发态势，且多为湖北地区输入的病例。

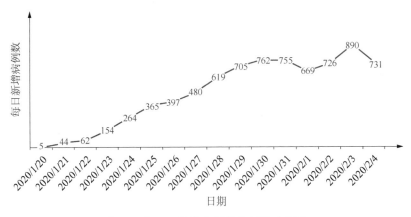

截至2月4日湖北省以外的新发病例数

但随着武汉封城，2周一过，第1批输入性病例潜伏期将要过去，湖北以外各地疫情将进入输入性疫情后的本地散发和聚集性二代病例发病的第二阶段。在这个阶段，将对全国各地第一阶段的筛查病例成果进行全面的检阅。哪个地区第一阶段管控不好，将迎来非常严峻的第2波本地病例

大传播，届时将成指数级别的病例上升。

所以这个阶段，全国各地的各大医院必须和疾控紧密合作，极大地提高对无流行病学史、不明原因肺炎的筛查。如果再失去对这一波本地患者的筛查时机，则将会失去控制输入性疫情的最后一个黄金时间窗口。

四、控制疫情，只能全民共同努力才能实现既定目标

节后，全国各地返程、返工和返学人员将进一步增加，湖北以外城市的本地散发病例随着复工和复学可能会陆续产生新的二代病例，存在大规模传播的风险。建议务必要采取以下措施：

（1）有条件的企事业单位，外地返沪人员可在家（或临时隔离点）隔离 14 d 后复工。加强返程居民的自我防护意识（勤洗手、出门戴口罩、尽量不聚会等）。

（2）目前全国各地的第一阶段防控成果还需要再看 1 周，如果没有出现向下拐点，则情况严峻，在返程与返工及返学后，会产生持续性二代病例和传播。

2 周的相对封闭、与外界隔绝，有可能会造成隔离人员的一些心理问题。所在社区必须要给予充分的沟通，最好有心理学专业人员做好心理疏导工作。务必要做好预案，增加居家隔离点的防疫和心理疏导。在疫情防控过程中要保障隔离点群体的常见病就医。

总而言之，节后的局面更为复杂。如果新增病例不下来，则该地区的防疫工作事实上已经打成消耗战。如果你所在的城市新增病例成功从拐点下降，那么整个城市必须有超乎想象的决心，坚决巩固胜利成果。在节后一定要尽量居家，出去必戴口罩，回来必洗手，绝不往人堆里跑。所有返程的人安静地待 2 周不出去，才能让整个城市把病毒给活活闷死。

（张文宏）

| 2020 年 2 月 7 日 | 星期五　　农历正月十四 |

新冠时期，如何开展正常生活

前天，笔者所在的复旦大学附属华山医院第 3 批将士出征武汉；今天，复旦大学附属中山医院 130 多名将士出征武汉，北京协和医院感染科主任李太生教授带队协和第 3 批志愿者出征武汉……目前驰援武汉医护人员总数已超万人，这个架势就是武汉会战的架势。那这仗会怎么打？

一、武汉会战，将以何种形式展开和结束

昨天，武汉召开肺炎疫情全面排查动员会，中共中央政治局委员、国务院副总理孙春兰出席。孙春兰指出：要全力抓好源头防控，武汉市要举全市之力入户上门排查"四类"人员，测体温、询问密切接触者，全面落实辖区、行业部门、单位、个人"四方"责任，强化网格化管理。要不落一户、不漏一人，要第一时间将"四类"人员送往隔离点和定点医疗机构救治，实行首诊负责制、首访负责制。也就是说，武汉要开始地毯式清查了。而且，这是铁命令，所有人都要查到，不能漏过一户，不能漏过一人。

就此亮出武汉会战底牌，以最大之决心，不惜一切代价，动员所有力量和资源，让所有的患者都能够得到隔离救治。传染病救治的道理就是这么简单。如果所有的传染源得到隔离，所有的人员间传播得到控制 2 周，

就会迅速控制本病的传播。但要做到这一点，又是多大的代价啊！很难想象，如果不是举国之力，何以能够做到。

因此，在大年夜勇士逆行之时，我们可以预计到，武汉的新冠肺炎疫情的控制，只是时间而已，只是代价而已。关键还是武汉以外的城市，将如何实现本病的彻底控制，何时我们才可以开始正常的生活。

二、全国新增病例终于开始出现拐点

经过第一阶段疫情的控制，全国大多数地区的新增病例已经出现拐点，投入资源多及决心大的地区，拐点出现得更为明显。如果武汉能够彻底肃清病毒，湖北以外的城市可以继续保持新病例的下降，将 R_0 控制在很低的水平，那么全国在未来几个月内对疫情实现全面的控制绝不是梦。

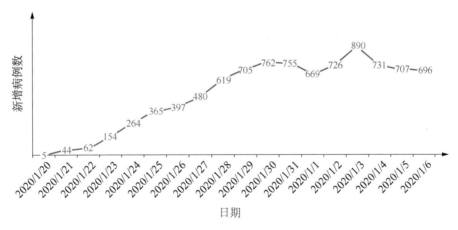

全国湖北以外地区新增病例趋势图

三、拐点若是出现，老百姓是不是可以过正常生活了

这次新型冠状病毒流行，最大的幸运是发生在春节期间，全国各地在假期实施了有效的相对隔离。大家在家里连"闷"了近 2 周，终于迎来新增病例的拐点。湖北地区到底还有多少库存病例，还有待于这次武汉会战

的展开才能明白。不过武汉以外地区的疫情，是实打实地出现了新增病例的下降。大家目前都非常担忧节后复工和复学会带来巨大的风险。但是不是要一拖再拖，停止我们正常的工作节奏和脚步呢？

医院再不开工，死于其他疾病的人很快就要超过新冠状病毒肺炎了；企业再不开工，可能要面临倒闭了；工人再不开工，家里就揭不开锅了；学生再无限期推迟开学，就完不成学业了。这一切都似乎证明，上海地区定的2月10日上班日估计是我们能够接受的最后时间了。那么我们该如何开展正常的生活？正常的生活一经展开，有多大风险会感染这个病毒呢？那让我们算一个数字吧。

以上海现在250例患者，2 500万的基数计算，那意味着在茫茫人海中，我们碰到1个新冠肺炎感染者的风险是1/10万。这就意味着，如果我们采取非常敏感、及时的医院筛查体系，一经发现，立即早期隔离，那么遇到新冠肺炎感染者的风险极低。此外，经过近期对所有武汉外感染者的分析，大多属于密切接触者。除院内感染者外，社区感染一般见于家庭内传播，或者不戴口罩的密切接触传播。也就是说，在日常工作中，我们如果坚持了一些标准防护措施（戴口罩出门、勤洗手、不扎堆），被感染的风险接近于非常低的水平。但这里当然有一个前提条件，即全国各地的医院必须随时对疑似患者有很好的筛查体系，不会让疑似患者到处和不戴口罩的人群密切接触。

看来正常日子是一定要过的，关键是如何过。

四、复工后正常生活如何过

外地回来，建议先"闷" 2周。如果你是在集中隔离点，隔离期间要调节好心态，在隔离期间少走动，遵从戴普通口罩、多洗手原则，保持人与人之间的距离感，可以有效降低本病传播。只要"闷" 2周，就可以把病毒给"闷"掉，为大家复工和复学后的正常生活创造条件。2周不是很长，但对整个战"役"而言，却是非常重要的环节。每个人都是战士，隔离点的每个人都是为此作贡献的战士。

如果你已复工外出上班，请记得：①戴好口罩，哪怕在办公室里，也应该戴好口罩；②开窗通风，不要开中央空调；③哪怕关系再好，人与人之间也该保持1m以外的距离；④分餐吃饭，使用公筷；⑤不仅饭前便后要洗手，碰过电梯按钮、公共办公用品之后也要勤洗手；⑥外出回到家后先脱外套，将衣服挂在家里玄关或门口衣架上；⑦脱外套后再摘口罩，摘掉口罩后一定要再次洗手；⑧可以的话回家后尽快洗澡。

如果做到以上这些，感染新型冠状病毒的概率就会很低。

立春已过，没有一个冬天不能逾越，没有一个春天不会到来！

（张文宏）

2020 年 2 月 11 日　　　　星期二　　　农历正月十八

节后返工和气溶胶传播是否会打破当前来之不易的拐点

过完元宵，除了武汉抗新冠激战正酣外，全国其他各地的新增病例都出现了明显的拐点。但各大城市将迎来返工潮和返学潮。近期笔者在网络上看到一段话，说上海是目前风险最高的城市。这段话是笔者在武汉封城的时候，在东方电视台接受电话采访时候说的。然而正因为上海全体民众团结一致，打了一次漂亮的阻击战，目前的风险已经降到很低的水平，R_0处于全国最低行列。

就在这个当口，又有媒体爆出：新型冠状病毒的传播途径除了已知的接触传播、飞沫传播，还明确包括了气溶胶传播。这真是"屋漏偏逢连夜雨"，很多朋友又开始失眠。比较关心笔者的朋友直接就问，你们复旦大学华山医院把医生都派到武汉去了，上海节后出现新高峰怎么办？关于这些，且待笔者和大家慢慢道来，你就能明白新冠时期我们应该怎么过后面的日子了。

一、首先要明白飞沫传播的道理

首先，国家《新型冠状病毒感染的肺炎诊疗方案（试行第五版）》中，比较含蓄地提了这么一句话："经呼吸道飞沫和接触传播是主要的传播途径。气溶胶和消化道等传播途径尚待明确。"这也就是说，国家专家组还是不能确定新型冠状病毒有没有气溶胶传播。那么到底有没有呢？我们还是得从飞沫传播开始说起。

飞沫传播（droplet transmission）是指携带传染性病原体的呼吸道飞沫通常在短距离内直接从传染性个体的呼吸道（通过咳嗽、打喷嚏、说话等方式）传播到接受者的易感黏膜表面，从而传播感染的过程。飞沫传播也可以理解为是一种特殊形式的接触传播，因为飞沫一定是直接或通过手间接接触到了人体的易感黏膜。

因此对于飞沫传播，我们需要进行面部保护。这里提到的易感黏膜表面主要是指鼻黏膜、眼结膜和口腔，其中鼻黏膜是最主要的。这也就是我们为啥强调预防新冠肺炎一定要戴口罩的原因。因为可以保护来自疑似新冠肺炎感染者飞沫的袭击，也是为啥我们强调被污染的口罩一定不能重复使用的道理，因为口罩的外层可能已经沾上了含有病原体的飞沫。

通过飞沫途径的病原体在空气中并不会长距离地传播。这个距离到底有多长？从以往的经验来看，确定的风险区域以往一直是患者周围≤1 m的距离，在这个距离内戴上口罩可有效防止传染源通过飞沫传播。但是，对 2003 年全球 SARS 暴发期间的研究表明，SARS 患者的飞沫可以到达距其来源 2 m 或以上的人群。这个是已知飞沫传播途径经研究证实的最远距离了。

当然飞沫传播的有效距离从实际上来看，不但取决于飞沫离开人体时的速度（打喷嚏通常比咳嗽喷射的距离远），还取决于病原体在呼吸道分泌物中的密度（呼吸道中病原体的密度越高，传播的距离就越远）、温度和湿度等环境因素，以及病原体在该距离上保持传染性的能力等多种因素。以往的研究明确证实通过飞沫途径传播的病原体包括百日咳杆菌、流感病毒、腺病毒、鼻病毒、肺炎支原体、SARS‑CoV、 A 组链球菌和脑膜炎球菌。

也就是说，本来我们认为的新冠肺炎主要是靠飞沫传播，或者是通过和飞沫的接触获得感染，这样的话，如果和感染者在一起不戴口罩，又不洗手，那么就会感染了。反之，我们又不大和人家（别人，不是你家里人）近距离接触，又戴口罩，和人接触后经常洗手（酒精类免洗液也可以），那么感染的风险就很低了。

二、到底什么是气溶胶和气溶胶传播

"气溶胶是指固体或液体微粒稳定地悬浮于气体介质中形成的分散体系，其中的颗粒物质则被称作悬浮粒子，其粒径大小多在 0.01～10 μm。"我们翻看气溶胶的定义就知道了，气溶胶是非常微小的液滴或固体颗粒，可以较长时间悬浮在空气中。微粒中含有微生物或生物大分子等生物物质的称为生物气溶胶，含有微生物的称为微生物气溶胶。

较小的气溶胶可能会在气流中停留很长时间，从而传播相当长的距离。因此，气溶胶传播可能跨越很远的距离，并且不一定要求感染者和易感人群同时在一个地方呆过。某些病原体（如天花病毒、SARS-CoV、流感病毒、诺如病毒），在特定情况下（例如，在抢救患者时进行气管内插管期间）产生的小颗粒气溶胶向患者附近区域的人近距离传播，形成特定场合下的气溶胶传播。

但是，气溶胶传播只有在特定的、病毒浓度很高的环境下才会发生。首先，气溶胶会被流动的空气不断稀释，空气中含有病毒的气溶胶的浓度越低，那么感染的概率也就越低。当年关于 SARS 的研究发现，在病房中，如果窗户紧闭，空气中的病毒浓度就会增加。在这种环境下，医护人员就相对容易感染 SARS-CoV。与之相反，如果打开窗户自然通风，病房中的空气流动和空气交换率很高，可以大大降低空气中的病毒（气溶胶）浓度，也降低了医护人员感染病毒的可能。

正因为这样，我们除了洗手和戴口罩，还需要勤开窗通风。特别是在公众场所，如办公室、医疗机构等，勤开窗通风可以降低可能存在在空气中的病毒（气溶胶）浓度，降低通过空气吸入造成感染的风险。

说到这里大家应该知道以下事实：在特殊场合，如抢救患者进行气管插管等操作时，近距离可以产生病毒浓度很高的气溶胶，发生气溶胶传播的概率就很高；反之，如果是在普通室内场所，并且能够保持开窗通风，发生气溶胶传播的概率就会低得多得多；到了户外开放的空间，气溶胶的浓度立即被空气稀释了，就几乎不存在气溶胶传播的可能性。各位是不是也是近距离给患者做治疗呢？如果不是，那么只要尽可能避免到人员密集场所，保持开窗通风，通过气溶胶感染新型冠状病毒的可能性就一定非常非常小。

三、最终决定传播的不是传播的方式，而是传播效率

传播效率从 R_0 来看就知道了，凡是咳嗽厉害、喷得远（百日咳），以及病毒量大（麻疹、水痘）且经空气传播的，都有很强的传播性。流感是以飞沫传播为主的，其传播力事实上弱于麻疹。在麻疹疫苗诞生之前，我们都知道，每个孩子（记住，是每个人）几乎都要生一次麻疹的！

那么我们今天知道，冠状病毒，无论是 SARS-CoV 还是新型冠状病毒，其传播力都和流感差不多。按照我们团队对新型冠状病毒 R_0 的计算，武汉在展开全面防控之前的 R_0 是 3.5，现在是 2.3。上海、杭州、重庆目前均为 1.45 左右，而且在未来 1～2 周内还会迅速下降。

从这点意义上来讲，新冠肺炎和常见的一些呼吸道传染病，如麻疹、百日咳、水痘相比较，传播效率要低很多。新冠肺炎从目前的数据来看，虽然"气溶胶传播途径尚待明确"，但目前在传播效率上仍然处于和流感相似的等级，不需要过分渲染，更不需要恐惧。

四、气溶胶传播的结论：不需要过度解读，还是照老的套路去预防

最后我们总结一下，对于新型冠状病毒，可以确认的是，主要的传播途径就是接触传播和飞沫传播。因此，勤洗手、在人群密集场所及和人近距离接触时佩戴口罩，一定是明确的、有效的预防措施，在疫情流行时，所有人员都必须严格遵守。

对于尚未确定的气溶胶传播途径，谨慎而有效的做法是尽可能避免到人员密集场所，保持开窗通风。做到这两点，通过气溶胶吸入感染新冠肺炎的可能性是非常小的。但如果是和疑似患者或确诊患者同处一室、近距离接触，提高防范措施（戴 N95 口罩、戴眼罩、穿防护服等）能够有效降低感染的风险，这也是为什么在发热门诊和隔离疑似患者病房工作的医护人员需要更高级别防护措施而一般群众不那么必要的原因。

五、关于元宵节后的返工和后面的疫情

目前来看，全国除湖北以外的地区的新增病例拐点似乎已经出现，由于返工潮导致新增病例数量即便在过段时间后出现第 2 个峰，但是只要按照既定的防控策略，坚决执行不放松，只要武汉战役能打下来，全国各地防控工作从现在的拐点开始，即使有一个小高峰，也能引来第 2 次拐点，直至在人间消灭这个病毒。

从哪里来回哪里去，趁这个病毒还没有进化到可以在人间长期居住（像流感那样）的能力的时候，让我们一鼓作气把它赶回山林深洞之中。

最后祝大家节后身体健康，工作顺利，早日回归正常生活！

（王新宇　张文宏）

2020 年 2 月 24 日　　　　星期一　　　农历二月初二

新冠肺炎复盘（1）：我们从至暗时刻中走来

一、新冠肺炎全球疫情信息瞬间翻盘

昨天全球还在为中国祈祷，担忧中国的新冠肺炎蔓延和失控。今天的剧情却在加速演变。世界多个国家均出现病例的大幅攀升。意大利部分地区开始封城（意大利政府已对其中 11 个城镇采取了"封城隔离"措施）。受全球疫情失控影响，欧美股市遭遇"黑色星期一"，道琼斯指数狂泻千点，大跌逾 3%。（日本）日经指数开盘重挫 4.48%。

那中国现在正处于什么阶段？是结束的开始，还是开始的结束？甚至我们的复工能否顺利？第 2 波疫情会不会发生？如果就此结束疫情，那么回顾武汉疫情暴发以来，我们做的每一步是不是正确？特别是武汉封城，全国采取一级公共卫生紧急响应，全国禁足、假期延长、工厂停工。质疑声开始增多，日本和新加坡并没有像我们这样做，"似乎也没有怎么样"的看法开始增多。今天就让我们走入新冠肺炎复盘，探索未来的道路。

二、新冠肺炎初期，国际上曾这样预测上海疫情

英国 Lancaster 大学曾在 1 月 24 日刊登过一篇对上海疫情的悲观预

测，在没有外力介入的情况下，基于 R_0 在 $3.5\sim4.5$ 的测算，截至 2 月 4 日，上海会有 900 多例病例，如果以此类推，到了 2 月 18 日，患病人数可能达到惊人的 80 万例。即使是较为乐观的估计下，另一篇《柳叶刀》杂志 1 月 31 日发表的文献中，假设了上海有来自湖北的输入性病例 98 例，在 R_0 为 2.68 的情况下，到 2 月 18 日，预测上海的患病人数为 8 万例。

三、复盘武汉以来的疫情和全国在至暗时刻的恐惧

让我们先复盘武汉的疫情是如何发生的吧。 2019 年 12 月 8 日（也有说是 12 月 1 日）出现第 1 例病例，到 2020 年 2 月 24 日，湖北确诊病例 64 287 例。也就是说在短短的 2 个多月时间里，从第 1 例患者的发现至今，扩增了 6 万多倍。这是如何做到的？

上海作为超大型城市，人口约 3 000 万，如果有输入性病例，后续将会发生怎样的结局？超大型城市该如何应对输入性传染病？这个问题迄今已经放在全球各个国家的面前。封锁边界？听之任之？病例暴发后再封城（如 1 月份的武汉和现在的意大利部分地区）？在这次疫情暴发初期，国外专家对于全国疫情都有着深深的担忧。上海作为国际化都市、国内交通贸易枢纽，拥有庞大的流动人口和城市人口密度，这也使得上海在国外专家的预测下成为除湖北外最危险的国内城市之一。

高传染性疾病的暴发都往往有一个重要的特点：若不加以控制，疾病数常会呈现指数增长的态势。这其中重要的一个指标就是 R_0，也就是传播指数。R_0 是指在没有外力介入，同时所有人没有免疫力的情况下，一个感染到某种传染病的人，会把疾病传染给其他多少个人的平均数。简单来说就是"一个患者能传染给几个人"。R_0 越大，增长的速度越快。指数增长有多可怕？成倍增长就属于指数增长，假如我们有一张足够大的纸，每折叠 1 次，纸张厚度就会翻倍，如果我们能够折叠 46 次，那这张

纸的厚度将达到地球到月球的距离!

指数增长的力量是巨大的。目前国内外专家普遍认为这次新型冠状病毒的 R_0 在 2.5～4.5,也就是说在不加干预的情况下,每位患者都会感染 3～4 个新的患者,而新的感染者又会传染给更多的人。结合上海作为超大型城市的人口密度和人口流动的特点,若不加以打破,结局将让人不寒而栗。

四、我们刚刚从至暗时刻中出来,战"役"还没有结束

2020 年 2 月 24 日,笔者作为上海市新冠肺炎临床救治专家组组长,和上海市公共卫生临床中心党委书记卢洪洲教授代表上海市临床救治专家组发文,介绍了上海"答案"。相关内容提前发表在 MedRxiv 网站上和全球分享,并在此与国内医疗团队共同探讨。

事实上,截至 2 月 18 日,综合外来病患和本地病例人数,上海交出了一份合格的答卷,333 例!而 2 月 18～24 日,更是只有 2 例新增病例。

而这样的一张趋势图,提示上海在过去 1 个月内,在政府多项措施及民众高度自觉下,取得了上海保卫战中的阶段性胜利,成功地打破并阻止了新冠肺炎疫情本来可能出现的指数增长!

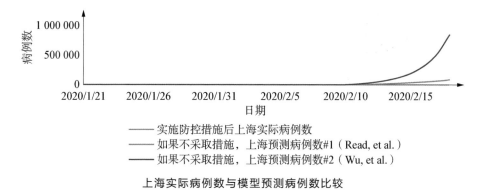

上海实际病例数与模型预测病例数比较

五、上海方案是中国防控战的缩影

上海是一个最可能出现大面积暴发和蔓延的城市。上海的方案随着本篇论文的发表，将对全球的城市输入性传染病防控提供可贵的"上海方案"。我们经历的危机、我们今天取得的经验才是直面危机、不浪费危机的最好答案。有哪些"上海方案"值得我们分享，并必须在未来的2个月收官期继续得以巩固呢？

● 第一阶段：1月23日～2月9日

1月23日上午10时，武汉宣布封城。而截至当天的24时，上海累计确诊病例已上升至20例。同期，全国累计确诊病例已达830例。1月24日，上海启动重大突发公共卫生事件一级响应机制，抗击新冠肺炎的全民战"役"彻底打响。

从下图数据中可以看到，自1月23日以来，上海每日新增病例数都呈现上升趋势，并在1月30日达到了顶峰。新增病例数的增多并不是坏事，在此期间，上海投入了巨大的资源和人力，进行了科学的筛查和迅速的诊断。1月22日，上海公布了110家设置了发热门诊的医疗机构，覆盖了全市16个区，包括了三级、二级医院和社区卫生服务中心，24 h接诊。各医院门急诊预检进行严格培训，做到对所有患者的科学分检，对疑

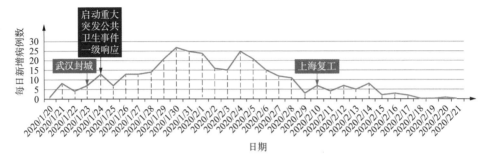

上海市每日新发病例数趋势图

似病例进行及时隔离和迅速诊断，将确诊病例转运至定点医院及时救治。另一方面，媒体、社区、网络都反复对上海市民进行教育、科普，为民众自我安全保护做出了巨大的努力。

此外，从本次上海的数据可以看到，从患者出现症状到确诊入院的平均时间为 5.5 d，而这只是过去 1 个月的平均数据。在疫情后阶段，这一数据仍出现了进一步降低。这意味着，绝大部分的患者都得到了及时有效的救治。而这点，也能在迄今为止近 78% 的出院率中得到证明。

1 月 28 日，上海市通知企业不早于 2 月 9 日 24 时前复工。为什么要将复工的时间定在 2 月 10 日的那个周一呢？因为在当时，从掌握的各方信息来看，新型冠状病毒感染后的潜伏期为 3～14 d。而从 1 月 23 日的封城算起，至 2 月 6 日，正好是 14 d。也就是说，在 1 月 23 日封城前流入全国各地的来自重点地区的人，到 2 月 6 日，理论上是度过了潜伏期，若在此期间一旦出现了发热或其他可疑症状，在举国严格的防疫体系下也能及时得到隔离。

正是由于上述种种举措，上海在 2 月 10 日之前，虽然出现病例数的增加，但传染病可能呈现的指数增长态势被迅速打破。

• 第二阶段： 2 月 9 日～现在

上海市推延了原定的复工日期，但时间不可能永远停滞下去，城市经济需要苏醒，老百姓的日常生活需要恢复到正常节奏。在这样的情况下，2 月 10 日是一个可以接受的理想时机。

从上海市新增病例趋势图中可以看出，自 2020 年 2 月 10 日复工的 14 d 来，上海新增病例人数持续下降。上海，作为全国特大城市，没有经历想象中"返程复工"大潮带来的第 2 次疫情高峰，这与上海市政府实行的众多有效举措是密不可分的，疫情防控不仅仅是医药卫生的问题，更是全上海各部门有效配合的总战斗。道口查控、社区防控、交通防疫、公共场所防疫、错峰上下班、有序复工等有效举措多管齐下，才让上海的疫情逐渐进入平稳期。

随着疫情的逐渐平稳，如何使得各企业有效安全地复工是未来一段时间的防控重点。目前，重点服务业企业复工率达 90% 以上，重点制造业企业复工率约为 70%，集成电路、生物医药等支柱行业的企业复工率超过 80%。对于复工的企业皆按照疫情防护工作要求，每位员工上岗前测量体温、佩戴口罩、工作场所定时通风消毒、对用餐进行严格管理等举措目前十分有效。未来一段时间，随着更多企业的复工，有效排查、逐步实现全面复产复工的许多经验都值得借鉴，但仍有一些方案值得探索。

这场疫情中，每位上海居民更是扮演了至关重要的角色。"闷"在家中就是在战斗，自觉申报、自觉居家隔离、不聚会等措施都离不开上海居民的配合。每位居民都是这场战"疫"中的战士！

上海疫情的平稳离不开全国其他省、市对各自地区不断加强的联防联控，这几日全国新发病例数已经持续下降，这是全国各省、市有效防控的结果。只有将全国各方力量统筹起来，形成联防联控的强大合力，抑制本地聚集性病例的暴发，及时隔离、有效抑制输入性病例的传播，才是目前上海疫情平稳且有效防控的关键。

六、中国在至暗时刻的努力，国际社会已经看到

2月24日，中国-世界卫生组织新冠肺炎联合专家考察组在结束对中国为期9 d的考察后，在京举行新闻发布会。WHO考察组认为，正是由于中国采用了全政府、全社会的这一经典传统、看似又老派的方法，避免了少则万余多，多则数十万病例的出现，这是了不起的成就。国际社会明显在思想上和行动上，尚未做好采用中国方法的准备，而中国的方法是目前我们唯一知道的、被事实证明成功的方法。考察组外方组长、 WHO总干事高级顾问布鲁斯·艾尔沃德说："在全球为疫情应对做准备的过程

中，我曾经像其他人一样有过偏见，对非药物干预措施的态度是模棱两可的。很多人会说，现在没有药，没有任何疫苗，所以我们没什么办法。而中国的方法是，既然没有药，也没有疫苗，那我们有什么就用什么，根据需要去调整、去适应、去拯救生命。"

现在声称疫情结束还为时过早，今天并非疫情的结束，当然也不是开始的结束，最理想的情况无非只是结束的开始，第一阶段的胜利成果还需要大家共同努力和巩固！

（张文宏）

新冠肺炎复盘（2）：以为是黑天鹅，其实是灰犀牛

　　所有的人都认为这是一次黑天鹅事件。我们被突如其来的、无法预测的黑天鹅事件攻击了，我们今天经过的不幸都是因为运气不好而已。如果我们都是这样认为，那么我们真的是辜负了这一场危机，辜负了举国上下向死而生的付出。

　　今天我们从至暗时刻中走出，整个世界却似乎回到了武汉早期流行的时候，所以中国的复盘与经验，对世界、对我们自己都至关重要。

　　一、复盘 2019 年 12 月 1 日之前的武汉：黑天鹅的诞生

　　根据当前专家组对早期病例的复盘，最早被记录的病例是 2019 年 12 月 1 日。现在整个社会纠结的是 12 月 1 日之前呢？"0 号病人"在哪里？网络上铺天盖地的都是阴谋论。总之就 3 个字"不相信"。不找到"0 号病人"，不找到所谓中间宿主，我跟你没完。

　　笔者所在团队对于 2020 年 1 月 20 日左右输入上海的病毒株做了全基因组的测序，和武汉的病毒株比较，没有发生变异。这个结论发表在国际新发传染病杂志 *Emerging Microbes and Infections* 上。证实 WHO 说的这个病毒还是原汁原味，没有变得更毒或者更容易传播。

笔者也阅读了国际团队关于这个新冠病毒基因组分析的数据。总之一句话，分子生物学专家的意思是，这个病毒在遗传进化上肯定属于蝙蝠冠状病毒来源。

从笔者发表的全基因组测序结果分类中，你就是什么都不懂，也可以看出来，这次这个病毒和蝙蝠携带的冠状病毒就是一家的，因此也引起了部分类似于 2003 年 SARS 样的临床表现。本次的新型冠状病毒和蝙蝠 SARS 样冠状病毒（bat‐SL‐CoVZC45）同源性达 85％以上。2020 年 2 月 11 日，国际病毒分类委员会（International Committee on Taxonomy of Viruses，ICTV）将病毒命名为严重急性呼吸综合征冠状病毒 2（severe acute respiratory syndrome coronavirus 2，SARS‐CoV‐2）。

但是可以肯定的是，大概在 2019 年 12 月以前，一次偶然机会，来自蝙蝠的病毒进入了人类社会。人类自己打开了潘多拉的盒子。现在人类自己在默默地忍受后果。疫情过后，我想人类会对此做深刻的反省。但现在，关于病毒的起源（包括来自哪个野生动物）已经不是最重要的了，因为病毒已经来到了人间。

二、2019 年 12 月 1 日～12 月 30 日，那是一只灰犀牛

李文亮医师示警，这件事件惊动全球。但如果从技术层面看，李医师到底看见了什么，让他发出这个警报？2019 年 12 月 1 日～12 月 30 日，以李医师为代表的临床医师其实已经示警。但这种警告没有能够形成系统性的科学报告，通过常规途径上报。直到 2020 年 1 月初第 1 批国家专家组派驻武汉。从程序上讲没有错。但是输入性疾病的早期防控，第 1 个最为关键的时间点被错过了。那么临床医师为什么不能形成系统性的科学报告，可以大大缩短这个示警到落实的全过程呢？

复旦大学著名的病毒学家闻玉梅院士和笔者常常谈及关于传染病示警的体系应该如何建设。临床医师是第一道关口，此时敌人刚到村口，此时

拉响警报，迅速构建全社会的医院网络体系，启动所谓的国家直报体系，那么原则上我们在 2019 年 12 月中旬应该就会开始管控，就像今天的新加坡，即使是采取"佛系"管控，也可以比亚洲其他地区做得更好。

国家传染病直报体系为什么会在这个时候哑火？原因其实是一线的传染病体系防范系统不够强大，不能区分哪些信号需要直报，哪些信号不需要直报。在冬季，每个城市以流感为主体的病毒性肺炎患者数都是成千上万，现在新冠病毒肺炎出来，夹杂在里面，如果都传报，等于你每年在喊狼来了，这个直报系统马上就会钝化失灵。只有到形成整个城市的传染病暴发，敌军全面占领城市的时候才会启动。

所以，李文亮医师的示警留给我们的宝贵遗产还包括让我们意识到我国当前对于新发传染病的早期示警体系的不足与缺位。这个漏洞不堵，新发传染病的发现一定是在暴发之后，而不是早期。因此，这哪里是一只黑天鹅，这是切切实实的灰犀牛，危险一直在那里，视而不见的结果就是一旦发生便惨烈无比。

那我们应该建立怎么样的示警体系呢？

其实我们需要的不仅仅是李文亮医师看到，而是应该让所有的医师都能够看到这个警报，我们就可以大大将风险点前移，这个就是所谓的第 1 个安全窗口，被李文亮医师打开，却被我们自己的无知而彻底关闭。

那李文亮医师为什么看到，别的医师却不能看到？看到了，却不能说服上级部门呢？里面的技术环节在哪里？笔者在后面几期的复盘中会谈到，特别是在最后一期"向光明而生"里面谈这个问题中缺失的技术环节。

三、2020 年 1 月 1 日~ 1 月 24 日，我们是否曾经有过机会

根据目前掌握的数据和发表的论文来看，中国疾控和中国科学家在最短的时间内能够确认这是一个新型冠状病毒，分别在国际著名的《柳叶

刀》杂志和《新英格兰医学杂志》上公布了病毒的基因结构和潜在的宿主受体，也公布了该病的主要临床特征。病毒受体主要分布于下呼吸道的肺泡细胞上。这就注定了该病的显性发病以肺炎为主，由于重型患者比例较低，而轻型或者无症状发病比例可能较多，极易在不知不觉中造成极大的传播。这些工作在1月份的第1周已经充分完成。

但是一直到1月20日国家高级别专家组公布人传人病例存在之前，我们是不是还存在足够的抗击疫情的安全窗口呢？事实上，当时武汉的病例数已经大幅度增加，此时尚未确立简单有效的快速诊断方法。当时全国各地上报COVID-19还要求有全基因测序数据，这给网络直报该病带来了技术障碍。

事实上最佳的时机可能是在1月份的第1周，若能先启动临床诊断或者疑似诊断的网络直报，这应该是早期能够掐断本病大范围传播的最后一个时间节点。

四、2020年1月24日至今，回顾封城策略及其后续趋势

2020年1月24日，武汉封城后，全国各个省市都纷纷开启了一级响应，全国的抗新冠战役全面打响。武汉进行了史无前例的封城措施，而全国其他省市也都采取了包括输入性病例严防、发热门诊筛查、道口查控、社区防控、交通防疫、公共场所防疫等多项措施。整个武汉进行了封锁，而整个中国慢了下来，最终的结果大家也已看到，中国的疫情在很短的1个月得到了有效地控制。

数据不会欺骗，但在武汉封城的早期，很多国外公共卫生学者和流病专家曾分析，一个区域对外交通的封锁，只能延缓疫情的高峰，而不能彻底阻断疫情的到来。这些专家错了吗？没有，因为他们的分析是基于最为严谨的数学模型。那这些专家就是正确的吗？也不是，因为在他们的数学模型中，忽略了一个重要的因素。那就是一个城市防疫体系的修正和改善

的潜力。正是在封城后创造的这一宝贵的疫情延缓窗口期内，中国这个善于学习且努力的国家，借助举国体制的优势，快速反应了过来，在短短数天内将原有的不完善的新冠防疫体系重新全面建立，从而在这宝贵的窗口期内初步控制了疫情。

中国的示警体系肯定是不完美的，但中国却有着最快速的自我修正努力。这背后是国家体制的优势，也展示出无数医疗工作者、政府职能部门、社区工作人员，以及其他各行各业的工作者、志愿者和民众的无私奉献精神。而这些，是数学模型所不能估算的。

诚然，这不是最佳的结果，我们更希望未来能够建立更早期、更完善的直报体系。那样的话，可能一切都会扼杀得更早一些，而"略微佛系的管控"，也能取得相同的结果。但一国一策，针对传染病防控，没有一个"万能"的答案。每个国家的政策都应结合当下它的医疗资源，疫情变化的实际情况，做出最正确的选择（详细分析将在后面几期和大家探讨）。正如WHO考察专家组所说："正是由于中国采用了全政府、全社会的这一经典传统、看似又老派的方法，避免了少则万余多，多则数十万病例的出现，这是了不起的成就。"

武汉是个英雄的城市，它的牺牲为全中国争取到了宝贵的窗口期。而中国的努力，也已给世界了解这个病毒、了解这个疾病的传播特点和临床特点争取了时间。接下去，世界各国各自的防控体系是否能够有效遏制新冠疫情将会成为新的关键，欧洲的联防，东亚的强控，也都将基于各自的国情迅速开展。而我们也期待，春暖花开时，地球村将远离病毒，共展欢颜。

（张文宏）

2020 年 2 月 28 日　　　　星期五　　　农历二月初六

新冠肺炎复盘（3）：全球流行背景下的国际新冠防控策略比较及后续应对措施思考

　　一夜之间，意大利、韩国、日本都成为新冠的新暴发点。新加坡佛系抗冠成功，中国在质疑声中赢得第一阶段胜利。这正应了一句老话，我猜中了开始，却没猜中结尾。武汉封城之时，我说过中国抗击新冠 3 种结局，第 1 种是中国得到很好的控制，第 2 种是胶着，第 3 种是全球流行。

　　现在看起来，争取到第 1 种可能是大概率事件，但是想不到第 1 种与第 3 种居然可以并存！

一、世界如此不同

　　回顾全球的疫情控制，我们会知道下一步应该怎么做。中国的经验未必能被世界复制。但是世界的经验却可以让我们所用。我们会更加清楚下一步应该怎么做。这次让我们来复盘发病率最高的全球前几位的国家，比较他们的策略，会更明白该病防控的核心。最后才会知道我们下一步到底应该怎么做，什么时候我们可以摘下口罩，什么时候可以完全过正常生活，过上正常生活后又应该如何保持我们的胜利果实？

　　在我们探索他国疫情变化之前，我们先要掌握 3 个名词。对于传染病的防控，有 3 个重要的基本环节，那就是控制传染源，切断传播途径，保护易感人群。一个国家和地区在这 3 点的举措，将会最终影响抗"疫"的结局。

二、意大利：严格的开端，不妙的后续

首先，我们来看下意大利疫情的时间线。

1 月 30 日，意大利首次确认新型冠状病毒感染病例，为 2 名中国游客。意大利总理宣布，为了阻止新型冠状病毒疫情蔓延，关闭所有往返中国的航班，成为欧盟中第 1 个采取这种预防措施的国家。

1 月 31 日，意大利总理孔特宣布，全国进入 6 个月的紧急状态，是第 1 个进入紧急状态的欧盟国家。

2 月 6 日，意大利新确诊一名从武汉回罗马的意大利男子。

最初 3 例病例都是输入性病例，患者都和武汉有关。在之后 2 周内，意大利也未出现新的确诊患者。

2 周内未出现新的确诊病例，正当意大利松了一口气的时候，疫情却正在逐渐发酵。

2 月 22 日，意大利伦巴第大区 1 名 38 岁意大利男子确诊感染新冠病毒，成为意大利第 4 例确诊患者（划重点，这名患者很重要）。该患者近期没有到过中国，1 月底与 1 名从上海返回意大利的朋友一起吃饭，朋友的病毒检测结果为阴性。

2 月 21 日~2 月 22 日，出现首例死亡病例，确诊病例增至 79 例，政府确认确诊的第 4 例患者为伦巴第疫情的"1 号病人"，截至 2 月 22 日，所有确诊病例均和他有关。

在传染病防控中，这样的患者我们有个专业的名词，叫做超级传播者。而一旦一个地区出现超级传播者，则往往意味着当地疫情防控形势将变得异常严峻。在意大利的这次"1 号病人"事件中，意大利的困境是至

今尚未找到传染给这位"1号病人"的"0号病人",而后续病例大量的增加,甚至提示在"1号病人"之前,可能也已经有了其他的感染者。这让意大利政府至今无法清晰地说明,在没有新增病例的那2周,国内疫情是如何传播的。

当一个地区无法有效地掌握和控制传播者,那接下去的疫情,也就愈演愈烈了。

2月23日晚,意大利总理孔特宣布封城,包括伦巴第大区的10个市镇以及威尼托大区1个镇的共5万名居民,在这些区域暂停生产、公众集会及教学活动,3场意甲联赛因此推迟。

2月25日,意大利确诊322例,死亡11例,卫生口罩和消毒剂等产品网络价格疯涨。意大利及其6个邻国的卫生部长在意大利罗马召开会议,各国一致承诺不对意封锁边境,将就疫情加强协作。

截至2020年2月27日,意大利官方确诊病例650例,24 h内增加了250例。有20多个国家对意大利采取限制入境,禁止组织前往旅行,暂停航班等措施。

意大利的疫情还迅速扩散到了至少3个大洲,多个国家,欧洲的克罗地亚、奥地利、瑞士、西班牙,非洲的阿尔及利亚,西班牙属地特内里费岛,拉丁美洲的巴西等国家和地区都出现了确诊病例,而这些病例均涉及有意大利旅行史的人。在意大利,各大区执行疫情的响应措施很难,WHO执委会委员沃尔特·里卡多称:"不是所有国家都只有一条行政管理线,意大利所有的组织和管理机制都依赖于地区。"可以看到,意大利本次疫情的逐渐加剧,与超级传播者的出现,中央地方防控执行上的协调难以统一,以及初期医疗机构的漏诊存在密切的关系。

从下图可以看出意大利疫情的加剧与本地病例的暴发有着直接联系。

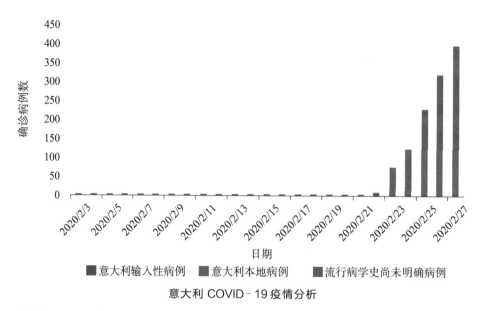

意大利 COVID‑19 疫情分析

［引自：WHO官方网站（截至2020年2月27日）］

三、韩国：国内疫情的二次传播导致疫情失控

韩国的疫情相对于意大利可以说是更加清晰明了，可以分为2个阶段。

第一阶段韩国成功控制了输入性病例，将疫情控制在了早期阶段。1月20日～2月17日可以被认为是韩国疫情的第一阶段，当时韩国的第1例确诊病例为从武汉入境的中国籍女性，至2月11日，韩国累计确诊病例28例，到2月14日连续3日无新增病例。从当时的情况看来，韩国成功控制了输入性病例，将疫情控制在了早期阶段。

第二阶段国内传播病例突然失控。2月17日开始，韩国连续出现了3名无出国史的确诊患者。其中，来自大邱市的"31号确诊者"曾参与了一场一共约有1000名教徒的礼拜活动。

从2月18日开始，即大邱市的"31号确诊者"开始，韩国的每日新增病例数开始迅速增长。目前韩国的重灾区主要集中在大邱市和庆尚北道，确诊病例占比高达80％以上。除开地理因素，"31号确诊者"曾参加了新天地教会的大型礼拜，目前的确诊病例大多为新天地教徒或与新天地教徒有接触史的患者。2月22日韩国政府将大邱和庆尚北道作为传染病特殊管理地区进行管理，在实际工作中采取等同于"严重"级别时的防疫措施。2月25日，中央灾难安全对策本部获得了新天地21.2万名全体教徒的名单，并着手开始对教徒进行检查。从地区和团体2方面共同着手，控制传染源。截至2020年2月28日，韩国已累计确诊2022例。

让我们从传染病三大基本环节中来复盘韩国的疫情防控的主要特点或面临的问题。

● 控制传染源

（1）2月4日起，对来自中国疫情重点地区的外国人禁止入境；

（2）对居家隔离者采取随访和追踪等多种措施；

（3）在追踪新天地教徒过程中，教会提供名单不全，仍有很多教徒无法取得联系。

● 切断传播途径

（1）将疫情预警级别上调至最高级，即"严重"级别。对大邱和庆北地区实施最大化的封锁措施，关闭确诊病例和疑似病例的到访场所；

（2）首尔市宣布禁止大型集会，企业错峰上下班，多场体育赛事延期，各大学延期开学；

（3）部分民众并不能完全配合政府方面建议的取消集会的命令（比如，虽然首尔市长宣布叫停光华门等地的集会，但之后大型集会还是照常进行了，很多集会的人群也没有佩戴口罩）。

• 保护易感人群

减少公众活动，控制人员流动。

从"31号确诊者"开始，韩国没有一起病例是从中国流入。正如韩国保健福祉部部长所言："疫情扩散最重要的原因，是从中国回来的我们韩国人。目前应该聚焦于防控国内疫情的二次传播。"不过，需要提及的是，虽然政府宣布了种种措施，但能否取得理想的结果还有赖于人民是否能够配合。政府的措施是否科学和老百姓的配合程度将最终决定韩国的防疫情况。

从下图可以看出韩国疫情的加剧同意大利一样，与本地病例的暴发有着直接联系。

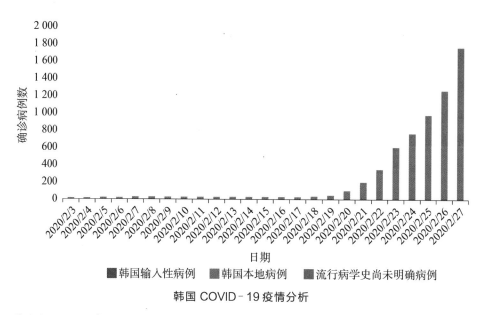

韩国 COVID‑19 疫情分析

［引自：WHO官方网站（截至2020年2月27日）］

四、日本：既不牺牲经济，又不筛查轻型患者的策略能否成功

日本的疫情，大部分媒体的曝光都来自"钻石公主"号邮轮，截至 2020 年 2 月 27 日，"钻石公主"号邮轮已确诊 705 例。但"钻石公主号"的疫情特点有其特殊性。因此，我们今天简要的来看一下日本本土的疫情情况。

1 月 16 日，日本发现首例病例，一名中国籍男子从武汉返回日本神奈川后，新冠肺炎检测呈阳性。他自称没有去过华南海鲜市场，但家里的父亲却患有某种不明原因的肺炎。

1 月 29 日，日本厚生劳动省表示，新冠肺炎已经在日本出现人传人。

2 月 13 日，日本出现了首例新冠患者死亡，日本疫情的发展趋势加快。

截至 2020 年 2 月 27 日，日本本土确诊 147 例患者和 17 例无症状携带者。目前，日本疫情也已经由输入型转为国内多发局面，部分地区出现小规模聚集性感染，但尚没有观察到大规模传播的区域。

日本政府于 2 月 25 日公布了《新型冠状病毒传染病对策基本方针》，作为防控工作指导文件。总体策略是日本医疗机构优先治疗重症患者，同时患有基础疾病人士、老年人、孕妇也可以优先治疗。核酸筛查是以症状程度为标准。这样的筛查策略，使得日本目前核酸阳性的患者中重症比例相对较高（15/164，9.1%），同时也使得日本民众对政府的防控力度颇为质疑，因为检测力度不够，排查力度不够。

这个策略的制定，是基于日本政府缺少大规模社会动员能力，也是为了保证日本医疗资源不会崩溃，并使得重症患者有机会得到及时的接诊。同时，日本前期在奥运会上已做出了巨大投入，奥运会能否顺利举行对日本经济有着重要的影响。因此，这样的筛查力度，也能够最大层面的保持社会稳定，减少对于奥运会筹备的影响。

日本的主要防控举措包括以下几个方面。

（1）日本对中国湖北地区、浙江温州采取限制入境政策。

（2）2月26日禁止去过韩国大邱、庆尚北道的外国人入境。

（3）为了防止疫情蔓延，日本首相要求日本全国小学、初中、高中从3月2日开始临时放假。

（4）日本许多体育赛事推迟，或以无观众方式进行。

（5）安倍呼吁未来2周暂停大型活动，呼吁各方配合，自我约束。这2周与病毒决胜负，防输入，防感染扩大，防重症化。

（6）工作通勤的防护上，日本把具体措施放权给了企业，而企业则让个人决定防护措施。

日本政府对于如何应对疫情肯定也是纠结的，期望在经济发展、医疗资源的合理使用以及疫情防控三者之间找到一个平衡点。前期在处理邮轮事件上已经有所失误，钟南山院士也说，日本的疫情主要与"钻石公主号"邮轮有关，占比很大，700多人确诊COVID-19。当时的办法是不许下船，越隔离确诊越多，办法比较失败。目前，船的事情已经结束，但是邮轮患者已经消耗了东京首都圈很多良好医疗体系的医院资源。所以医疗资源集中偏向重型也是被迫佛系的选择。

日本政府不能接受因为疫情，牺牲社会运转和企业生产。日本经济，不能因疫情而停顿。

这样倾向于特殊人群的措施，使得防控成果与否完全依赖于社区传播的有效阻断及民众的自觉约束。但日本的政府动员能力，独特的企业文化（常年加班不休假的特点），也为日本社会能否及时阻断社区传播，蒙上了一层阴影。

从下图可以看出，虽然本地疫情相比意大利、韩国尚未完全暴发，但逐渐增长的趋势也不令人乐观。

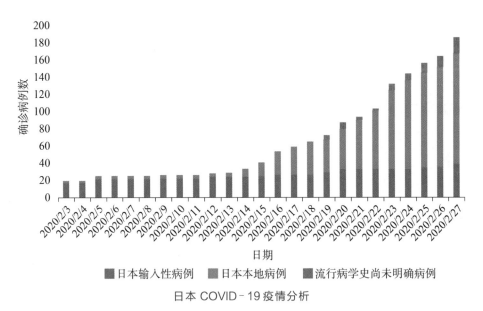

日本 COVID‑19 疫情分析

［引自：WHO官方网站（截至2020年2月27日）］

五、新加坡："佛系新加坡"，其实从不佛系

我们以上海市为例，比较一下和新加坡的不同策略。从表面上看，上海是停工停课，全民娱乐活动基本暂停。而新加坡则是照样生活，健康人不带口罩、不封城、不停工停课。那为什么同样照常生活的韩国、意大利都相继出现了疫情的暴发呢？"佛系的新加坡"，是否真的佛系呢？

1月2日，新加坡卫生部就向所有医疗机构和医生发出警报，要求他们提高警惕，随时注意、报告有无武汉输入的肺炎患者。

1月23日，新加坡确诊第一例输入性病例。

1月27日（仅过4 d），新加坡卫生部宣布实施强制休假计划 Leave of Absence（LOA）。强制要求雇主对从中国来的员工实施14 d强制休假，由政府给予企业补贴。

2月1日，新加坡收紧入关政策，凡是在过去14 d内曾访问中国大陆的旅客，禁止入境或过境新加坡。

2 月 8 日，实施暂缓大型活动。

2 月 18 日，实施居家隔离令（Stay-Home Notice）。值得一提的是，新加坡的政府执行能力很强，对于隔离的监测强度非常高。对违令者可以被判 6 个月监禁或罚款 1 万新币或两者兼施。这也是韩国等国家较难做到的。

截至 2020 年 2 月 27 日，新加坡确诊新冠病例 93 例，目前疫情增长放缓，疫情得到较好控制。

我们来分析一下新加坡疫情中几个重要的管控特点。

• 控制传染源

（1）2 月 4 日起，对来自疫情重点地区的外国人禁止入境；

（2）对居家隔离者进行随访和追踪等多种措施。若违反隔离措施将予以处分。

• 切断传播途径

（1）敦促市民保持冷静和警惕，提供良好的公共卫生建议，健康人不用戴口罩；

（2）注意手卫生；

（3）在官网上即时更新每个案例传播链条的详细分析，完善输入性病例监测；

（4）全岛指定 800 多家公众健康预备诊所，鼓励所有有感冒症状的患者前去就诊；

（5）取消部分大型聚众公众互动。

• 保护易感人群

（1）减少公众活动，控制人员流动；

（2）良好的公众沟通解释和信息披露。

　　我们可以看出，首先，新加坡的预警时间非常早，1月3日，就在武汉市卫生健康委员会仍通报"未发现明显人传人证据"时，新加坡机场就启动了对来自武汉旅客的体温检测。同时，新加坡启动了实施多年的哨点监测，这套体系结合公立医院、社区医院和家庭诊所联网，并形成了联动防御。这套体系，也使得新加坡对于输入性病例的监测能力有了显著的提高。一项来自哈佛大学的评估报告说，和新加坡相比，全球在检验输入性病例的能力还不到新加坡的四成，是新加坡的38％，新加坡检测冠状病毒能力属"黄金水准"。（本段疫情描述取材于@一坪海岸。特此致谢。）

　　此外，新加坡本次做到了应收尽收，其背后是医疗资源的充足，而医疗资源的充足，与早期预警后控制输入性病例数，800家公众健康预备诊所（类似于中国发热门诊）的启用有着密切相关性。新加坡的国土面积是719 km²，小于上海的浦东新区（约 1 200 km²）。而全上海在本次疫情中启动的发热门诊为 117 家。

　　哨点时间的提前，让新加坡有了充足的防御时间，而完善的联动防御和社会宣传，也为阻断社区传播提供了很大的帮助。所以大家其实可以发现，新加坡目前的成功，不取决于它的佛系，而恰恰取决于它的"不佛系"。相反，新加坡在本次疫情中干预得非常早，而长期完善的监测体系也发挥了很好的作用。

　　从下图可以看出新加坡的疫情控制成功很重要的特点即是本地病例没有呈现明显地增长。

　　六、上海与新加坡：殊途同归

　　既然新加坡的政策是成功的，那为什么，中国和新加坡，采取了截然不同的策略呢？我们就以上海为例，来简单地分析一下和新加坡策略不同的缘由。

　　这里面有 4 个关键的因素：①启动预警的时间点；②疫情在启动预警

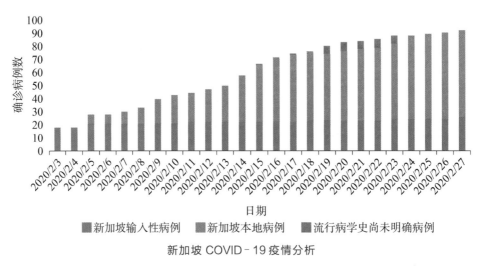

新加坡 COVID‑19疫情分析

[引自：WHO官方网站（截至2020年2月27日）]

或开展防控时的传播程度；③医疗资源的充足与否；④哨点监测的联动防御。

新加坡本次疫情启动预警的时间非常早，早期控制住了病例数量，这样也减轻了后续疫情本地传播对于医疗和防控资源的压力。我们可以做个简单的比较，截至2月27日，新加坡的输入性病例为24名，而上海的本地输入性病例为178例。且当时上海乃至全中国都面临着春运的人口流动压力。因此，对于上海乃至全中国来说，疫情的严重程度远远高于新加坡，因此1月23日前后，上海采取了更为强势的措施是对自身更为有利的方案。

从下图可以看出上海本地病例发生的比例甚至低于新加坡，提示上海的严格防控措施的确起到了效果。

就像WHO所说，中国和新加坡在本次疫情启动防控后，采取的策略都是正确的。不同的地区当下面临的病毒传播风险、医疗资源体系、政府执行能力都有着不同。但只要这些措施能够有效控制传染源，阻断传播途径，保护易感人群，该区域的疫情防控就会获得成功。这也是为什么韩

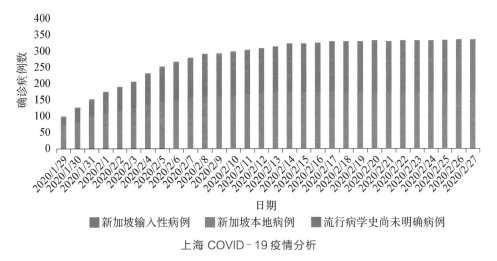

上海 COVID‑19 疫情分析

（引自：上海市卫生健康委员会官方网站）

国、意大利等国目前疫情控制"失灵"的原因，究其根本，就是上述国家采取的措施未能阻断本地的社区传播，从而造成了疫情的暴发。

但是，我们需要反思的是，在本次疫情中，中国实际上错过了早期预警的窗口，从而导致当我们想要启动全国疫情防控时，需要花费数以千倍的代价和资源。另一方面，新加坡完善的百家医院的联合哨点监测，严密的患者流行病学史的监测网络，也值得我们进一步学习。如果我们能将预警期提前，并配以更完善的监测体系，我们也就能够"佛系"的抗"疫"了。而我们，也不需要再花费如此沉重的代价。那我们期待的未来体系应如何建设呢？下期再详细展开。

未来，我们更需要的，就是平时不佛系，关键时刻不崩溃的医疗防控体系。

（艾静文　喻一奇　吴　晶　虞胜镭　张昊澄　张文宏）

2020 年 3 月 4 日 　　　　星期三　　　农历二月十一

新冠肺炎复盘（4）：穿越寒冬，向光明而生的中国传染病防控体系

我们和世界好像处于 2 个半球，我们正穿越寒冬，世界则刚从秋天出来。我们很庆幸，没有在寒冬中冻僵，但是我们更应该为下一个寒冬做准备。人类历史长河，寒暑交替是规律，岁月不会一直静好，放下傲慢，心怀谦卑，再带点焦虑，世界一定会更好。让我们一起为世界和中国再复盘，找到明天的路。

一、复盘美国

● 第一阶段：外防输入，稳住经济

美国的第 1 例病例确诊于 1 月 21 日，是一位从武汉返回华盛顿州的 30 岁男性（很巧，上海的第 1 例确诊于 1 月 20 日确诊，为武汉输入，随后上海启动应急响应），当时他住在特殊的隔离病房中，并接受了机器人听诊。同时，他也是第 1 个服用治疗埃博拉病毒的实验性药物瑞德西韦的患者。当时报道他在服用该药物后迅速治愈，也拉开了在此次疫情中出尽风头的瑞德西韦药物临床研究的序幕。

而随着中国疫情的升级，美国输入性病例的不断增多，1 月 31 日，美国卫生和公共服务部宣布美国进入国家卫生紧急状态。美国总统特朗普从

2月2日（星期日）起对过去14 d抵达中国的非美国籍人士实施了暂时的入境禁令。似乎，美国全面抗疫的战役打响了，那么，美国在过去1个月内，又采取了哪些措施呢？

美国是科研、医药大国，医学科研的能力十分强大。疫情开始后，在1～2月份，包括美国疾病预防控制中心、多个医药龙头企业、多所高等学校都迅速启动，开展对于疾病诊断、疫苗等方面的研究。目前，吉利德公司的瑞德西韦已经进入了临床试验，新冠疫苗也计划在4月份投入临床试验。同时，美国各界都在极力的"稳定军心"，多个政要公开表示目前美国新冠的风险很低，呼吁民众理性对待。

> 点评：而在几乎同时，上海迅速启动了一级响应，全国各地也启动了一级响应。而世界各个国家基本采取的是边境控制，并没有在初期开启国内高级别的预警。

因为美国是联邦制的国家，各级州政府也做出了相应的应对措施。美国对待新型冠状病毒这个输入性疾病的态度是谨慎但克制的。美国社会对于该疾病进行了广泛的宣传，但大部分主流的意见认为这对于美国来说更像一场"严重的流感"。

> 点评：针对一个新发传染病，如果早期的死亡率不高，全球都很难会立即启动一级响应的，这也可以从各个国家目前的反应中看出。事实上，如果没有武汉的前车之鉴，中国各地也很难启动一级响应。而且世界上各个国家是否能够采取与中国类似的一级响应也是个国情问题。

美国在各个宣传中，强调手卫生，但不强调佩戴口罩，强调患病后及时就诊，但也不断重申该病对年轻人和健康人的危害性较小。在当时中国疫情的形势逐渐明朗的情况下，美国这些举措也是为了最大限度地避免当时社会的过度反应。

> 点评：中国和新加坡的疫情防控，让美国心里有些底了，所以不想太影响经济，大不了和 2009 年大流行 H1N1 流感一样处理。而随着美国疫情的逐渐变化，从上周起美国多个地区也逐渐开始增加防控力度，今天美国也已经加大对医疗保险的投入，为重症患者的诊断和救治做了准备。也是十足的未雨绸缪。

但这个过程中，美国的一些政策和措施也暴露出了一些问题。

美国在疫情的初期，主要的筛查对象是严格控制的，患者必须曾经前往中国，或者接触过确诊患者，或者症状较重。这样的筛查限制也招来诟病，曾有多个报道讲述了患有"感冒"症状的患者无法得到筛查的情况。而美国疾病预防控制中心总的检测量也非常低，受到了多方媒体的指责。

> 点评：从这点来看，美国的做法和中国武汉早期的做法其实是一致的，按照普通的冬季病毒性感染，各国采取的态度一般都是如此。哪怕知道有新发传染病的风险，只要患者不多，美国也不担心。

2月中旬，美国疾病预防控制中心曾将一套核酸检测试剂盒发放到州和地方卫生实验室，但后续因为试剂盒缺陷，不得不替换试剂盒。这导致2月份各个州和地方的实验室无法快速做出诊断，核酸检测一度停滞。此外，由于市场制度的原因，美国前期对于检测新冠的报销也受到医疗保险公司的限制，初期无法报销非高危人群的 SARS‐CoV‐2 检测，这样也导致了报道例数比实际要低很多。

同时，由于美国的政府制度等原因，美国所有的确诊患者都没有公布其生活轨迹，包括居住社区、工作场所等，而仅仅公布了就诊医院。这样的措施能否有效地协助社区传播的阻断，也仍然值得存疑。

> 点评：这就是为什么一旦出现社区大规模传播之后，采取季节性流感的处理方法就成为必然的选项了，因为每个病例都不能彻底追踪了，你希望美国疾控人员像我们疾控的兄弟们没日没夜工作？那估计也是做不到的。所以一旦他国出现全国性蔓延，无论是美国还是新加坡，都是自动启动流感应急方案，这也是为什么此次疫情被认为是相当于严重的流感流行。

美国加州的 Solana 在 2 月 26 日出现了美国首例无法追溯感染途径的病例，2 月 29 日华盛顿州 Kirkland 一家名为 LifeCare 的养老院出现了聚集性病例。而截至 3 月 3 日，在美国加州、华盛顿州和佛罗里达州共出现了 10 余例不能追溯感染途径的病例。这提示美国多个州已经出现了社区传播，而社区传播则意味着美国的疫情已经不能停留在严防输入性病例上，而进入了必须打破本地传播链的关键的第二阶段。

> 点评：无明确传播途径的社区感染病例发生，一般会触发高级别的预警，所以加州宣布进入紧急状态，但不代表会采取和中国一样的措施。可见美国的第一阶段防控要点是外防输入，稳住经济。但第一阶段里面，美国对于筛查人群的严格限制，仅筛查有严重症状、中国旅游史、确诊患者的密切接触者等，也使得想要达到百分百防御成为不可能。在意大利、韩国等地疫情陆续爆发后，美国也从输入性病例逐渐出现了本地传播病例。从此进入了疫情的第二阶段。

- 第二阶段：社区传播阶段后的应对措施，还是以不影响经济为选项目前，全美多个州都已宣布进入紧急状态，不少地区出台了包括旅行限制、学校停课等措施。3月1日，美国疾病预防控制中心终于宣布放开"确诊权"，将确诊新冠的权利下放到各地级别达标的实验室。3月3日，《纽约时报》在报道中连发三问，指责在严峻的疫情面前，美国疾病预防控制中心仍坚持使用有权限的、自主研发的试剂盒，导致前期检测进展缓慢。而哈佛大学流行病学专家迈克尔·米娜博士认为，这是美国化思维作祟，主要来源于"美国公共卫生实验室不会随便效仿他人"的想法。

截至北京时间3月4日上午9时，美国累计确诊新冠肺炎病例已达122例，死亡病例9例。目前，各个州政府都在呼吁医疗保险公司进一步免除或减免新冠检测费用，而一旦检测的限制被放宽，美国的确诊病例数可能会进一步显著上升。

> 点评：美国的疫情防控，似乎才刚刚开始。比较美国和新加坡，可以发现发达国家通用的防控策略，都是较为稳健的策略。和新加坡类似，美国没有宣布取消大规模的活动，没有强调口罩的重要性。包括特朗普在内的美国多个政府机构目前面对COVID-19的态度，也是把它定位成了一场"严重的流感"。这样的策略制定的背后，是基于当时COVID-19对于美国仍是一个输入性疾病，且当时中国的疫情已经逐渐明朗，世界对于COVID-19的重型率和致死性也有了初步的了解，不再是盲人摸象的状态了。同时，该项策略也能最大层面地维稳经济。从这点来看，对比武汉初期的情况，我们也能理解，真正立即做到一级响应也是极为困难的，钟南山院士到达的时间点说明我们武汉早期的"佛系"抗疫失败，必须迅速转入一级响应的方式了。在此之后，全国各地的迅速响应，现在看来全球可以做到这点的国家也不会太多。其中特殊的原因是中国武汉的病例是暴发性增长的，而其他国家是以少量输入性为主。

再来看美国。从1月21日发现首例输入性病例，到2月末起美国各个州相继宣布进入紧急状态，再到3月1日美国疾病预防控制中心下放确诊权。面对这场新发的传染病，从目前国外的疫情发展来看，美国，乃至国外多个国家政府机构的反应时间似乎都不甚令人满意，从而导致了本地疫情的流行。这背后的原因也值得探讨。

面对未知的疾病，中国已经成为世界的暴风之眼。从美国的做法来看，如果是美国政府处理当时武汉的疫情，大概率走的路子会是 2009 年 H1N1 大流感的路子，一开始认真防控，一看死亡例数不比季节性流感更多，就按照季节性流感来做。这样对社会经济的影响可以控制到最低。新加坡的防疫，李显龙总理一开始就说了："如果确诊病例持续增加，我们必须重新审视当前的策略。如果病毒已经扩散，追踪密切接触者的作用微乎其微。如果我们继续让所有可疑病例住院隔离，医院肯定无力支撑。如果新冠肺炎的致死率维持 0.2% 低水平，就如流感（0.1%），那么我们的策略就必须调整。轻微症状患者看家庭医生，在家休养，让医院集中资源照顾最有需要的老人、小孩和那些有并发症的患者。"

COVID‑19 与季节性流感的差异

指标	季节性流感	COVID‑19
传播效率	传播效率较高，主要传播者为无症状感染者	传播效率较季节性流感低，约 1% 的确认病例没有症状
死亡率	远低于 1%	约为 3.4%
疫苗和特定疗法	有特定疫苗和药物	尚无特定疫苗和药物
是否流行病学上可控	无法完全追踪每个患者的密接者	应该密切追踪每个患者的密接者

COVID‑19 与其他感染的差异

疾病类型	死亡率（%）	感染人数	波及年份
SARS	9.6	8 098	2002 ～ 2003（截至 2003 年 7 月）
MERS	34	2 519	2012～2020

续　表

疾病类型	死亡率（%）	感染人数	波及年份
COVID‑19	约 3.4	90 870	2019 至今
美国季节性流感	约 0.09	35 520 883（估算人数）	2018～2019

（引自：WHO 官网和美国疾病预防控制中心官方网站）

事实上，可以看到新冠的致死率还是高于季节性流感的。

点评：在哪个时间节点该做哪些决策才能避免最小的生命、经济、社会损失，也是未来各国政府面对新发传染病不可回避的一个难题。总之，中国目前采取的封城，以牺牲中国的经济为代价，尽一切努力减少对全世界的输入，给世界赢得了充分的时间建立诊断体系，同时评估该病的病死率，客观来讲都称得上是负责任的了。

二、中国：下一步的打法

• 兼具体系建设，内外兼修，迈向光明的未来

习近平主席在推进疫情防控和经济社会发展工作部署会议上的讲话中，提出了关于改革完善疾病预防控制体系与重大疫情防控救治体系建设。今后中国的传染病防控体系建设必以此为蓝本，展开新的防控体系建设。基于对武汉疫情的复盘，基于当前全球蔓延后各国的措施以及防控效果，我们目前基本可以判断当前体系改进的要点与重点。

每次重大的灾难提供给我们的都是自我修复自我成长的能力。勇于自我修复，自我成长，这也是我们这个民族的伟大力量。

• 李文亮医师与张继先医师示警背后所隐藏的技术价值

这次预警体系中大家关注的是 2 位了不起的武汉英雄医生——李文亮医师与张继先医师。一位是眼科医师，一位是中西医结合医院的呼吸科主

任。他们以各种形式向社会发出了预警。李文亮医师看到了一张测序的结果，向社会发出了可疑 SARS 的警告；而张继先医师在 2019 年 12 月 27 日正式上报江汉区疾控中心，成为正式申报疫情的第一人，申报了无华南海鲜市场接触式的家庭成簇发病的病例。

其实，每年到了冬季，会有大批病毒性肺炎的患者到医院，其中流感病毒可能是占了很高的比例。美国今天的流感感染病例数已经到达 2 000 万。当前大多数医院其实并不具备检测流感和各种病毒的能力。那么，如果对于成簇分布的病毒性肺炎都申报，我们的疾控是否具备流调和处理能力呢？

所以，各大医院体系建设的第一关，就是有一个能够对常见病原学有很强诊断能力的科室，由于病原体可能会感染到各个部位，所以在国际上一般都是由感染科对可疑病例首先进行会诊，进一步和临床微生物科合作，迅速进行病原体的鉴定。这样常规的病原体检测首先就能全部鉴定出来。剩下来不能鉴定的病原体，那么可以依靠权威的感染性疾病科（从我们自身的经验来看，可以看"华山感染"公众号中的 2 篇文章，分别是第一时间鉴定出猪疱疹病毒的跨物种传播，和非洲锥虫病的输入性感染）来帮忙鉴定。如果不能鉴定，那么直接向疾控汇报。成簇分布的不名原因感染，可以向疾控报告。疾控可以启动强大的直报系统。

目前中国疾控的直报系统非常强大，这是事实，只不过在这次疫情中被人诟病，以为它是花架子。其实不是的，对于已知的病原体（如 MERS、 2009 大流行株 H1N1 流感病毒）或者传播不快，有限传人的病原体（如 H7N9 禽流感），这个系统比世界上大多数国家都厉害。但这个系统经受不起大量垃圾信息的摧毁。比如，每年各地都报了大量的病毒性肺炎，一个冬季，每个城市至少数万例吧，你说这个系统还过来帮你一一鉴别，最后告诉你是流感病毒、疱疹病毒、呼吸道合胞病毒、腺病毒……

这是不现实的。所以一个有效的申报系统首先要有有价值的信息才可以。这说明,我们必须对当前不明原因肺炎申报体系进行改造。

● **如果一切重来,我们希望更快,更强大,更安全**

假设,如果一切可以重来,再回到武汉。我们首先要有强大的传染病科和临床微生物科体系。这个体系各地应该有一个网络,这个网络相当于新加坡的 800 个公共卫生门诊。一旦出现成簇性病例,我们立即采取边申报边隔离的措施。一方面是等待疾控的鉴定,另一方面,率先建立隔离体系是我们医院要做的。所以下一阶段,我们应该有一个强大的基层医院防控体系。一旦出现张继先医生发现的情况,传报的同时,应该立即启动隔离。而这个体系除了有隔离病房外,还要有一群具备扎实感染性疾病防控知识的队伍,甚至可以对病原体进行早期的鉴定。这一点无论美国,还是新加坡,都是非常强的。我们今后应该加大在这方面的投入,让我们有一支医院公共卫生正规部队。可疑传染病,从眼科医生和呼吸科医生这里传报出来,本身就说明我们需要建设这支正规军、常备军,国家才会安全。把敌人阻断在第一线,而不是全城暴发后才让疾控来收拾。

其次,2 位医生留下的宝贵经验我们必须记住。我们应该极大地强化一线医院的疾病识别能力。第 1 批的部分医生得到的数据事实上没有得到所在医院的核实,所以他们没有采取正规的传报途径。而如果我们的医院或临床医生们,对于各种以感染为主要病因的疾病能够进行甄别,区分各种常见的病毒和细菌;并且在发现如 SARS 类的传染病后,除了向疾控传报外(全球一般接到报告后的处理都不会比中国更快),感染科和临床微生物科如果能够依靠自己的力量,或者医院网络的力量,拥有对这个病毒进行分析的能力(笔者所在的医院参加了疾控领导的上海第一例全基因组测序工作,当地医院或者上一级的医院今后都应该具备这些能力),那么医院层面能够尽快鉴定病原体,随之马上启动隔离,避免进一步的扩散。

当疾控接手的时候，就不会有接近 2 周的犹豫期。这个在公共卫生体系里面属于第一道关口。中国是完全有能力建设这个网络体系的。因为我们有极为强大的公立医院网络，目前设备基本我们都具备。

对于我国感染病防控的未来，其实涉及的远远不止今天谈到的早期预警和快速反应。而是习近平总书记所说的："重大传染病和生物安全风险是事关国家安全和发展、事关社会大局稳定的重大风险挑战。要加强战略谋划和前瞻布局，完善疫情防控预警预测机制，及时有效捕获信息，及时采取应对举措。生命安全和生物安全领域的重大科技成果也是国之重器，疫病防控和公共卫生应急体系是国家战略体系的重要组成部分。要完善关键核心技术攻关的新型举国体制，加快推进人口健康、生物安全等领域科研力量布局。"

最后，希望世界快点好起来，春暖花开，平安喜乐！

（张文宏）

2020 年 3 月 12 日　　　　　星期五　　　农历二月十九

第二战场开打，国际战"疫"动态与展望

就在昨天，WHO 宣布新型冠状病毒病进入全球大流行（pandemic）状态，其基本定义就是疫情出现了全球或极广泛区域的传播。世界将进入一个巨大的不确定性时期。

2020 年 1 月，疫情在武汉暴发，并在全国逐渐蔓延。但我们相对幸运的是，通过春节期间武汉封城和全社会一级响应，全民积极抗疫，目前取得了全国初步抗疫的阶段性胜利。

武汉外的全球新冠战役基本上都是在 1 月份开打。中国的国内疫情得到控制，本国战"疫"进入扫尾阶段。而中国外的第二战场却才刚刚正式开打。亚洲、欧洲、美国以及中东（伊朗）均出现了病例的快速增长，各地不同的防疫政策也纷纷出台。刹那间，中国武术、跆拳道、日本柔道、西洋拳击，各式绝招令人眼花缭乱。一个多月过去，就像长跑，前面几圈看不出来，随着疫情的持续，各地抗疫成绩也慢慢拉开了差距。

一、其实，就 2 种打法，中国武术与西洋拳

中国目前的成绩最好，因为几乎完全肃清了本地病例（武汉很快也要清零）。但各国很难有决心采取以经济停摆换疫情控制的策略。因此，目前各国的医疗体系，无论先进与否，大部分抄的都是美国的防疫体系，也

就是走一步看一步。

那为何同样抄美国的，亚洲各国和地区（新加坡、日本、韩国、中国香港与中国台湾）与西方各国的成绩却差异很大？不搞清楚，后续可能会有国家或地区成为第 2 个武汉。只要有一个国家失控，全球的战役就不会结束。

在这里暂时不再谈中国经验（复盘系列中已经谈到），因为中国的战疫策略在国际上很难照搬，事实上也没有哪个国家有这样的勇气以经济停摆 2 个月为代价，用最坚决手段和最严明的纪律隔离（疫区封城，全国范围停摆，小区封锁） 2～4 周，彻底把感染者给"闷出来"，最终的效果是病毒彻底被"闷掉"（全国范围内没有本地病例）。

美国模式和中国模式的差别在哪里？

笔者最近反复和美国的医师、临床微生物专家以及疾控专家进行沟通，也仔细阅读美国疾病预防控制中心的声明，讨论美国的疫情防控。事实上美国是最早封闭疫区人员进入美国的（如果美国公民回国需隔离 2 周，就像今天旅居意大利和伊朗的中国人回国一样）。但是美国不会采取社区管理、戴口罩等容易引起社会紧张，进而影响经济活动的措施。这种情况下，病例一旦进入社区，产生社区感染相关的二代病例也是在所难免的。关键的问题是，二代病例产生后，已有的医疗体系是否能够迅速启动并筛查出来。一旦社区感染产生，战"疫"自动进入第二阶段，即社区感染的防控。这一层面的比拼主要是医疗体系的快速反应能力。

美国在防疫早期和中国几乎一模一样，即使到今天，诊断技术主要还是由疾控中心负责，但是随着疫情的加重，诊断技术开始逐渐下放，医保也开始支付这部分的费用，专业诊断公司纷纷加入这项工作。新加坡和美国类似，家庭医生（类似于中国的初级卫生保健体系）负责的个人诊所纷纷接受培训，并承担起发现患者的任务（加入体系后会有政府补贴），只不过新加坡做得更为积极。美国虽然反应稍慢，但是一旦启动，则能够胜任发现病人的任务。因此目前美国的患者总数 1 004 例（截至北京时间 3 月 12 日 13 点，数据来源：丁香园），至少说明美国的首轮防控（阻断入境）是有效的。有些人认为，美国病例数少与检测不到位有关系。但遗漏最终是掩盖不住的，美国是否能够控制好，就看试剂到位之后的病例数增长情况。美国在流感季可以承受 28 万的重症患者和 1.6 万的死亡病例，其他国家需要考量自己的医疗承受能力，再来决定采取何种抗疫方略。

由于缺乏试剂，没有早期检测和隔离患者，现在意大利和伊朗的形势非常相似。从公布的确诊病例曲线来看，意大利的情况更为糟糕。意大利和新加坡都采取了美国的方案，但是在快速筛查患者的体系方面，新加坡做到位了，意大利却没有。

那除了大量检测外，中国模式还有哪些和美国不同呢？主要的差别在于社区管理，民众配合。中国的防控是全方位的，遍布全国的医院筛查网络，覆盖全社会的社区管理网络，联防联控，2 个月结束战斗。但恰恰是社区的联防联控是没有哪个国家能够做到的。民众的自觉配合，亚洲的几个国家和地区都很相似，日本、韩国、新加坡，以及中国的香港、澳门和台湾，莫不如此。但严厉的社区管控可能会影响到经济，多国普遍拒绝采取这种做法。

因此，以美国防疫体系为基础的亚洲各国，由于保持了高效的家庭医生网络和国家检测体系，能够比较快地筛查出疑似病例并迅速处理后续的社区传播。但是由于缺乏社区强有力的管控手段，不容易在短期内控制病毒的传播。疫情是否会扩散，就是取决于病毒传播的速度和社会基本医疗体系的筛检能力。目前看起来，这股力量达到了平衡，如果边境开放，输入性病例再增加，则后续的发展还难以预料。

二、意大利情况会变得更为糟糕吗

目前意大利的情况最不容乐观，累计确诊人数破万（截至北京时间 3 月 12 日 10 点达到 12 462 例）。意大利是最早宣布和中国停航的，但是一旦病例输入，无法做到快速大量检测，缺少政府对民众抗疫的指导，社区防控更是等于零，意大利的病例发展趋势直接就奔着中国武汉的 1 月份而去了。意大利现在的总病例数及总死亡病例数形势和中国湖北的第一阶段非常类似，如果按照目前的趋势，意大利 5 月底的感染人数将接近 20 万人。

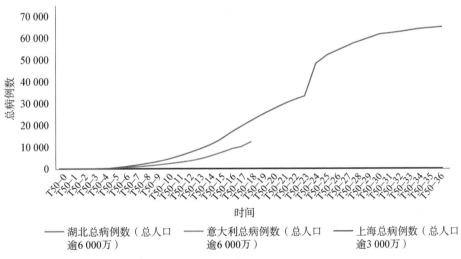

各地区总病例数超过 50 例后每天病例增长趋势

（引自：WHO 官网和国家卫生健康委员会官网）

3 月 11 日，意大利政府宣布全国"封城"（与湖北"封城"具体措施有很大差别）。但事实上意大利的封城仅仅是封城而已，城是封了，实际上仅仅是形似而已，里面的热闹还不减，甚至有集会反对封城的游行。

这令人想起 2009 年的时候墨西哥城的封城，最后也是彻底失败，美

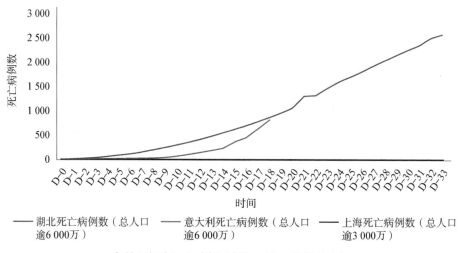

各地区报告死亡病例后每天死亡病例增长趋势

（引自：WHO官网）

国6 000万人感染。美国不得不放弃对 H1N1 大流行流感病毒的强力管控，转为季节性流感的管理模式。

三、季节性流感的管理模式是有前提的

在可控的模式下，对于新型冠状病毒病采用流感的管理模式是可以的。但是一旦出现暴发，全国失守，由于本病需要 ICU 住院的重症比例为 10%～20%，病死率 3%～5%，马上就会诱发医疗资源的挤兑，出现病死率的快速上升。这也是为什么湖北地区早期病死率较其他区域明显升高的原因。意大利目前病例数破万，预估有 2 000 例重症，而全国的总 ICU 床位只有约 5 000 张。根据意大利官方统计，该国病死率目前已经攀升至 6.63%，居于全球最高水平，也意味着医疗资源，特别是重症 ICU 资源已经出现挤兑。

可以说，新冠肺炎各国的防守能否坚守住，其中至关重要的一点就是重症医疗资源是否受到挤兑。不同的是，湖北有中国其他省市全力的支援

（医护人员及重症 ICU 设备）。而欧洲，在目前各国疫情形势都未缓和的情况下，意大利想要获得欧洲其他国家的人力物力资源就比较困难了。

在这样的情况下，意大利麻醉学和重症监护学会发布的"临床伦理学"建议，也提出了医疗人员应该将"更长的预期寿命"作为评估中优先考虑的因素，而不一定需要按照"先到先得"原则来处理。但这个措施只有在所有相关方都已经做出一切努力来增加可用资源（在本次疫情中为ICU 资源）后才应该被执行。

这样的选择对于医护人员和患者都可能带来痛苦和压力，但当医疗资源严重缺乏时，这却只能成为最后的方案。

上周笔者发起的新冠肺炎多学科全球论坛中，意大利专家的发言已经充分证明现在他们所面临的严峻局势。一旦感染病例数突破线性上升趋势，进入指数级传播模式，采取中国式的强化抗疫策略可能会成为不得已的选择。但是有几个国家的经济可以承受这样的停摆呢？

德国的疫情控制比较理想。德国的早期防控到位，医疗资源充沛，目前采取美国式防控策略，病例数仅 1 567 例（截至北京时间 3 月 12 日 10点）。虽然不排除后续病例数上升，但目前仍处于可控之中，德国人也因此迸发出强烈的自豪感。但是如果意大利失守，欧洲将面临极大的挑战，整个欧洲仍会进入流感样暴发模式。

根据中国的大数据，也结合笔者在上海的经验，新冠肺炎重症比例至少是 10％～20％，而季节性流感需要住重症病房的比例是 1％ 左右，因此新冠肺炎的重症比例是显著高于流感的，一旦病例数出现指数级上升，最终医疗资源的管理和分配会成为这些疾病病死率上升的重要原因。武汉在拥有国内一流医疗资源的情况下出现较高病死率就是与医疗资源的挤兑有关。所有目前控制较好的国家，医疗资源都尚充沛，但是一旦病例数失控，重型患者比例会大幅度上升，医疗资源被挤兑的风险会极大升高。

四、中国方案是最后的选项

2个月不到，中国控制住湖北内的暴发，同时管控住湖北外的输入。新加坡、中国香港和中国台湾，抗疫2个月，总病例分别只有166、129与47（截至北京时间3月12日10点），可见在防输入性疫情方面也是极为成功的。这种防控都需要民众配合和医疗资源的广覆盖（可提供快速诊断与及时启动隔离）。但是这种方案在民众配合度不高、政府执行力不强的情况下几乎难以借鉴。当前防控不佳的国家，后续的医疗资源挤兑风险令人担忧。如果这些经验无法得到实践，再遇到一个传播特别快的病毒，那就犹如一头蒙住眼睛的烈马正向悬崖飞驰而去，谁又能改变这个可怕的趋势呢？

五、中国当前面临较大的输入性风险

中国已经迈过至暗时刻，全国人民为今天的成绩付出了巨大代价。但战斗并未结束。后续我国仍然面临较大的输入性风险。按照当前全球的抗疫情况，这场疫情是否能够在今年夏天结束仍然是一个未知数，其中最大的制约因素就在意大利与伊朗等国家。如果这些国家的疫情继续纵深演化，那么新冠肺炎疫情跨年度就将成为可能。这样看来，我们的抗疫又何尝不是刚刚开始呢？

世界是平的，在人类面临传染病的挑战前面，没有谁可以独善其身。全球团结起来，共同战疫才是最好的选项。

不管是中国武术，还是西洋拳击，能够胜利就是好功夫！

（张文宏）

附录 1

上海市 2019 冠状病毒病综合救治专家共识

上海市新型冠状病毒病临床救治专家组

（中华传染病杂志，2020，38：网络预发表.
DOI：10.3760/cma. j. issn. 1000-6680.2020.0016）

2019 冠状病毒病（corona virus disease 2019，COVID‐19）于 2019 年 12 月 31 日首次在湖北省武汉市被报告。COVID‐19 作为呼吸道传染病，已被纳入《中华人民共和国传染病防治法》规定的乙类传染病，按甲类传染病管理。

随着对疾病认识的深入，全国各地在 COVID‐19 防控与诊治方面均积累了一定的经验。上海市新型冠状病毒病临床救治专家组遵循国家新型冠状病毒肺炎诊疗方案，充分吸取国内外同行的救治经验，以提高临床救治成功率和降低患者病死率为目标，阻止病情进展，逐步降低了病重患者的比例，提高其临床预后。在不断优化和细化救治方案的基础上，就相关临床诊治工作形成了专家共识意见。

一、病原学及流行病学特征

2019 新型冠状病毒（2019 novel coronavirus， 2019‐nCoV）是属于 β 属的新型冠状病毒。2020 年 2 月 11 日，国际病毒分类委员会（International Committee on Taxonomy of Viruses，ICTV）将该病毒命名为严重急性呼吸综

合征冠状病毒 2（severe acute respiratory syndrome coronavirus 2, SARS -
CoV - 2）。COVID - 19 患者及无症状感染者均可传播 2019 - nCoV。经呼吸
道飞沫传播是主要传播途径，亦可通过接触传播。在局限的封闭空间内，还
有气溶胶传播的风险。COVID - 19 患者的粪便、尿液和血液中可检测到 2019
- nCoV；部分患者在呼吸道标本病原核酸检测阴性后，其粪便病原核酸检测
仍可阳性。人群普遍易感。儿童及婴幼儿也有发病，但病情较轻。

二、临床特征与诊断

1. **临床特征**　潜伏期为 1～14 d，多为 3～7 d，平均为 6.4 d。以发
热、乏力、干咳为主要表现。可伴有流涕、咽痛、胸闷、呕吐和腹泻等症
状。部分患者症状轻微，少数患者无症状或无肺炎表现。

老年人及患有糖尿病、高血压、冠状动脉粥样硬化性心脏病、极度肥
胖等基础疾病者感染后易发展为重症。部分患者在发病后 1 周出现呼吸困
难等症状，严重者可进展为急性呼吸窘迫综合征（acute respiratory distress
syndrome，ARDS）及多器官功能损伤。进展至重症的时间约为 8.5 d。值
得注意的是，重型、危重型患者病程中可为中低热，甚至无明显发热。多
数患者预后良好，死亡病例多见于老年人和有慢性基础疾病者。

早期 CT 检查表现为多发小斑片或磨玻璃影，其内纹理可呈网格索条
状增粗影，以肺外带明显。数天后病灶增多，范围扩大，呈双肺广泛、多
发磨玻璃影或浸润病灶，部分出现肺实变，常有支气管充气征，胸腔积液
少见。少数患者进展迅速，在病程第 7～10 d，影像学变化达高峰。典型
的"白肺"表现少见。进入恢复期后，病灶减少，范围缩小，渗出性病变
吸收，部分出现纤维索条影，部分患者病灶可完全吸收。

发病早期患者外周血白细胞总数正常或减少，淋巴细胞计数减少，部
分患者可出现肝功能异常，乳酸脱氢酶（lactic dehydrogenase，LDH）、肌

酶和肌红蛋白水平增高；可见肌钙蛋白水平增高。多数患者 CRP 和 ESR 水平升高，降钙素原水平正常。严重者 D-二聚体水平升高，其他出凝血指标异常，乳酸水平升高，外周血淋巴细胞和 CD4$^+$ T 淋巴细胞进行性减少，以及电解质紊乱、酸碱失衡等，以代谢性碱中毒多见。在病情进展阶段可出现炎症细胞因子（如 IL-6、 IL-8 等）水平升高。

2. 诊断标准

（1）疑似病例：结合下述流行病学史和临床表现综合分析。有流行病学史中的任何一项且符合临床表现中任意 2 项，或无明确流行病学史但符合临床表现中的 3 项，均诊断为疑似病例。①流行病学史：发病前 14 d 内有武汉市及周边地区，或其他有病例报告社区的旅行史或居住史；发病前 14 d 内与 2019-nCoV 感染（核酸检测阳性）者有接触史；发病前 14 d 内曾接触过来自武汉市及周边地区，或来自有病例报告社区的发热或有呼吸道症状的患者；聚集性发病。②临床表现：发热和（或）呼吸道症状；具有上述新型冠状病毒肺炎影像学特征；发病早期白细胞总数正常或降低，淋巴细胞计数减少。

（2）确诊病例：具备下述病原学证据之一者即诊断为确诊病例。①实时荧光反转录 PCR 检测 2019-nCoV 核酸阳性。②病毒基因测序发现与已知的 2019-nCoV 高度同源。③除鼻咽拭子外，建议尽可能留取痰液，实施气管插管患者可采集下呼吸道分泌物送病毒核酸检测。

3. 鉴别诊断　主要与流行性感冒病毒、副流感病毒、腺病毒、呼吸道合胞病毒、鼻病毒、人偏肺病毒、严重急性呼吸综合征（severe acute respiratory syndrome， SARS）冠状病毒等其他已知病毒性肺炎鉴别，与肺炎支原体、衣原体肺炎和细菌性肺炎等鉴别。此外，还要与非感染性疾病，如血管炎、皮肌炎等结缔组织疾病引起的肺间质性病变和机化性肺炎等鉴别。

4. 临床分型

（1）轻型：临床症状轻微，影像学检查未见肺炎表现。

（2）普通型：具有发热、呼吸道等症状，影像学检查可见肺炎表现。

应加强普通型患者重症化的早期预警。基于目前的临床研究表明，老年（年龄＞65岁），伴有基础疾病，$CD4^+$ T淋巴细胞数＜$250/\mu l$，血IL-6水平明显上升，2～3 d肺部影像学检查发现病灶明显进展＞50%，乳酸脱氢酶＞2倍正常值上限，血乳酸≥3 mmol/L，代谢性碱中毒等均是重症化的早期预警指标。

（3）重型：符合以下任意一项者。①出现气促，呼吸频率≥30次/分；②在静息状态下，指动脉血氧饱和度（arterial oxygen saturation，SaO_2）≤93%；③动脉血氧分压（arterial partial pressure of oxygen，PaO_2）/吸氧浓度（fraction of inspired oxygen，FiO_2）≤300 mmHg（1 mmHg＝0.133 kPa）。高海拔（海拔超过1000 m）地区应根据以下公式对PaO_2/FiO_2进行校正：PaO_2/FiO_2×［大气压（mmHg）/760］。

肺部影像学检查显示24～48 h内病灶明显进展＞50%者按重型管理。

（4）危重型：符合以下任意一项者可判断为危重型。①出现呼吸衰竭，且需要机械通气；②出现休克；③合并其他器官功能衰竭需ICU监护治疗。

5. 临床监测　每天动态监测患者的临床表现、生命体征、出入液量、胃肠道功能和精神状态。

对所有患者动态监测指血氧饱和度。对于重型及危重型患者，根据病情变化及时进行血气分析；血常规、电解质、CRP、降钙素原、LDH、凝血功能指标、血乳酸等，每2天至少检测1次；肝功能、肾功能、ESR、IL-6、IL-8、淋巴细胞亚群，每3天至少检测1次；胸部影像学检查，通常情况下每2天检查1次。对于ARDS患者，建议常规行床旁心脏和肺的超声检查，观察其血管外肺水和心脏的参数。体外膜肺氧合（extracorporeal membrane oxygenation，ECMO）患者监测参照 ECMO 使用章节。

三、救治方案

1. 抗病毒治疗　可试用硫酸羟氯喹或磷酸氯喹、阿比多尔口服，干扰素雾化吸入，首选干扰素 κ。不建议同时使用 3 种或以上抗病毒药物。在病毒核酸转阴后应及时停用。所有抗病毒治疗药物的疗效还有待于进一步的临床研究来评估。

对于重型和危重型病毒核酸阳性患者，可试用康复者恢复期血浆。详细操作及不良反应管理参照国家卫生健康委员会发布的《新型冠状病毒肺炎康复者恢复期血浆临床治疗方案（试行第一版）》。起病 14 d 内予以输注可能疗效更好，在病程后期如持续检出病毒核酸，也可试用康复者恢复期血浆治疗。

2. 轻型和普通型患者的治疗　需加强支持治疗，保证充分热量；注意水、电解质平衡，维持内环境稳定；密切监测患者生命体征和指血氧饱和度等。及时给予有效氧疗措施。原则上不使用抗菌药物和糖皮质激素。需密切观察患者病情变化，若病情出现显著进展并有转为重型风险时，建议采取综合措施阻止疾病进展为重型，可酌情谨慎使用低剂量短程糖皮质激素（具体方案见糖皮质激素的应用章节）。推荐使用肝素抗凝和大剂量维生素 C 治疗。低分子肝素 1~2 支/天，持续至患者 D-二聚体水平恢复正常。一旦纤维蛋白降解产物（fibrinogen degradation product，FDP）≥ 10 μg/ml 和（或）D-二聚体≥5 μg/ml，则改用普通肝素抗凝。维生素 C 每天 50~100 mg/kg，静脉滴注，持续使用时间以氧合指数显著改善为目标。如出现肺部病灶进展，推荐应用大剂量广谱蛋白酶抑制剂 60 万~100 万单位/d，持续至肺部影像学检查改善。一旦出现"细胞因子风暴"，建议采用间断短时血液滤过（intermittent short veno-venuous hemofiltration，ISVVH）。

3. 重型与危重型患者的脏器功能支持治疗

（1）循环功能的保护与维持：实施早期积极的控制性补液原则。推荐入院后尽快评估有效容量和启动液体治疗。重型患者可根据条件选用静脉途径或经结肠途径进行液体复苏。补充的液体首选乳酸林格液。关于血管活性药物，推荐去甲肾上腺素联合多巴胺维持血管张力和增加心排量。对于发生休克的患者，首选去甲肾上腺素，建议在液体复苏同时开始应用小剂量血管活性药物，维持循环稳定并避免液体输注过多。推荐重型、危重型患者使用保护心脏的药物，尽量避免使用对心脏有抑制作用的镇静药物。对于窦性心动过缓患者，可使用异丙肾上腺素。建议对窦性心律、心率<50次/分并伴有血流动力学不稳定的患者，静脉泵注小剂量异丙肾上腺素或多巴胺维持心率在80次/分左右。

（2）减轻肺间质炎症：2019 - nCoV 导致严重的肺间质病变会引起肺功能恶化，建议使用大剂量广谱蛋白酶抑制剂。

（3）肾脏功能的保护：推荐尽早合理抗凝治疗和恰当的液体治疗。参见"细胞因子风暴"的防治、循环功能的保护与维持章节。

（4）肠道功能的保护：可使用益生元改善患者肠道微生态。使用生大黄（15～20 g 加 150 ml 温开水炮制）或大承气汤口服或灌肠。

（5）营养支持：首选胃肠内营养，经鼻饲或经空肠途径。首选整蛋白营养制剂，能量为每天 25～35 kcal/kg（1 kcal＝4.184 kJ）。

（6）"细胞因子风暴"的防治：推荐使用大剂量维生素 C 和普通肝素抗凝。大剂量维生素 C 每天 100～200 mg/kg 静脉注射。持续使用时间以氧合指数显著改善为目标。推荐应用大剂量广谱蛋白酶抑制剂，给予 160 万单位，每 8 小时 1 次，在机械通气状态下，当氧合指数＞300 mmHg 时可减量至 100 万单位/天。可采取抗凝治疗保护内皮细胞与减少细胞因子释放，FDP≥10 μg/ml 和（或） D -二聚体≥5 μg/ml 时予普通肝素（每小时 3～15 IU/kg）抗凝。初次使用肝素后 4 h 必须复查患者凝血功能和血小板。采用 ISVVH，每天 6～10 h。

（7）镇静肌松与人工冬眠疗法：机械通气或接受 ECMO 患者需在镇痛基础上镇静。对于建立人工气道时有严重人机对抗的患者，建议短程应用小剂量肌松药物。建议氧合指数＜200 mmHg 的重型患者可采用冬眠疗法。人工冬眠疗法可降低机体的代谢和氧耗，同时扩张肺部血管而显著改善氧合，建议采用持续静脉推注的方法用药，需密切监测患者血压。谨慎使用阿片类药物和右美托咪定。因重型患者常存在 IL‐6 水平而易导致腹胀，应避免使用阿片类药物；而 2019‐nCoV 尚可抑制窦房结的功能而发生窦性心动过缓，因此应慎用对心脏有抑制作用的镇静药物。为防止肺部感染的发生与加重，尽量避免长时间的过度镇静，条件许可时应尽快撤停肌松药物。建议密切监测镇静深度。

（8）氧疗和呼吸支持：①鼻导管或面罩氧疗，静息吸空气条件下 SaO_2≤93％，或活动后 SaO_2＜90％，或氧合指数（PaO_2/FiO_2）为 200～300 mmHg；伴或不伴呼吸窘迫；均推荐持续氧疗。②经鼻高流量氧疗（high-flow nasal cannula oxygen therapy，HFNC），接受鼻导管或面罩氧疗 1～2 h 氧合达不到治疗要求，呼吸窘迫无改善；或治疗过程中低氧血症和（或）呼吸窘迫加重；或氧合指数为 150～200 mmHg；推荐 HFNC。③无创正压通气（noninvasive positive pressure ventilation，NPPV），接受 HFNC 1～2 h 氧合达不到治疗效果，呼吸窘迫无改善；或治疗过程中低氧血症和（或）呼吸窘迫加重；或氧合指数为 150～200 mmHg 时；可以选用 NPPV。④有创机械通气，接受 HFNC 或 NPPV 治疗 1～2 h 氧合达不到治疗要求，呼吸窘迫无改善；或治疗过程中低氧血症和（或）呼吸窘迫加重；或氧合指数＜150 mmHg 时；应考虑有创通气。首选以小潮气量

（4～8 ml/kg 理想体质量）为核心的保护性通气策略。

（9）ECMO 的实施：满足以下条件之一者可考虑实施 ECMO。①$PaO_2/FiO_2 < 50$ mmHg 超过 1 h；②$PaO_2/FiO_2 < 80$ mmHg 超过 2 h；③动脉血 pH 值 < 7.25 并伴有 $PaCO_2 > 60$ mmHg 超过 6 h。ECMO 模式首选静脉-静脉 ECMO。

4. 救治中的特殊问题及处理

（1）糖皮质激素的应用：需谨慎使用糖皮质激素。影像学检查提示肺炎出现明显进展，静息未吸氧状态下患者 $SaO_2 \leqslant 93\%$ 或呼吸急促（呼吸频率 ≥30 次/分）或氧合指数 ≤300 mmHg，特别是病情进展速度明显加快，面临插管风险时可加用糖皮质激素。患者在插管或 ECMO 支持可维持有效血氧浓度时，则建议迅速撤退糖皮质激素的使用。对于非重型患者使用甲泼尼龙，建议剂量控制在 20～40 mg/d，重型患者控制在 40～80 mg/d，疗程一般为 3～6 d。可根据体质量酌量增减。

（2）免疫调节药物的使用：每周 2 次皮下注射胸腺素，对提高患者免疫功能、阻止病情重症化、缩短排毒时间有一定效果。由于缺乏特异性抗体，目前不支持大剂量使用静脉输注人免疫球蛋白治疗。但部分患者淋巴细胞水平低下，且有合并其他病毒感染的风险，可静脉输注人免疫球蛋白 10 g/d，疗程为 3～5 d。

（3）合并细菌、真菌感染的精准诊治：对所有重型和危重型患者进行临床微生物监测。每天留取患者痰液和尿液进行培养，高热患者及时行血培养。所有留置血管导管的疑似脓毒症患者，均应同时送检外周静脉血血培养和导管血培养。所有疑似脓毒症患者可考虑采集外周血进行病原学分子诊断检查，包括基于 PCR 的分子生物学检测及二代测序。

降钙素原水平升高对诊断脓毒症/脓毒性休克具有提示意义。新型冠状病毒肺炎患者病情加重时，存在 CRP 水平升高，CRP 水平升高对诊断细菌和真菌感染引起的脓毒症缺乏特异性。

气道开放的危重型患者后期往往易合并细菌感染和真菌感染。若发生脓毒症，则应尽快给予经验性抗感染治疗。对于脓毒性休克患者，获得病原学诊断前可联合使用经验性抗菌药物，同时覆盖最为常见的肠杆菌科细菌、葡萄球菌和肠球菌感染。住院后发生感染者可选用 β 内酰胺酶抑制剂复合物。若治疗效果不佳，或患者为重型感染性休克，可换用碳青霉烯类药物治疗。如考虑合并肠球菌和葡萄球菌感染，可加用糖肽类药物（万古霉素）进行经验性治疗，血流感染可选用达托霉素，以肺部感染为主则可选用利奈唑胺。应高度重视危重型患者的导管相关感染，治疗应经验性覆盖甲氧西林耐药的葡萄球菌。可选用糖肽类药物（万古霉素）进行经验性治疗。念珠菌感染在危重型患者中也较为常见，必要时应经验性覆盖念珠菌治疗，可加用棘白菌素类药物。随着重型患者住院时间延长，耐药感染也逐渐增加，此时须根据药物敏感试验调整抗菌药物的使用。

（4）院内感染防控：①根据 2019 年国家卫生健康委员会《医疗机构感染预防与控制基本制度（试行）》，积极推行循证感染防控集束化干预策略，有效预防呼吸机相关肺炎、血管内导管相关血流感染、导尿管相关尿路感染、碳青霉烯耐药革兰阴性杆菌等多重耐药菌和真菌感染。②严格遵照国家卫生健康委员会《医疗机构内新型冠状病毒感染预防与控制技术指南（第一版）》《新型冠状病毒感染的肺炎防控中常见医用防护用品使用范围指引（试行）》《新冠肺炎疫情期间医务人员防护技术指南（试行）》的要求，加强流程管理，正确选择和使用口罩、隔离衣、防护服、眼罩、防护面罩、手套等个人防护用品，严格各项消毒隔离措施的落实，最大限度地降低医院感染风险，杜绝医务人员的医院内 2019 - nCoV 感染。

（5）婴幼儿的治疗：轻型患儿仅需对症口服给药治疗。普通型患儿除对症口服给药治疗外，可考虑辨证中药治疗。若合并细菌感染，可加用抗菌药物。重危患儿以对症支持治疗为主，经验给予利巴韦林注射剂抗病毒治疗，15 mg/kg（每天 2 次），疗程不超过 5 d。

5. 中西医结合救治方案 中西医结合救治新型冠状病毒肺炎能提高协同疗效。对于成人患者，通过中医药辨证施治可改善病情。对于轻型患者，证属风热表证者给予中药银翘散加减治疗；以胃肠道症状为主，证属湿遏卫阳者给予藿朴夏苓汤、三仁汤加减。对于普通型患者，证属热邪郁肺者，给予中药麻杏石甘汤加减；证属湿毒郁肺者，给予中药达原饮、甘露消毒丹等加减治疗，可在一定程度上控制病情进展，减少普通型转重型的发生；对于纳差、呕恶、腹胀、乏力、焦虑失眠等，给予中药小柴胡汤加减治疗，可明显改善症状。对于重型患者，如果发热不退，甚至高热、腹胀、粪便干燥闭结，证属热毒闭肺者，给予中药大承气汤灌肠以通腑泄热，使发热减轻或热退，也可用中药白虎汤、升降散和宣白承气汤加减治疗，从而截断病情，减少重型转为危重型的发生。儿童轻型患者，证属时疫犯卫，可用银翘散或香苏散加减。普通型患儿，湿热闭肺者，给予麻杏石甘汤合三仁汤加减；伴腹胀苔腻呕恶等中焦湿热者，可予不换金正气散加减。重型患者若疫毒闭肺（目前全国罕见）可参考成人宣白承气汤合甘露消毒丹加减；若毒热炽盛，腑气不通，食药不下，亦短期予生大黄煎汤灌肠救急。

6. 出院标准 同时符合以下条件者可考虑出院：①体温恢复正常＞3 d；②呼吸道症状明显好转；③肺部影像学检查显示急性渗出性病变明显改善；④连续 2 次呼吸道标本核酸检测阴性（采样时间至少间隔 1 d）；⑤呼吸道标本核酸检测阴性后，粪便病原核酸检测也阴性；⑥总病程超过 2 周。

7. 出院患者的健康管理

（1）对于出院患者，目前仍应密切随访。建议在患者出院后的第 2 周和第 4 周至指定的随访门诊进行随访。

（2）患者出院时，应明确其在本市的居住场所和地址。

（3）患者出院后居家休息 2 周，避免在公共场所活动，必须外出时应佩戴口罩。

（4）根据患者住址（包括宾馆或酒店），由相关区卫生健康委员会组织对应医疗机构做好健康管理。2 周内专业人员每天 2 次上门测量患者体温，询问其健康状况，并开展相关健康宣教。

（5）如再次出现发热和（或）呼吸道症状等时，对应医疗机构应及时向区卫生健康委员会、区疾病预防控制中心报告，并协助送辖区内指定医疗机构就诊。

（6）区卫生健康委员会、区疾病预防控制中心接到报告后，及时报告上级部门。

执笔专家
（按姓氏拼音排序）

皋　源　　胡必杰　　李　锋　　李　欣　　李颖川

卢洪洲　　毛恩强　　瞿洪平　　石克华　　王　岚

王齐兵　　王　胜　　俞康龙　　曾　玫　　张　炜

张文宏　　诸杜明　　朱　蕾

咨询专家
（按姓氏拼音排序）

李　强　　李向阳　　瞿介明　　宋元林　　田　锐

王兴鹏　　吴银根　　徐金富　　许　洁　　张惠勇

朱同玉　　祝禾辰

利益冲突　所有作者均声明不存在利益冲突

参考文献

［ 1 ］ Ai JW, Zhang HC, Xu T, et al. Optimizing diagnostic strategy for novel coronavirus pneumonia, a multi-center study in Eastern China[J/OL]. medRxiv, (2020 - 02 - 17)[2020 - 02 - 25]. https://www. medrxiv. org/content/10. 1101/2020. 02. 13. 20022673v1.

［ 2 ］ Ai JW, Zhang Y, Zhang HC, et al. Era of molecular diagnosis for pathogen identification of unexplained pneumonia, lessons to be learned[J]. Emerg Microbes Infect, 2020, in press.

［ 3 ］ Chen Y, Ma L, Song X, et al. Beneficial effects of fluid resuscitation via the rectum on hemodynamic disorders and multiple organ injuries in an experimental severe acute pancreatitis model[J]. Pancreatology, 2015, 15(6):626 - 634.

［ 4 ］ Gorbalenya AE, Baker SC, Baric RS, et al. Severe acute respiratory syndrome-related coronavirus: the species and its viruses-a statement of the Coronavirus Study Group[J/OL]. BioRxiv, (2020 - 02 - 11)[2020 - 02 - 25]. https://www. biorxiv. org/content/10. 1101/2020. 02. 07. 937862v1.

［ 5 ］ Lu HZ, Ai JW, Shen YZ, et al. A descriptive study of the impact of diseases control and prevention on the epidemics dynamics and clinical features of SARS-CoV - 2 outbreak in Shanghai, lessons learned for metropolis epidemics prevention. MedRxiv, (2020 - 02 - 23)[2020 - 02 - 25]. https://www. medrxiv. org/content/10. 1101/2020. 02. 19. 20025031v1.

［ 6 ］ Ma L, Chen Y, Song X, et al. Vitamin C attenuates hemorrhagic hypotension induced epithelial-dendritic cell transformation in rat intestines by maintaining GSK - 3β activity and E-cadherin expression[J]. Shock, 2016, 45(1):55 - 64.

［ 7 ］ Shang L, Zhao J, Hu Y, et al. On the use of corticosteroids for 2019 - nCoV pneumonia[J/OL]. Lancet, (2020 - 02 - 11)[2020 - 02 - 25]. https://www. thelancet. com/journals/lancet/article/PIIS0140 - 6736(20)30361 - 5/fulltext.

［ 8 ］ Wang D, Hu B, Hu C, et al. Clinical characteristics of 138 hospitalized patients with 2019 novel coronavirus-infected pneumonia in Wuhan, China[J/OL]. JAMA, 2020, 323(11):1061 - 1069.

［ 9 ］ World Health Organization. Naming the coronavirus disease (COVID - 2019) and the virus that causes it [EB/OL]. 2020[2020 - 02 - 25]. https://www. who. int/emergencies/diseases/novel-coronavirus-2019/technical-guidance/naming-the-coronavirus-disease-(covid-2019)-and-the-virus-that-causes-it.

［10］ 国家卫生健康委员会. 国家卫生健康委办公厅关于印发新冠肺炎疫情期间医务人员防护技术指南（试行）的通知[Z/OL]. (2020 - 02 - 21)[2020 - 02 - 25]. http://www. henanyz. com/uploadAttach/20200224/20200224095242_

338. pdf.

［11］国家卫生健康委员会,国家中医药管理局. 关于印发新型冠状病毒肺炎诊疗方案(试行第六版)的通知［Z/OL］. (2020-02-18)［2020-02-25］. http://www. nhc. gov. cn/yzygj/s7653p/202002/8334a8326dd94d329df351d7da8aefc2. shtml.

［12］国家卫生健康委员会. 国家卫生健康委办公厅关于印发新型冠状病毒感染的肺炎防控中常见医用防护用品使用范围指引(试行)的通知［Z/OL］. (2020-01-26)［2020-02-25］. http://www. nhc. gov. cn/yzygj/s7659/202001/e71c5de925a64eafbe1ce790debab5c6. shtml.

［13］国家卫生健康委员会. 国家卫生健康委办公厅关于进一步加强医疗机构感染预防与控制工作的通知［Z/OL］. (2019-05-18)［2020-02-25］. http://www. nhc. gov. cn/yzygj/s7659/201905/d831719a5ebf450f991ce47baf944829. shtml.

［14］国家卫生健康委员会. 关于印发医疗机构内新型冠状病毒感染预防与控制技术指南(第一版)的通知［Z/OL］. (2020-01-22)［2020-02-25］. http://www. nhc. gov. cn/yzygj/s7659/202001/b91fdab7c304431eb082d67847d27e14. shtml.

［15］李磊,汤耀卿,毛恩强,等. 急性重症胰腺炎血液滤过治疗的机制［J］. 世界华人消化杂志,2004,12(12):2822-2825.

［16］武汉市卫生健康委员会. 武汉市卫健委关于当前我市肺炎疫情的情况通报［EB/OL］. (2020-12-31)［2020-02-25］. http://wjw. wuhan. gov. cn/front/web/showDetail/2019123108989.

附录 2

图表索引

图片索引

图 1-1　截至 2020 年 2 月 11 日，COVID-19 病例数　——第 7 页

图 2-1　基于 SARS-CoV-2 全长基因组序列的相似图　——第 12 页

图 3-1　SARS-CoV-2 的电镜照片　——第 25 页

图 3-2　SARS-CoV-2 的电镜彩色照片　——第 25 页

图 3-3　人气道上皮超薄切片　——第 25 页

图 3-4　基于基因组全长的进化树　——第 26 页

图 3-5　β 家族基于 S 基因的进化树　——第 29 页

图 3-6　β 家族基于 N 基因的进化树　——第 30 页

图 3-7　β 家族基于 ORF1a 基因的进化树　——第 31 页

图 3-8　β 家族基于 ORF1b 基因的进化树　——第 32 页

图 3-9　β 家族基于 S 蛋白的进化树　——第 33 页

图 3-10　β 家族基于 N 蛋白的进化树　——第 34 页

图 3-11　β 家族基于 ORF1a 编码蛋白的进化树　——第 35 页

图 3 - 12　β 家族基于 *ORF1b* 编码蛋白的进化树　——第 36 页

图 3 - 13　SARS - CoV - 2 基因组示意图　——第 38 页

图 3 - 14　NSP5 的三维立体模式图　——第 40 页

图 4 - 1　S 蛋白 RBD 的关键氨基酸位点比对　——第 44 页

图 4 - 2　蝙蝠及穿山甲来源的冠状病毒与 SARS - CoV - 2 基因组的一致性比对图　——第 46 页

图 4 - 3　不同基因上同义、非同义突变病毒株数分布　——第 48 页

图 4 - 4　SARS - CoV - 2 的 S 蛋白上非同义突变的分布　——第 51 页

图 5 - 1　小鼠模型肺部大体病理图　——第 53 页

图 5 - 2　SARS - CoV - 2 S 蛋白结合结构　——第 54 页

图 5 - 3　SARS - CoV-2 RBD 与 ACE2 之间的相互作用　——第 56 页

图 5 - 4　SARS - CoV 复制模式图　——第 58 页

图 6 - 1　SARS - CoV-2 结构模式图　——第 65 页

图 6 - 2　SARS - CoV 的 N 蛋白和 E 蛋白结构示意图　——第 67 页

图 6 - 3　ACE2 - Ig 示意图　——第 70 页

图 9 - 1　COVID - 19 早期肺部 CT 表现（1）　——第 87 页

图 9 - 2　COVID - 19 早期肺部 CT 表现（2）　——第 88 页

图 9 - 3　COVID - 19 进展期肺部 CT 表现　——第 88 页

图 9 - 4　COVID - 19 重症期肺部 CT 表现　——第 89 页

图 9 - 5　COVID - 19 恢复期肺部 CT 表现　——第 89 页

图 25 - 1　一次性医用口罩穿戴　——第 177 页

图 25 - 2　医用防护口罩佩戴　——第 178 页

图 25 - 3　口罩脱卸　——第 179 页

图 25 - 4　防护服脱卸　——第 180 页

图 25 - 5　医务人员进入污染区流程　——第 181 页

图 25 - 6　医务人员离开污染区流程　——第 182 页

图 25 - 7　医务人员下班前离开清洁区流程　——第 182 页

图 25 - 8　医务人员转运确诊患者时穿戴防护物品流程　——第 182 页

图 25 - 9　医务人员转运确诊患者后脱摘防护物品流程　——第 183 页

表格索引

表 3 - 1　β 冠状病毒属的亚型和常见病毒　——第 23 页

表 3 - 2　SARS - CoV - 2 和相近序列的核酸及氨基酸相似度（核苷酸/氨基酸，%）　——第 27 页

表 3 - 3　NSP 的氨基酸一致性比对　——第 36 页

表 3 - 4　NSP1～16 的生物学功能及剪切位点　——第 39 页

表 4 - 1　基于 N 基因区域检测 SARS - CoV - 2 的 RT - PCR 引物及区域　——第 49 页

表 4 - 2　基于 ORF1ab 基因区域检测 SARS - CoV - 2 的 RT - PCR 引物及区域　——第 50 页

表 6 - 1　以 E 蛋白为靶点预测的 SARS - CoV - 2 T 细胞表位肽　——第 68 页

表 6 - 2　以 N 蛋白和表面糖蛋白为靶点预测的 SARS - CoV - 2 T 细胞表位　——第 69 页

表 6 - 3　以 S 蛋白、E 蛋白和 M 蛋白为靶点预测的 SARS - CoV - 2 CD4$^+$T 细胞表位　——第 70 页

表 7 - 1　SARS - CoV 及 MERS - CoV 疫苗类型及特点　——第 73 页

表 8-1　不同病例回顾性报道中 COVID-19 患者临床特点的比较
——第 82 页

表 10-1　国家卫生健康委员会推荐用于 RT-PCR 检测的引物和探针
序列　——第 95 页

表 13-1　国家卫生健康委员会第一版～第六版新型冠状病毒肺炎的
诊断标准的比较　——第 108 页

表 14-1　COVID-19 轻重程度的判断标准　——第 119 页

附录 3

缩写词汇表

ACE2	angiotensin converting enzyme 2	血管紧张素转化酶 2
ARDS	acute respiratory distress syndrome	急性呼吸窘迫综合征
CAP	community acquired pneumonia	社区获得性肺炎
CoV	coronavirus	冠状病毒
COVID-19	coronavirus disease 2019	2019 冠状病毒病
CRP	C-reactive protein	C 反应蛋白
CRRT	continuous renal replacement therapy	连续性肾脏替代治疗
ECMO	extracorporeal membrane oxygenation	有创机械通气和体外膜氧合
GGO	ground-glass opacity	磨玻璃影
HFNC	high-flow nasal cannula oxygen therapy	经鼻高流量氧疗
ICU	intensive care unit	重症监护病房
IFN	interferon	干扰素
IL	interleukin	白细胞介素
MERS	Middle East respiratory syndrome	中东呼吸综合征
NCP	novel coronavirus pneumonia	新型冠状病毒肺炎
NIV	noninvasive ventilation	无创机械通气
nsp	non-structural protein	非结构蛋白
PEEP	positive end expiratory pressure	呼气末正压通气
R_0	basic reproduction number	基本再生数
RBD	receptor binding domain	受体结合区域
RR	respiratory rate	呼吸频率

RSV	respiratory syncytial virus	呼吸道合胞病毒
RT－PCR	reverse transcriptase polymerase chain reaction	逆转录聚合酶链式反应
S protein	spike protein	刺突蛋白
SARI	severe acute respiratory infection	严重急性呼吸道感染
SARS	severe acute respiratory syndrome	严重急性呼吸综合征
SpO_2	pulse oxygen saturation	指血氧饱和度
TNF	tumor necrosis factor	肿瘤坏死因子
Vt	tidal volume	潮气量
WHO	World Health Organization	世界卫生组织

图书在版编目(CIP)数据

2019冠状病毒病——从基础到临床/张文宏主编. —上海：复旦大学出版社，2020.2(2020.4重印)
ISBN 978-7-309-14877-0

Ⅰ.①2… Ⅱ.①张… Ⅲ.①日冕形病毒-病毒病-肺炎-研究 Ⅳ.①R563.1

中国版本图书馆 CIP 数据核字(2020)第 026891 号

2019 冠状病毒病——从基础到临床
张文宏 主编
出 品 人/严 峰
策划编辑/魏 岚
责任编辑/王 瀛 牛 琮 金雯芳 江黎涵

复旦大学出版社有限公司出版发行
上海市国权路 579 号 邮编：200433
网址：fupnet@ fudanpress.com http://www.fudanpress.com
门市零售：86-21-65642857 团体订购：86-21-65118853
外埠邮购：86-21-65109143
上海丽佳制版印刷有限公司

开本 787×1092 1/16 印张 22.75 字数 273 千
2020 年 4 月第 1 版第 2 次印刷
印数 5 101—10 200

ISBN 978-7-309-14877-0/R·1790
定价：88.00 元